感谢海南省自然科学基金项目（722RC685）、
海南省高等学校科学研究项目（Hnky2021-34）、
海南省哲学社会科学规划项目[HNSK(YB)21-32]、
海口市哲学社会科学规划基金项目（2022-ZCKT-50）、
海南医学院人才科研基金启动项目等基金的资助。

老年人健康、家庭结构 与劳动力供给

廖宇航◎著

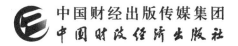

中国财经出版传媒集团
中国财政经济出版社

图书在版编目（CIP）数据

老年人健康、家庭结构与劳动力供给／廖宇航著
. --北京：中国财政经济出版社，2022.9
ISBN 978 - 7 - 5223 - 1547 - 8

Ⅰ.①老…　Ⅱ.①廖…　Ⅲ.①老年人－健康状况－关
系－家庭结构－劳动力结构－研究　Ⅳ.①R161.7
②C913.11 ③F241

中国版本图书馆 CIP 数据核字（2022）第 117245 号

责任编辑：张晓丽　　　　　责任印制：刘春年
封面设计：孙俪铭　　　　　责任校对：徐艳丽

老年人健康、家庭结构与劳动力供给

LAONIANREN JIANKANG、JIATING JIEGOU YU LAODONGLI GONGJI

中国财政经济出版社 出版

URL：http：//www.cfeph.cn

E - mail：cfeph@ cfeph.cn

（版权所有　翻印必究）

社址：北京市海淀区阜成路甲 28 号　邮政编码：100142

营销中心电话：010 - 88191522

天猫网店：中国财政经济出版社旗舰店

网址：https：//zgczjjcbs.tmall.com

北京财经印刷厂印刷　各地新华书店经销

成品尺寸：170mm×240mm　16 开　14.5 印张　236 000 字

2022 年 10 月第 1 版　2022 年 10 月北京第 1 次印刷

定价：60.00 元

ISBN 978 - 7 - 5223 - 1547 - 8

（图书出现印装问题，本社负责调换，电话：010 - 88190548）

本社质量投诉电话：010 - 88190744

打击盗版举报热线：010 - 88191661　QQ：2242791300

序

　　人口老龄化趋势下，一方面，中国老年人口的绝对数量和相对占比都呈现快速增长，劳动年龄人口的绝对数量和相对占比均在逐年降低，劳动力供给呈现逐渐减少趋势，老年抚养比不断上升，家庭和社会的养老负担不断加剧，人口红利正在消失，这都给中国的经济社会带来严峻挑战，另一方面，中国老年人劳动力供给已经成为一个典型现象，未来还存在进一步增长的趋势。与此同时，人口老龄化带来了老年人口的健康问题，引起人们对于老龄化所导致的医疗费用上涨的担忧，如何实现老年人健康就业就成为一个亟须解决的重要问题。在人口老龄化背景下，学术界对如何在有就业需求并且能够自主选择劳动力供给的老年人来考察老年健康对劳动力供给决策的影响方面的研究还未引起足够的重视和关注，还存在较大的研究空间。随着人口平均预期寿命的延长和健康状况的提升，老年人劳动力供给现象越来越普遍，有必要对这一现象进行学理性的探讨。在家庭分工的视角下研究老年人的健康状况对劳动力供给行为的影响机制，对当前的养老金政策、延迟退休、就业激励等政策制定者具有一定的参考和指导意义。

　　本书通过对中国老年人劳动力供给越来越普遍的现象观察和对文献资料的梳理，由表及里地解析中国老年人的劳动力供给原因及内在机理。作者以 Grossman 的健康人力资本模型和经典的劳动—闲暇理论为基础，以家庭的视角来分析中国老年人的健康状况对劳动力供给的影响机制，既有对自身劳动力供给的关注，也有构建老年人健康状况对配偶劳动力供给的理论模型。按照循序渐进的分析思路先对老年人的身体健康状况及群组结构进行现象层面的观察；进而测算出到底有多少老年人仍活跃在劳动力市场，主要集中在哪些老年群体，从事的是什么行业或职业的工作，工作时间分布怎样；然后再思考老年健康状况对劳动力供给的影响机制。老年人的健康状况不仅会对自身的劳动力供给行为产生影响，还会对配偶的劳动力供给行为有重要的影响，因此本书的实证研究分为个体和家庭两个层面：首先，老年人健康状况会对自身的劳动力供给行为产生影响，主要是通过老年健康人力资本维护所需的时间和金钱的投入，从而影响到劳动力参与和劳动时间的配置。其次，老年人健康状况还会对其他家庭成员，尤其是配偶劳动力供给行为产生影响，通过将健康因素内生于家庭劳动力供给模型来分析老年人健康投资所需时间和金钱影响配偶的劳动力供给行为。本书研究发现中国老年人的健康对自身劳动力供给存在明显的正向影响，健康状况越好，劳动力供给越多。这一结论的重要意义在于，提升老年人的健康状况意味着是一种健康投资。从老年人自身来说，可以提高个体的劳动收入能力；从家庭的角度，可以缓解家庭的老年抚养压力，甚至转化为增加家庭财富的动力。从整个社会的角度，可以缓解目前劳动年龄人口不断减少带来的劳动力供给绝对数量和相对占比均呈现减少的压力，有利于延续人口红利。根据上述研究结论，本书在改善老年人健康状况、提高健康老年人的劳动力供给水平、提升老年人自身及家庭福利状况提出有针对性的对策和建议。老年健康保障政策和积极的老年就业政策同时实施，并力求找到它们的最佳结合点，赋予老年人更多的劳动力供给的自主选择权，促进那些身体健康、有劳动意愿和劳动能力的老年人积极就业；给予那些身体不健康、陷入贫困的老年人必要的健康和收入保障，避免带病劳动、老年贫困等社会问题。

综观全书，本人认为该专著在以下三个方面的创新：一是充分借鉴了西方发达国家在老年劳动供给、健康人力资本等方面的理论和经验研究成果，这种借鉴不仅是劳动经济学的，还包括健康经济学、公共管理学等方面的内容；二是结合中国老年劳动供给和健康状况进行研究，得出其健康保障和养老金政策启示，为中国正在实施的养老金制度和医疗保障制度改革提供政策建议；三是试图将性别分工、家庭角色优势理论引入老年人的健康和劳动力供给决策影响机制研究框架，来分析中国老年人患病后的照料责任及劳动力供给影响机制。

廖宇航教授在写作本专著期间，主持及参与多项关于老年人劳动供给以及老年健康领域的省部级课题，发表了多篇该研究领域的高质量论文，在这一研究领域是有较长期的研究积累，也取得了一些成绩，本专著的出版可以说是对他多年研究成果的总结和肯定，但我希望，廖宇航教授在以后的研究工作中，还可以继续在该领域长途跋涉，作出更大贡献。

首都经济贸易大学劳动经济学院教授、博士生导师
首都经济贸易大学人口经济研究所所长
中国人口学会副会长

童玉芬
2022 年 6 月 28 日

前　言

　　中国是世界上老年人口规模最大的国家，也是人口老龄化速度最快的国家之一。中国人口老龄化不仅意味着老年人口规模的增加，而且在某种意义上意味着老年人口预期寿命的延长，身体健康素质的提升。越来越多的老年人口虽然已经达到或超过"退休年龄"，但仍活跃在劳动力市场中，他们通过自身的劳动收入减轻了家庭和社会的养老负担，也实现了自身的社会价值。在人口老龄化趋势不可阻挡的前提下，越来越多的老年人已经或即将再次参与市场劳动，老年人的健康状况与劳动力供给之间的关系怎样？如何协调老年人的健康状况与劳动力供给之间的关系？老年人的健康状况对自身劳动力供给的影响程度如何，通过什么样的影响机制来作用？老年人的健康状况是否会对其他家庭成员的劳动力供给行为产生影响？如果存在，那么作用机理又是如何？这些问题是人口老龄化背景下老年人劳动力供给中亟待解决而又十分重要的现实问题。从理论层面来看，本书探讨老年人健康状况对劳动力供给的影响，把老年人的抚养压力转化为创造社会财富的人力资源动力，为实现健康老龄化、积极老龄化提供经验借鉴，丰富现有老年人劳动力供给问题的研究。从现实层面上看，老年人健康状况不仅对自身的劳动力供给带来影响，还会对家庭成员的劳动力供给行为有影响，本书研究结论可以为政策制定者在制定养老保障和医疗保障政策的过程中提供经验支持和决策依据。

　　按照"问题提出—理论构建—现状分析—实证检验—政策干预"的研究思路，针对老年人健康状况提升和劳动力供给增加的现实提出本书的研究问题：老年人的健康状况对自身和其他家庭成员劳动力供给行为的影响是怎样？通过对现有文献的梳理，以劳动—闲暇模型、健康人力资本理论等理论体系构建本书的理论模型，将健康因素作为内生变量分析老年人的健康投资过程中所需要耗费的金钱和时间，从而影响到自身和其他家庭成员的劳动力供给行为。通过对老年人健康状况整体情况分析，进一步揭示老年群体内部的健康状况的群组异质性，然后对老年就业人口的规模和结构的现状考察，了解到底有多少老年人在继续劳动，具有什么样的群体特征，从事的是哪些方面的工作内容，工作时间分布情况等。本书实证检验了健康状况对老年人劳动力供给的影响作用，共分为两个方面进行：一是研究老年人健康状况对自身劳动力供给行为的影响，以自评健康状况作为老年人健康的测量指标，分析其对劳动力参与和劳动时间的影响。考虑到自我报告健康状况带来的测量误差，本书采取老年人的日常活动能力替代自评健康测量指标进行稳健性检验。二是本书研究了老年人健康状况对配偶劳动力供给行为的影响。以老年人患慢性病作为外生的健康风险冲击，采用粗化精确匹配和个体固定效应的广义差中差模型来解决内生性问题，实证检验老年人患病后对配偶的劳动力供给是增加还是减少。

本书的研究结论如下：

（1）本书利用中国人口普查数据和《中国劳动统计年鉴》测算出 2015 年中国 60 岁及以上老年就业人口数量达到 5957 万，65 岁及以上老年就业人口为 2609 万，中国老年就业人口是世界上规模最大的。60 岁及以上老年人的就业率为 26.83%，65 岁及以上老年人就业率为 18.13%，与西方发达国家相比，中国老年人的就业率水平不高，未来还有进一步提升和发展的空间。

（2）中国老年人总体健康状况较好，有 8 成左右的老年人较为健康，在日常生活上不需要依赖别人，相反还能发挥余热，成为家庭、社会的宝贵资源；约有 2 成的老年人健康状况较差。老年人健康状况的群体结构特征说明低龄男性老年人的健康状况明显优于其他群体，处于就业状态的老年人健康状况良好。

（3）实证研究发现，随着健康状况提升，中国老年人的劳动力供给水平明显提高。在控制其他影响因素的前提下，自评健康状况为很好、好等级比一般、差、很差等级的老年人劳动参与率高 8.6%，年平均劳动时间要多 454.715 小时。

（4）不同老年人群健康状况对劳动力供给影响存在明显的异质性。农村老年人的健康状况对劳动参与率的影响程度要比城镇大，但对于已经参与劳动的农村老年人的劳动时间对健康状况变动的反应程度比城镇要小。同时，男性老年人的健康状况对劳动参与率的影响程度要比女性大，因健康状况降低导致男性老年人减少年平均劳动小时数比女性多。另外，健康状况对中低龄老年人（60—80岁）的劳动力参与和劳动时间产生显著的影响，对高龄老年人（80岁以上）的劳动力参与和劳动时间影响不显著。

（5）老年人的健康状况变动不仅会对自身的劳动力供给行为有影响，还会对配偶的劳动力供给产生影响。当老年人患病后，会导致配偶的劳动力供给出现减少，说明为了照料患病老年人配偶放弃了市场劳动，体现出明显的照料效应。丈夫患病导致妻子劳动力供给的减少程度要比妻子患病对丈夫劳动力供给的减少程度要大。

根据上述研究结论，本书在改善老年人健康状况、提高健康老年人的劳动力供给水平、提升老年人自身及家庭福利状况提出有针对性的对策和建议：首先，老年人的健康状况是其从事一切活动的前提基础，因此应充分重视老年人的健康促进问题。其次，老年人有意愿、有能力继续为家庭、为社会劳动，政府、社会、企业和家庭就应该因势利导，致力于为老年人创造更多的机会和选择，发挥市场机制的主导作用，开拓老年人劳动力市场，满足具有就业能力和就业意愿的老年人的就业权利。最后，社会在积极开发老年人力资源、提升老年劳动力供给水平的同时，更要关注老年人自身及家庭的福利水平，尤其是在老年人患病时，应更多关注老年人因带病劳动带来的福利损失，以及家庭成员因照料效应导致收入的减少和身心的疲惫。

目　录

第1章

导　　论

1.1　研究背景

1.1.1　人口老龄化背景下老年人增加劳动力供给成为必然

人口老龄化的趋势下，中国老年人口数量和相对占比快速上升。根据国家统计局相关数据显示，2000年中国60岁及以上人口比重达到10.2%，65岁及以上人口达到7.0%，标志着中国进入了老龄化社会[①]。此后，中国人口老龄化进程呈现日益加快的局势，截至2021年末，中国60岁及以上人口规模已经达到26736万人，65岁及以上人口达到20056万人，占总人口的比重分别达到18.9%和13.5%，分别比2000年高出8.7个百分点和6.5个百分点[②]。根据全国老龄化工作委员会的预测，到2050年中国60岁及以上老年人总量将超过4亿人，占总人口的比重将超过30%，此时老年人口绝对数量和占总人口相对比重均达到最大值[③]。

中国老年人口的绝对数量和相对占比的快速上升，同时也带来了人口年龄结构的变化，尤其是劳动年龄人口的数量和相对占比均在逐年降低，劳动力供给总量呈现减少，老年抚养比不断上升，以及家庭和社会养老负担的不

[①]　联合国国际人口学会编著的《人口学词典》关于人口老龄化的标准：一个国家或地区60岁以上的老年人口占总人口比重超过10%，或65岁以上老年人口占总人口比重超过7%，就说明这个国家或地区处于老龄化社会。

[②]　数据来源于《中华人民共和国2021年国民经济和社会发展统计公报》。

[③]　数据来源于《中国人口老龄化发展趋势预测研究报告》。

断加剧。根据中国统计局的数据，中国 16—59 岁劳动年龄人口绝对数量和相对占比从 2012 年开始就出现不断地下降，并且下降的速度越来越快，2011年 16—59 岁劳动年龄人口数量为 94112 万人，占总人口的 69.85%，到 2021年绝对数量下降至 88222 万人，占总人口的 62.38%①。中国的人口年龄结构正在发生转变，老年人口的绝对数量和相对占比都在快速上升，劳动年龄人口的绝对数量和相对占比正在逐渐减少，总的劳动力供给减少，老年抚养比上升，家庭和社会养老负担增加，人口红利正在消失，这都给中国的经济社会发展带来了严峻的挑战。

中国老年人劳动力供给已成为典型的现象，未来还存在进一步增长的趋势。长期以来，老年人一直被视为家庭和社会的负担。而事实上中国劳动力市场上一直活跃着一群老年劳动者，根据 2015 年中国 1% 人口抽样调查数据测算，中国 60 岁及以上老年就业人口数量达到 5957 万人，是世界上老年就业人口规模最大的国家。这些老年人完全不应该视为家庭和社会的负担，他们有能力自我供养。从其他老龄化国家发展经验来看，老年人继续劳动的现象并不特殊，而且越来越普遍。根据国际劳工组织 2019 年的统计数据显示，OECD 国家 65 岁及以上老年人的就业率为 25.03%。中国65 岁及以上老年人的就业率为 20.90%，低于同期的 OECD 国家平均水平，远低于我们的邻国日本（41.44%）、韩国（45.50%）的老年人就业率②。由于劳动力市场发展和人口老龄化趋势等规律的趋同性，发达国家的人口老龄化和老年人劳动力供给的现状说明了中国老年人就业率的未来会呈现进一步增长的趋势。

就业权利是老年人的基本权利，老年人应享有与其他劳动者同样的就业权利。2017 年中国共产党第十九次全国代表大会报告提出要坚持就业优先战略，2018 年中央经济工作会议也继续提出就业优先政策，2019 年《政府工作报告》把就业优先政策作为优先发力的宏观经济政策。在就业优先的战略背景下，全国倡导实现积极的就业政策，让每一个有就业意愿的个体实现充分就业，维护劳动者的平等就业权利。老年人有意愿、有能力继续为社会服务，参与市场劳动。政府和社会应创造条件发挥老年人的知识、技能和经验继续

---

① 数据来源于《中国统计年鉴（2021）》。
② 数据来源于国际劳工组织。

为社会服务，实现老有所为、老有所用的目标。

1.1.2　健康老龄化和积极老龄化的理念要求就业的老年人更要保持健康

在健康老龄化和健康中国的理念下，中国老年人的健康问题不容忽视。随着老年人口规模的日益扩大和老龄化程度的日渐加深，如何应对老龄化成为各个国家和地区的一个重要问题。理论界和政府部门都在密切关注老年人的医疗健康、养老服务等问题，1990 年世界卫生组织提出了"健康老龄化"的发展理念。中国人口老龄化不仅意味着老年人口规模的增大，而且在某种意义上也意味着老年人预期寿命的不断延长。2000 年全国五次人口普查资料显示，中国人口的预期寿命为 71.40 岁，2020 年第七次普查时候已经延长至 77.83 岁①。随着医疗技术水平的进步和社会经济的发展，人口预期寿命持续增长，但长寿并不代表健康。老年人口随着年龄的增长，身体机能出现衰退，是各类疾病的易感人群。2018 年《中国卫生健康统计年鉴》数据显示，65 岁以上老年人的慢性病患病率约为 86.73%，心脑血管疾病、肿瘤、糖尿病、呼吸系统疾病是患病率最高的四种慢性病，很多老年人是多病共存。老年人慢性病所带来的医疗资源的消耗占其一生全部医疗费用的 80% 以上。人口老龄化由此带来的老年人健康问题正逐渐成为影响老年人生活质量和社会经济持续发展的挑战（陆杰华，2007）。人口老龄化带来的老年人口的健康问题，引起了人们对于老龄化所导致的医疗费用上涨的担忧，老年人的健康状况直接关系到整个社会的照料负担和医疗费用支出。

面对如此严峻的挑战，如何提高老年人的健康状况，实现健康老龄化，已经成为我国近期关注的重要社会问题。《"健康中国2030"规划纲要》明确提出要实现健康中国，把提高全民的健康状况上升到国家战略层次，以全生命周期的角度来改善全民的健康状况。老年人健康问题是健康中国战略的重要组成部分，是积极应对人口老龄化的重要举措。改善老年人的健康状况，延长老年人的健康寿命，促进健康老龄化的发展，对中国这样一个老年人口

---

① 数据来源于中国统计局网站，《我国人口平均预期寿命达到 77.83 岁》，http：//www.stats.gov.cn/tjsj/tjgb/rkpcgb/qgrkpcgb/202109/t20210921_30330.html。

规模最大的国家来说意义重大。只有充分认识和科学合理评价现阶段老年人的健康水平及相关影响因素，才能有效地采取针对性的措施缩小健康状况的个人差异、群体差异和区域间差异。

如何实现老年人健康就业成为一个亟须解决的重要问题。长期以来老年人口一直被视为社会和家庭的负担（国际上也是将65岁以上老年人口统计为老年抚养人口），忽视了老年人的价值。自从1990年世界卫生组织提出"健康老龄化"发展理念后，在2002年第二次世界老龄化问题大会上再次提出了"积极老龄化"的理念，它是对"健康老龄化"理念的进一步升华，提倡"提高老年人的生活质量，给老年人创造积极参与社会的最佳机遇"。"积极老龄化"把人口老龄化看作是一个正面的、有活力的过程，老年人不仅要有健康的体魄，更要有参与社会的机会，不仅包括劳动参与，还有志愿服务、家务劳动、社会活动参与等。老年人的劳动力供给是健康老龄化和积极老龄化的重要内容，鼓励老年人在身体健康和有劳动意愿的情况下，发挥自身的知识和技能优势，继续为家庭、社会作出新的贡献，也是老年人实现自我价值的体现。

健康是人力资本的重要组成部分，良好的健康状况是老年人继续劳动的基本前提，亟须考察老年人是否有足够的健康人力资本支撑其继续参与劳动，才能充分开发和利用老年人力资源，延续中国的人口红利。2019年11月，中共中央、国务院印发《国家积极应对人口老龄化中长期规划》，强调在人口老龄化背景下改善劳动力的有效供给，推进老年人力资源开发利用，实现更高质量和更充分的就业，积极应对人口老龄化，保证人力资源总量足、质量高，通过老年人口红利实现二次人口红利。

在人口老龄化背景下，如何在有就业需求并能自主选择的老年人中考察老年人健康对劳动力参与、劳动力供给时间决策的影响，目前学术界对于这方面的研究还未引起足够的重视和关注，还存在较大的研究空间。随着预期寿命的延长和健康状况的提升，老年人的劳动力供给现象会越来越普遍，有必要对这一现象进行学理性的探讨，回答"老年人的健康状况对自身的劳动力供给是如何影响的""健康状况对不同老年人群的劳动力供给行为有什么不同的影响""老年人的健康状况是否还会对其他家庭成员，尤其是配偶的劳动力供给产生影响、程度有多大"这些问题的回答，无疑对当前社会经济发展的理论探索和政策实践都有非常重要的意义。

1.2　问题的提出

老年人的劳动力供给行为受到诸多复杂因素的影响，如退休年龄制度、个体及家庭的经济状况、个体劳动意愿、身体健康状况等，老年人的健康状况是影响劳动力供给行为不可忽视的因素。良好的健康状况可以延长老年人的健康预期寿命，是健康就业的重要前提和保证，可以提高劳动力市场的竞争力，增加劳动力供给时间。本书聚焦的第一个问题是：基于现有的退休年龄制度下，控制个体和家庭收入、个体劳动意愿等其他因素的前提下，实证考察提升老年人的健康状况是否有利于提升劳动力供给水平，提升的程度有多大？

从健康人力资本的异质性产出效应视角来看，老年人的健康状况对劳动力供给行为的影响具有一定的群体差异性。首先，中国具有明显的城乡二元经济特征，由此带来的医疗卫生资源和劳动力市场的差异性可能会同时对城乡老年人的健康状况和劳动力供给行为带来差异性，有必要通过理论研究和实证研究对其城乡异质性进行探索。其次，现有的经验研究发现劳动力供给行为和健康状况都存在明显的性别差异，但都只是单独对劳动力供给性别差异或健康状况的性别差异进行研究，并且集中关注青年劳动者群体，对老年劳动者的性别差异研究较少。最后，随着预期寿命的延长，老年人的年龄跨度越来越大，有必要对老年人按照年龄分段进行精细化地探讨健康状况对劳动力供给的影响。因此，本书聚焦的第二个问题是：不同城乡、性别、年龄的组别之间，老年人的健康状况对劳动力供给影响的差异性到底有多大，其理论机制是什么，政策含义又是什么？

一般来说，老年人的劳动力供给除了受到自身健康水平影响之外，还会受到其他家庭成员的健康状况的影响。从理论上来说，在家庭内部的决策体系中，老年人的劳动力供给是综合考虑家庭成员的劳动力供给的收入和家庭成员的健康福利的结果。当老年人健康状况不佳时，一方面家庭需要增加健康产品的消费导致总支出增加可能会使家庭成员的劳动供给时间增加；另一方面家庭成员因照料病人可能会导致劳动供给时间减少。家庭成员的实际劳动供给时间是增加还是减少取决于这两个作用的相对大小。本书聚焦的第三个问题是：当老年人的健康状况不佳时，对其他家庭成员的劳动力供给决策影响的理论机制是什么，实证结果是会导致劳动力供给增加还是减少？

1.3 研究意义

1.3.1 理论意义

（1）本书探索了老年人健康状况对劳动力供给的影响机制，拓展了健康老龄化和积极老龄化的理论内涵。国际上关于人口老龄化的标准是以老年人的年龄以及老年人口占社会总人口的比重来衡量，事实上随着医疗卫生和营养健康的改善，老年人的衰老速度也在延缓，健康预期寿命延长，老年人的年龄界限可能需要进一步的后延。另外，国际上通常将65岁及以上老年人口视为老年抚养人口，但随着健康状况的改善，一部分健康老年人并非是家庭和社会的抚养负担，相反健康的老年人有意愿也有能力积极参与市场劳动，不仅可以缓解家庭和社会的养老压力，还可以将老年人口抚养压力转化为社会财富的人力资源动力。因此，本书研究老年人健康状况对劳动力供给的影响，一定程度上拓展了健康老龄化和积极老龄化的理论内涵。

（2）本书立足中国的现实，提供了老年人健康对劳动力供给的中国证据，丰富了现有的研究。健康经济学的理论起源于并兴盛于西方发达国家，其经验研究大都是从西方发达国家的具体实际出发的。现有关于老年人健康状况对劳动力供给的影响大多数都是针对发达国家的经验研究，研究发展中国家的文献并不多见。中国的社会、经济发展状况和西方发达国家相比，既有共性也有其内在的特殊性，西方的健康经济学理论模型不一定适用于中国的现实情况。针对中国老年人的健康对劳动力供给进行实证研究，可以深入了解中国老年人的劳动力供给行为，探究健康经济理论与中国老龄化的现实情况是否契合。本书理论上丰富老年人劳动力供给问题的研究，也是对健康经济学理论本土化实践的有益探索。

（3）本书通过研究健康对劳动力供给之间内生性问题的解决，正确识别健康对劳动力供给的影响，有利于实证研究方法的扩展和应用。由于老年人的健康状况和劳动力供给之间存在互为因果的关系，老年人的健康状况影响劳动力供给，劳动力供给反过来也影响健康状况。理论上可以采用工具变量来解决上述内生性问题，但是能够影响健康状况却不能通过健康以外的途径影响劳动力供给的因素很难找到，这也是现有的健康经济学和劳动经济学文献中，很少有学者找到合适的工具变量的原因。本书识别老年人的健康对劳动力供给的因果效应采取的是未预期到的外生性的健康风险冲击对老年人劳动力供给的影响，利用粗化精确匹配和个体固定效应的广义差中差估计方法进行实证研究。

1.3.2　现实意义

（1）本书从老年人的健康状况出发，在保障老年人身体健康的前提下，让有劳动意愿和劳动能力的老年人健康就业。老年人的劳动力供给行为是实现积极老龄化的重要抓手，但是在如何科学有效的促进老年人就业的具体举措方面仍显不足。本书通过实证研究探索在人口老龄化背景下如何实现老年人的健康就业，充分利用老年人的劳动力资源以缓解未来的劳动力短缺的局面，通过老年人力资源开发和利用来延续人口红利。

（2）本书的研究将老年人的健康状况对劳动力供给行为的决策机制放在个体和家庭两个维度，说明老年人的劳动力供给行为不仅是单独的个体决策行为，还会涉及家庭内部的资源配置，从而影响着其他家庭成员的劳动力供给行为。因此，老年人的就业政策、养老金政策的制定，不仅需要考虑对老年人的直接影响，更应该把对其他家庭成员的影响纳入政策的考虑范围。

（3）本书的研究证实了中国老年人的健康状况和劳动力供给行为的因果关系，在城乡、性别、年龄群体之间存在差异性，这为政策制定者开发老年人力资源的过程中注意区分重点人群，有选择有区别地进行开发和利用，避免了一刀切的政策实施带来的盲目性提供了现实依据：一方面，让那些身体健康且有劳动意愿的老年人能够充分就业，缓解社会的老年抚养压力和劳动力供给短缺的局面；另一方面，让身体健康状况较差的老年人避免带病劳动，保障老年人的基本福利。依据不同老年就业群体特征构建与劳动力市场协调的差异化健康保障和养老金保障制度，为那些身体健康且有劳动意愿的老年群体的劳动力供给提供制度保障。

1.4 核心概念的界定

1.4.1 老年人

通常从年龄和身体机能衰老等方面来度量是否为老年人。目前理论界对于老年人的年龄界限尚有一定的争议，主要集中在：（1）国际通用的老年人年龄界限为 60 岁及以上或 65 岁及以上。部分发展中国家因经济发展水平和医疗卫生水平不高，也有规定 50 岁或 55 岁作为老年人的年龄界限。（2）男女性别的年龄界线的差异。因社会分工、身体机能退化的程度差异等原因，部分国家对男女老年人的年龄界线作出一定的差异化规定，如有的国家规定老年人的标准为男性 60 岁及以上或 65 岁及以上，女性 55 岁及以上或 60 岁及以上（刘铮，1986；顾大男，2000）。

由于发达国家和发展中国家的经济发展水平和医疗卫生状况的差异性，一般以 65 岁作为发达国家老年人口的年龄界限；以 60 岁作为发展中国家老年人口的年龄界限（杜鹏，1992）。中国作为世界上最大的发展中国家，采取 60 岁作为老年人的起点年龄[①]。

本书借鉴杜鹏（1992）的观点，结合中国的退休年龄标准和人口预期寿命、年龄结构的因素，男性和女性都采取 60 岁作为是否为老年人的年龄界限。对 60 岁及以上老年人进一步分类，借鉴人口学中的定义，60—69 岁为低龄老年人口，70—79 岁为中龄老年人口，80 岁及以上为高龄老年人口（郑振华等，2019）。

1.4.2 老年人的健康状况

老年人健康不仅限于没有疾病状况，而应该包括身体健康、心理健康和

---

① 《中华人民共和国老年人权益保障法》第二章第二条规定："本法所指的老年人是六十周岁以上的公民。"

社会交往三个方面都达到较好状态，但本书研究的核心问题是老年人健康状况对劳动力供给的影响，老年人身体健康状况是否影响其参与劳动以及劳动时间的长短，而心理健康和社会交往方面对劳动力供给的影响程度较小，因此本书重点关注的是老年人的身体健康维度。

老年人身体健康的宏观测量指标有死亡率、患病率、平均预期寿命（高利平，2011）；微观指标有自评健康、营养指标（如每天摄取的热量、蛋白质、维生素等，还有 BMI 指数）、日常生活自理能力、健康行为和习惯、患病状态等（杜鹏，2013；杨琛等，2016；张籍元等，2018）。从生命周期理论出发，人在生命历程各个阶段的身体健康状况有很大差异，因而健康度量的标准也有一定的差异性，所以，专门针对老年人的健康状况也应该有其特定的测量指标和评价体系（李婷，2014）。

本书主要从自评健康、日常生活自理能力和患慢性病三个方面对老年人的健康状况进行度量。自评健康是老年人对健康状况的综合整体评价，可以全方位了解健康状况（李强，2004）。自评健康不仅可以让我们了解到一些无法通过健康客观测量指标观测到的因素，还可以反映老年人对自身健康的预测作用，这被很多学者的研究证明是综合反映老年人健康状况的较好指标（Deeg 等，2003；张钧等，2010；温勇等，2014）。

日常生活自理能力（Activity of Daily Living, ADL）是指老年人独立应对日常生活的能力（Katz, 1963），是测量老年人功能状态的较好指标（Muldoonctal, 1998）。日常生活自理能力指标还分为广义指标和狭义指标，广义指标包括基本日常生活自理能力（Physical Activity of Daily Living, PADL）和应用工具的日常生活自理能力（Instrumental Activity of Daily Living, IADL），狭义的日常生活自理能力仅指基本日常生活自理能力（宋新明等，2000）。本书的老年人日常生活自理能力是参照狭义定义，仅指基本日常生活自理能力，包括洗澡、吃饭、穿衣、上下床、上厕所、控制大小便 6 个方面。

老年人是患慢性病的高发群体，患慢性病率是评价老年人健康状况不可或缺的重要指标（李跃平，2015）。慢性病是指通过询问被调查老年人经过医生确诊的各类慢性病，且久治不愈、时有发作的疾病，本书使用的老年人慢性病患病率指标包括高血压、血脂异常、糖尿病、癌症、慢性肺部疾病、肝脏疾病、心脏病、中风、肾脏疾病、肠胃疾病、情感及精神问题、与心理有关的疾病、风湿性关节炎、哮喘 14 类慢性病。

1.4.3 老年人的劳动力供给

根据赫克曼（James J. Heckman，1993）的观点，劳动力供给分为广度（Extensive Margin）和深度（Intensive Margin）两个方面，劳动力供给广度是指劳动力参与，劳动力供给深度是指参与后的劳动时间。本书的老年人劳动力供给应包括劳动力参与和劳动时间两个方面。从老年人的时间配置角度可以分为市场劳动时间、非市场劳动时间、闲暇时间。市场劳动是指从事有报酬的工作；非市场劳动是指料理家务、照料孙子女以及从事一些志愿性的服务活动等；闲暇是指锻炼身体、休闲娱乐活动等。本书所指的老年人的劳动力供给仅指从事有报酬的市场劳动，既包括劳动力参与，也包括劳动时间。老年劳动者一般是指达到法定退休年龄后仍留在劳动力市场的劳动者，既有城镇正规就业部门退休后再就业的群体，也有城乡非正规就业领域一直延续的劳动者。

老年人的劳动力参与是从微观的角度进行分析，指在现行工资率水平上作出是否劳动的决策，一般来说只有当市场雇佣工资率高于保留工资率时才会提供劳动。劳动力供给时间是指作出劳动力参与决策后的实际工作时间。理论上讲老年人的劳动力供给时间是与工资率呈现一定的相关性，工资率越高，劳动时间会增加，当工资率上涨到一定程度后，再增加工资率，劳动时间不会增加反而会减少。但现实中个体对劳动力供给时间并没有太多选择权利，市场中各用工企业会对劳动者的劳动时间有明确约束，不是由劳动者按照工资高低进行决策的，劳动者如果认为工作报酬和时间不匹配（比如劳动者认为企业低估了劳动价值），只能选择变换工作单位来满足自己对工资率和劳动时间的匹配，所以劳动时间并非反映劳动者的决策过程，其仅仅反映出在当前的工资率环境下实际提供的劳动时间。与劳动力参与决策相比，劳动时间并非真实反映劳动者的供给意愿。

尽管劳动力参与和劳动时间作为劳动力供给测量指标仍存在一些不足之处，但目前理论界尚未找到更理想的指标来替代它们，因此其仍是劳动力供给研究中的重要度量指标。本书针对老年人劳动力供给的测量也是采取劳动力参与和劳动时间这两个维度。

理论界研究老年人劳动力供给问题往往是和现有的退休年龄制度相关，且主要是与西方国家正规的劳动力市场雇佣制度有关。老年人的退休行为具有重要的政策和制度色彩。本书探讨的是中国老年人劳动力供给行为，并不局限于老年人退休行为。因为老年人的退休行为是指永久性地退出劳动力市场，事实上还有一部分老年人还会重新进入劳动力市场，所以老年人的劳动力供给行为的含义应更宽泛，既包括永久性的退休，也包括短期性的减少或增加劳动。另外，老年人的退休行为并非是个人选择的结果，是受到退休年龄制度、养老金政策等多方面的影响。一部分中国老年人的劳动力供给行为也会受到制度的制约，因此本书在控制住这些制度因素的前提下，探究老年人的健康状况对劳动力供给的影响。

中国是典型的城乡二元经济，《中国统计年鉴（2019 年）》数据显示 2018 年末 60 岁及以上老年人为 24949 万人，接近 6 成的老年人分布在农村，农村老年人不存在退休年龄制度，只要身体健康条件允许和个人主观愿意，仍坚持继续劳动；城镇有一部分是在正规的劳动力市场就业，有严格的退休制度；还有一部分城镇老年人是在非正规部门就业，不存在退休年龄制度。2019 年人力资源和社会保障部统计数据显示，享受城镇职工基本养老金人数为 11798 万人，这些人员中还包括一些提前退休者以及在 50 岁或 55 岁以后享受养老金的女性，如果扣除这一部分人口，年龄在 60 岁及以上且享受城镇职工基本养老金的老年人应该不到 1 亿人，占 60 岁及以上老年人口总数的比重不到 40%。程杰（2014）根据中国人口普查数据和中国健康与养老追踪调查数据测算得出，超过劳动年龄享受养老金人数占老年人的比重为 36.53%。因此研究老年人的退休问题并不能反映中国老年人劳动力供给行为的全貌。本书并不聚焦老年人退休决策以及收入影响等方面，事实上根据中国城乡老年劳动力市场的特征，城镇老年人退休后也存在重返劳动力市场的情况，农村劳动者没有明显的退休现象，导致"退休"并不能描绘中国老年人劳动力供给的全貌。本书聚焦的问题是老年人健康对劳动力供给的影响，分别从劳动力参与和劳动时间两个角度来考察，并不区分劳动力供给的短期性减少还是永久性的退休。

1.5　研究内容与方法

1.5.1　研究内容

本书的研究内容分为以下 7 章：

第 1 章是导论。该章介绍了研究的背景及意义、对本书的主要内容和总体框架进行简要介绍，对可能的创新和不足进行提炼和总结。在人口老龄化背景下，中国老年人的劳动力供给的现象越来越普遍，有必要对这一现象进行学理性的探讨，借此该章提出了本书的研究问题，设计了本书的研究框架和开展研究所需要的理论方法和数据准备。

第 2 章是文献综述。首先从理论上梳理劳动力供给理论的演进过程。从经典的劳动—闲暇模型出发，随后对其假设前提进一步放宽，使之更符合经济现实，并将决策体系从个体扩展到家庭的框架，分析家庭成员之间劳动力供给决策的相互影响，是个体理性到家庭理性的升华。为进一步突破劳动力均质性的假设限制，舒尔茨（Schultz，1961）和贝克尔（Becker，1965）提出了人力资本的概念，贝克尔（Becker）的学生格鲁斯曼（Grossman）将健康人力资本从人力资本体系中分列出来单独研究，将传统的劳动—闲暇模型中嵌入健康人力资本因素。其次是对现有老年人劳动力供给的现状、影响老年劳动力供给的因素、老年健康对劳动力供给影响的经验研究进行梳理，按照"现状—原因—机制"的思路，对现有的经验研究进行整理归纳，找出现有研究的不足和预期创新的角度。

第 3 章是对中国老年人健康和劳动力供给的现状描述。首先是对中国老年人的健康现状的描述，利用中国健康与养老追踪调查为代表的微观调查数据和中国人口普查数据、《中国卫生健康统计年鉴》等宏观数据相结合来描述老年人的健康状况，选取的观测指标有自评健康状况、日常生活自理能力、患慢性病情况。其次是对中国老年人的劳动力供给现状的描述。利用中国人口普查数据和《中国劳动统计年鉴》数据对老年就业人口进行全方位、多角度、综合性地考察，系统地描述老年就业群体的特征：先对中国老年就业人口规模进行测算，然后对老年就业人口的结构特征进行分析，发现老年就业人口年龄、性别、婚姻状况、城乡、受教育程度、行业和职业分布、劳动时间等方面的异质性。最后，对中国老年人健康与劳动力供给进行交叉关联分析。针对不同健康状况下老年人劳动力供给行为差异进行分析，对老年人健康与劳动力供给之间的关系取得初步认识和判断。

第 4 章是对老年人的健康状况对劳动力供给影响的理论机制进行探讨。根据第 2 章中对个体和家庭劳动力供给理论的梳理，以及第 3 章中对中国老年人健康状况、劳动力供给现状的描述为基础，建立老年人健康状况与劳动力供给行为的理论机制。首先，老年人健康状况会对自身的劳动力供给行为产生影响，主要是通过老年健康人力资本维护所需的时间和金钱的投入，从而影响到劳动力参与和劳动时间的配置。其次，老年人健康状况还会对其他家庭成员，尤其是配偶劳动力供给行为产生影响，通过将健康因素内生于家庭劳动力供给模型来分析老年人健康投资所需时间和金钱影响配偶的劳动力供给行为。

　　第 5 章是针对中国老年人健康状况对自身劳动力供给的影响进行实证分析。本章将老年人的劳动力供给行为共分为劳动力参与决策和劳动时间配置两个维度进行分析，聚焦的实证研究问题为老年人的健康状况是否会对自身的劳动力供给产生影响、这种影响是通过什么样的机制产生的、健康状况对老年人劳动力供给产生了多大程度的影响以及对不同群体的老年人的劳动力供给影响程度是否存在差异性。

　　第 6 章是对中国老年人健康状况对配偶劳动力供给的实证研究。本章以老年人是否患慢性病这一外生性的健康风险冲击作为一个准随机实验，采取粗化精确匹配、个体固定效应的广义差中差模型进行计量估计，以检验老年人患病后对配偶的劳动力供给行为影响的"增加工人效应"（因老年人患病所需健康消费增加，会刺激配偶提供更多的劳动力供给时间）和"照料效应"（因老年人患病需要配偶付出更多的照料时间，从而会减少劳动力供给时间）。为了进一步考察老年人患病后对配偶劳动力供给行为影响的性别差异，本章将研究样本分为妻子患病后对丈夫劳动力供给的影响和丈夫患病后对妻子劳动力供给的影响两个群组进行分别估计。老年人患病后会导致配偶减少劳动力供给，老年人的患病和配偶的劳动力供给之间存在负向影响关系在统计学和经济学上都是显著的。实证研究结果清晰地拒绝了增加工人效应假设，支持了照料效应和闲暇互补效应假设。

　　第 7 章是结论和启示。首先对本书前面的研究结果进行梳理和总结，并在此基础上对如何改善老年人健康状况、提高健康老年人的劳动力供给水平、提升老年人自身及家庭的福利状况提出相应的对策和建议。其次，对本书的研究局限性进行反思，并对未来的研究方向提出了展望。

1.5.2 研究方法

（1）数理经济模型分析方法

本书的理论构建部分，以新古典经济学中的个体劳动力供给决策模型出发，并逐步放松假设条件，使理论模型更符合现实，研究个体劳动力参与和劳动时间的配置；随后将个体决策框架进一步拓宽到家庭决策模式，分析家庭成员之间劳动力供给决策的相互影响机制。借鉴格鲁斯曼健康生产函数，以老年人的健康状况作为一个内生变量嵌入到个体和家庭劳动力供给决策模型中，构建本书的理论分析基础。在理论构建的过程中使用了数理经济模型的分析方法，将健康人力资本因素内生化个体和家庭劳动力供给模型中。

（2）统计分析方法

本书在探究老年人的劳动力供给现状和健康状况分析过程中，采用了描述性统计分析、交叉列联表分析等方法，用简单的统计图表来反映老年人继续劳动的基本事实以及老年人健康水平的概况及结构特征。

（3）计量经济分析方法

本书在构建嵌入健康因素的个体和家庭劳动力供给决策理论模型后，选用中国健康和养老追踪调查数据来对理论模型进行实证检验，个体劳动力参与决策的实证过程是采用 Probit 回归分析，个体劳动供给时间的实证分析是采用 Heckman 的两阶段模型进行估计老年人健康状况对自身劳动力供给行为的影响；家庭劳动力供给决策的实证是采用粗化精确匹配和个体固定效应的广义差中差估计，以老年人是否患病对配偶劳动力供给决策的影响模拟自然实验过程，分析老年人在接受外生性的健康风险冲击后对配偶劳动力供给的影响。

（4）比较分析法

本书的实证研究过程中多次应用到比较分析法：如对老年人劳动力供给行为的不同群组特征进行对比分析；对老年人健康状况的内部结构特征分析过程中，对不同群组的健康状况差异进行比较分析；实证分析过程中对城乡、性别、年龄等因素进行分组估计，以分析老年人健康状况对劳动力供给影响的异质性。总而言之，比较分析方法是贯穿研究过程始终的分析方法。

1.6 研究思路与框架

1.6.1 研究思路

中国人口老龄化趋势日益严重,劳动力供求之间的矛盾突出(既有供给总量之间的不平衡,也有供给结构的不合理),老年人的平均健康预期寿命的延长,老年人劳动力供给行为的变化,家庭规模日益核心化是理解老年人劳动力供给行为的关键因素。研究老年人的劳动力供给行为逐渐成为理论界的研究热点,劳动力参与决策是研究老年人劳动力供给问题的第一步,然后需要考虑进入劳动力市场中老年人的劳动力供给时间。考虑到老年人的身体机能衰退很快,健康状况可能会对老年人的劳动力供给行为产生一定的影响。本书通过控制家庭结构、养老金收入等因素后,研究老年人的健康状况对劳动力供给行为的影响。

现有的研究主要集中在老年人的微观个体因素和家庭特征变量对老年人劳动力供给行为的影响,本书以个体劳动力供给决策为基础,进一步拓展到家庭劳动力供给决策框架,不仅分析老年人的健康状况对自身劳动力供给行为的影响,还进一步分析老年人的健康状况变化对配偶劳动力供给决策的影响,进一步完善了现有研究体系。本书的研究思路遵循"问题提出—理论构建—现状分析—实证检验—政策干预"的逻辑结构,具体来说本书的研究思路按照以下层次展开:

第一,本书通过对现实世界的中国老年人劳动力供给越来越普遍的现象观察和对以往文献资料的梳理,由表及里地解析中国老年人劳动力供给的原因及内在机理。健康因素是被视为人力资本的重要组成部分,尤其是作为出生在 20 世纪 40—60 年代的中国老年人,教育人力资本普遍偏低,劳动力供给的异质性方面主要体现在健康状况的差异,尤其是作为生命最后阶段的老年人,个体之间的健康差异更大。健康是从事一切活动的前提和保障。对于那些有劳动意愿和劳动能力的健康老年人更是如此。根据现有的理论和经验研究构建本书的理论基础——嵌入健康因素的个体劳动力供给决策模型。随后进一步将个体劳动力供给决策空间拓展到家庭劳动力供给决策空间,当老年人患有疾病导致家庭收入减少时,配偶可能会迫于经济压力增加劳动力供给时间,以期获得更多的收入(增加工人效应);也有可能会放弃市场劳动,转而照料生病的老年人，导致劳动力供给减少（照料效应）。由于老年人健康状况对配偶劳动力供给的影响方向存在模糊性，有必要通过实证分析进一步检验理论假设，因此本书的理论基础既有老年人健康状况对自身劳动力供给的关注，也有构建老年人健康状况对配偶劳动力供给行为的理论模型。

第二，实证分析的第一个阶段是对现象的分析，包括对老年人健康状况的整体以及群体差异性；老年人劳动力供给的规模的测算和内部结构特征的认识。首先是对中国老年人的健康现状的描述，利用中国健康与养老追踪调查为代表的微观调查数据和中国人口普查数据、《中国卫生健康统计年鉴》等宏观数据相结合来描述老年人的健康状况。选取的观测指标有自评健康状况、日常生活自理能力、患慢性病情况。其次是对中国老年人的劳动力供给现状的描述。本书利用中国人口普查数据和《中国劳动统计年鉴》数据对老年就业人口进行全方位、多角度、综合性地考察，系统地描述老年就业群体的特征。

第三，实证分析的第二阶段是研究健康状况对老年劳动力供给的影响作用，共分为两个方面进行分析：一是研究老年人健康状况对自身劳动力供给行为的影响。以自评健康状况作为老年人健康的测量指标，分析其对劳动力参与和劳动时间的影响。因考虑到自我报告健康状况带来的测量误差，采取老年人的日常活动能力替代自评健康测量指标进行稳健性检验。二是研究老年人健康状况对配偶劳动力供给行为的影响，以老年人是否患慢性病作为外生的健康风险冲击，采用粗化精确匹配和个体固定效应的广义差中差估计来解决模型的内生性问题，通过实证分析检验增加工人效应和照料效应。

第四，通过对老年人健康状况与劳动力供给的理论阐述和实证分析后，对中国老年人的健康状况和劳动力供给之间的影响作用及机制进行梳理和总结，在此基础上，提出了改善老年人健康状况、提高健康老年人的劳动力供给水平、提升老年人自身及家庭的福利状况的政策建议，并且进一步指明了今后的研究方向。

1.6.2　研究框架

本书的研究框架是按照"问题提出—理论构建—现状分析—实证检验—政策干预"思路展开的（见图1-1）：问题提出是从在人口老龄化背景下老年人继续劳动、营养健康状况得到改善的现象出发，探讨他们之间的内在联系和机制；通过文献的梳理构建出本书的理论基础，将健康人力资本内生化个体和家庭劳动力供给模型；现状分析包括对老年人继续劳动现象和老年人的健康水平两方面进行审视；实证研究部分从老年人的健康状况对自身和配偶劳动供给行为两方面来展开；政策干预措施是从改善老年人健康状况、促进低龄老年人健康就业、提高老年人自身、家庭福利水平等方面进行干预。

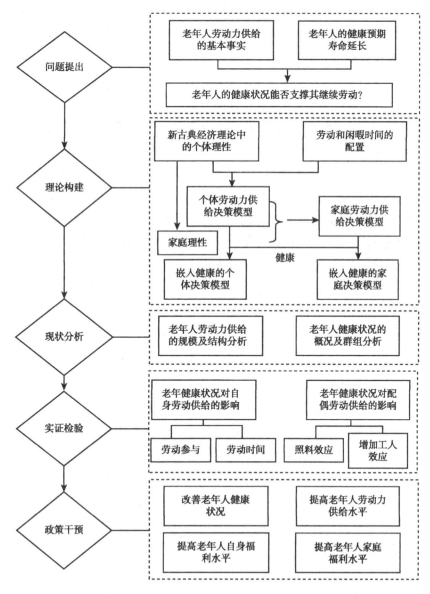

图 1-1　本书思路框架

1.7　创新之处

创新一：在研究理论方面，关于老年人健康对劳动力供给的机制本书作了全方位的分析，提出了老年人健康状况对劳动力供给的影响机理和数学模型。现有的研究关于老年人健康状况对劳动力供给的理论机制主要集中在健康对劳动力供给的直接影响，较少有研究关注健康对劳动力供给的间接影响机制。本书以 Grossman 健康人力资本理论为基础，以健康人力资本投资所需的健康时间和健康产品两个要素对劳动力供给的影响为研究对象，既考虑了健康时间与劳动时间之间的替代效应，也考虑了健康产品投资所需的收入从而影响劳动时间配置的收入效应。本书构建的健康影响劳动力供给的理论机制，既考虑了健康对劳动力供给的直接影响机制，也考虑了健康对劳动力供给的间接影响机制，弥补了现有研究的不足。

创新二：在研究选题和内容设计方面，首先，人口老龄化背景下，本书把老年人的健康和劳动力供给这两个重点问题结合形成一个重要的研究内容，选题角度较为创新。其次，现有的研究中关于老年人的劳动力供给问题往往关注的焦点是老年人的延迟退休政策实施的可能性及经济后果分析，忽视了健康状况对提高老年人的劳动参与率、延长劳动供给时间的重要性。健康状况对老年人的劳动力供给行为产生了什么样的影响，尤其是对那些体力劳动者的劳动力供给状况会发生怎样的影响，现有的研究都较少关注，也没有明晰不同老年群体的健康状况对劳动力供给决策中的不同作用。本书基于人口老龄化背景下老年人的健康状况对劳动力供给的影响开展深入研究，更加清晰地厘清了不同城乡、性别、年龄结构下老年人的健康状况对劳动力供给影响的逻辑关系，更为科学地解释了老年人劳动力供给的行为机理，同时有助于制定差异化的政策，提高政策的合理性和适用性，研究内容具有一定的创新价值。

创新三：在研究视角方面，本书从个体和家庭两个维度分析老年人健康状况对劳动力供给的影响。一方面，现有的研究较多地关注老年人健康状况对自身劳动力供给行为的影响，较少有研究关注到老年人健康状况对其他家庭成员的劳动力供给行为的影响，本书将老年人健康状况与劳动力的供给行为放在家庭劳动力供给决策体系中，以弥补现有研究的不足。另一方面，现有的研究局限于老年人健康状况对自身劳动力供给行为的研究，本书分别从个体、家庭两个维度分析老年人健康状况对劳动力供给的影响，并且将它们纳入统一的分析框架来阐述老年人健康对劳动力供给的影响，研究视角有一定的创新性。

创新四：在实证研究方法方面，本书探索地使用 Heckman 两阶段法、粗化精确匹配等估计方法解决样本选择性偏误、内生性等问题。考虑到劳动力供给时间是以劳动力参与为条件的估计，老年人的劳动力参与并不是一个随机过程，直接对劳动时间进行估计是有偏的，本书利用 Heckman 两阶段估计方法有效地解决了劳动力供给估计过程中的样本选择性偏误。老年人的健康状况和劳动力供给行为之间存在互为因果的关系，理论上可以通过寻找合适的工具变量来解决内生性问题，但是能够影响老年人的健康但又不能通过其他的途径来影响劳动力供给的变量很难找到，这也是目前健康经济学文献中较少有学者采取工具变量估计方法的原因。因此本书以是否患慢性病作为外生性的健康风险冲击模拟自然实验过程，采取粗化精确匹配和个体固定效应差中差的估计方法，消除了潜在的混杂因素对估计结果带来的偏差，研究方法上更为严谨和科学，从而保证了研究结果的可信度。

第2章

文献综述

　　本书对前人的研究资料进行梳理的过程是按照理论研究和经验研究两条线索展开的。理论研究是按照劳动力供给理论的产生和演进的历程，分别从个体和家庭两个方面进行综述，然后从人力资本理论突破劳动力匀质性假设开始，进一步分析健康人力资本因素对个人和家庭劳动力供给决策的影响机制。经验研究分别从老年人的劳动力供给现象分析和影响因素分析、老年人的健康现状分析、老年人的健康状况对劳动力供给行为的影响等方面进行综述。

2.1　劳动力供给理论的产生及演进

　　劳动力作为人类的禀赋资源从经济学诞生一直到现在都受到广大研究学者的关注，从亚当·斯密的劳动分工理论、卡尔·马克思的劳动价值理论到新古典经济学的劳动—闲暇理论模型、约翰·梅纳德·凯恩斯的就业理论以及保罗·罗默的内生增长模型，劳动力供给的研究横跨微观和宏观领域，纵向演进从古典经济学、新古典经济学、凯恩斯宏观经济学到新古典宏观经济学。经济学鼻祖亚当·斯密在其《国富论》中援引制针厂的例子，说明劳动分工和协作使生产效率大幅度提升，不仅说到了劳动力数量的投入，还谈到了"分工""干中学"等劳动生产率的问题。威廉·配第在其《赋税论》也提出"劳动是财富之父，土地是财富之母"的说法，卡尔·马克思对此观点进一步升华提出了"劳动价值理论"，具体劳动创造了商品的使用价值，价值的实体是人类的抽象劳动，商品的价值是由社会必要劳动时间来决定的。

马克思区别了劳动和劳动力两个相近的概念，他认为劳动不是商品，劳动力才是商品。劳动只是劳动力发挥出来的职能，劳动是劳动力在使用过程中的消耗，没有价值和价格；工资是劳动力价值以价格的形式来表现，计时工资是工资的基本形式，而计件工资实质上是计时工资的转化形式。阿尔弗雷德·马歇尔采用边际分析的方法对每增加一单位劳动力的投入引起产量的变化进行研究，由此提出了企业在雇佣工人的适度规模问题。

新古典劳动力供给理论模型是建立在理性人假设的基础上，在预算约束的条件下实现个体效用最大化，其核心是时间利用的问题。后期学者对此模型进行了相应的拓展和深化，其中以决策单位分类拓展的方向包括个体劳动力供给模型和家庭劳动力供给模型。本书主要是从个体劳动力供给理论和家庭劳动力供给两个维度对劳动力供给理论的演化过程进行综述。

2.1.1　个体劳动力供给理论

2.1.1.1　简单的劳动—闲暇模型

新古典经济理论认为个体的劳动力供给模型是建立在理性人决策的基础上，早期学者认为劳动力供给的过程是基于个体理性。新古典经济学在构建个体劳动力模型时，从消费者的效用最大化的理性人目标出发，面临着时间和预算收入的双重约束条件下，如何在劳动和闲暇时间中进行选择来实现个人消费物品和享受闲暇的效用总和最大化（卡赫尔等，2007）。

个体劳动力供给理论的前提假设包括：第一，理性人假设，消费者在时间和收入的约束下追求个人效用的最大化，并非收入的最大化，也并不会单纯地为了增加收入从而增加劳动时间。第二，劳动力市场是完全竞争的，即不存在劳动力市场的进入门槛，信息是充分的，市场可以通过工资率的调整来实现劳动力市场的供求平衡。第三，劳动力是匀质的，即劳动力之间不存在人力资本的差异性。第四，劳动是个体收入的唯一来源，不存在非劳动收入。

个体效用的大小取决于对物质商品的消费和闲暇享受带来的满足程度。个体劳动力供给是不会带来直接的正效用，相反还会因工作疲倦、劳累等带来负效用。但是个体进行劳动力供给是可以增加其经济收入，从而可以消费更多的物质商品和闲暇来增加效用量，因此劳动力供给过程存在间接的正效用。个体的时间量是一个固定值，如果用于劳动的时间多了，那么用于闲暇的时间就少了。在既定的财富水平、消费偏好和闲暇的机会成本前提下，个体通过分配劳动和闲暇的时间来实现个体效用最大化。简单的劳动—闲暇模型关注的焦点是劳动时间和工资率之间的关系，即通过对工资上升带来的收入效应和替代效应的变化来研究工资变动与最优劳动供给时间的关系，而对劳动力人数、参与程度、努力程度等缺乏关注。斯卢茨基方程为劳动供给时间和工资率变动之间的收入效应和替代效应提供了一个简洁的分析框架：一是，可以观测到的收入效应，也就是收入的需求弹性；二是，不可观测到的替代效应，也就是希克斯补偿工作弹性。当工资率较低时，替代效应的绝对值大于收入效应的绝对值，整体表现出来的是替代效应，即工资率上升，用劳动时间替代闲暇时间，导致劳动供给时间增加；当工资率上升到一定程度后，替代效应的绝对值小于收入效应的绝对值，模型对外表现的是收入效应，说明工资率上升到一定程度后，收入增加从而对闲暇的偏好，会减少劳动供给时间。因此，理论界认为随着工资率上升，劳动时间呈现出先减少后增加的向后弯曲的变化趋势（卡赫尔等，2007）。

　　财富水平是影响劳动和闲暇时间配置的重要因素，但在经验研究中财富的测量并不容易，财富水平既与个体从家庭中继承的既有财富有关，也与其长期创造的潜在收入有关。如果不考虑代际之间的财富传递，个体财富水平就只与其潜在收入密切相关，个体能获得的潜在收入水平与其投入的劳动时间和单位劳动时间的工资率水平有关。个体能够获取的工资率水平又与其人力资本价值有关，而人力资本价值需要通过健康、教育、培训等方式来积累和提升，因此工资率在短时间内是保持不变的。在不考虑代际之间的财富传递的前提下，财富水平近似等于收入状况，而短期内工资率是既定的，收入的多少主要取决于投入劳动时间的多少，因此财富水平与劳动时间之间存在相互影响的关系。

　　消费偏好是指个体对不同商品之间消费的偏好程度，劳动—闲暇模型中假设普通的物质商品和闲暇商品之间是相互替代的，消费物质商品的金钱来源于参与劳动获取的经济报酬，劳动时间越多，收入越高，可供消费的商品就越多。物质商品和闲暇商品之间的消费替代性实质上就是个体对劳动和闲暇时间之间的替代问题。当个体收入比较低时，物质商品的消费贫乏，物质商品的边际效用大于闲暇商品的边际效用，个体就会需要增加物质商品的消费（需通过增加劳动供给获得收入才能购买更多的物质商品），减少对闲暇商品的消费，因此会增加劳动供给时间，减少闲暇时间；反之，当个体收入较高时，闲暇商品的边际效用大于物质商品，个体会增加闲暇商品的消费，减少劳动供给时间。

由于闲暇和劳动之间是相互替代的，因此闲暇是存在机会成本的，个体选择增加一个小时的闲暇，意味着放弃了一个小时的劳动。个体劳动的小时工资率存在差异性，因而闲暇的机会成本也存在差异性。假设闲暇的机会成本为 X 美元，也就是只有当小时工资率高于 X 美元时，个体才会选择参与劳动；如果市场工资率低于 X 美元，个体会"保留"自己的劳动供给，因此理论界也将闲暇机会成本称为"保留工资"。保留工资是指市场工资率水平较低导致个体不愿意从事工作，从劳动和闲暇的替代性来说，是指减少 1 个小时的工作时间而减少的劳动收入。

闲暇的机会成本问题引申出来的保留工资问题将劳动—闲暇模型的问题又衍生出劳动力参与和劳动时间这两方面的问题。只有市场工资率高于保留工资率，个体才会选择参与劳动；在已经参与的劳动者中，再继续讨论劳动时间多少的问题。或者说，市场工资率提升，首先是会提升个体的劳动参与意愿，其次才是刺激个体增加劳动时间。那么市场工资率高于保留工资后的提升，是不是意味着劳动时间一直都在增加呢？理论学者的经验研究发现并非如此，当市场工资率较低时，提高工资率会导致个体增加劳动时间，但随着工资率的进一步提升，个体劳动时间反而会减少。经济学者将此现象的理论机制解释为替代效应和收入效应。市场工资率的上升，闲暇的机会成本上升，个体会增加更多的劳动时间，用劳动来替代闲暇（替代效应）；市场工资率的上升也会带来个体收入的增加，转而会增加对闲暇商品的消费，减少劳动时间（收入效应）。市场工资率的上升同时存在正向的替代效应和负向的收入效应，当市场工资率较低时增加工资率，替代效应大于收入效应，总效应体现出来的是劳动时间增加；当市场工资率较高时继续增加工资率，替代效应小于收入效应，总效应体现出来的是劳动时间减少。

2.1.1.2 扩展的劳动—闲暇模型

随后学者对劳动—闲暇模型的假设条件进一步放宽，对经典的劳动—闲暇模型进行了扩展。本书根据模型的假设条件及所选变量等方面进行梳理，存在如下几个方面的扩展：

一是时间分配的扩展。经典模型中时间的分配仅包括市场劳动时间和闲暇时间，扩展后的模型将时间分为市场劳动、家庭劳动和闲暇时间。个体的家庭劳动时间是有别于市场劳动和闲暇活动这两种时间的特征。市场劳动时间可以增加收入，赚取更多的收入和可以消费更多的产品，从而带来个体效用的增加，所以劳动时间供给带来的是间接效用。闲暇时间直接可以增加劳动者的满足感，使效用增加，闲暇时间带来的是直接效用。从事家庭劳动既不能获得经济收入，也没有满足感，但如果不从事家庭劳动，就只能通过雇佣市场劳动者来替代自己的家庭劳动，这又要付出一定的费用，所以家庭劳动是存在机会成本的。

二是收入结构的扩展。经典模型中收入不仅包括劳动收入，扩展后的模型还考虑到非劳动收入，劳动收入和非劳动收入共同构成了总收入。如，科斯特（Koster，1969）将家庭总收入减去研究个体的工资收入作为非劳动收入变量；阿斯恩菲尔特（Ashenfelter）和赫克曼（Heckman，1973）将租金、股息、利息、个人转移支付等项目进行加总得到非劳动收入；弗莱舍（Fleisher，1973）将研究个体占家庭净资产的比例作为非劳动收入。研究学者采取的不同非劳动收入的测量方式估计出来的劳动时间、工资弹性等变量存在较大的差异。

三是理性人假设的放宽。经典模型是建立在个体理性的基础上的，贝克尔（Becker，1981）的研究发现，个体在劳动力供给决策的过程中不仅存在利己的行为倾向，还存在利他的行为倾向。苏联的经济学家恰亚诺夫（Chayanov, A. V.，1991）认为农民的劳动力供给行为是不同于资本家的经济逻辑，资本家的经济利润计算逻辑并不适用农民，农民是集生产者和消费者于一身的经济个体，农业生产的目的是满足家庭成员生存的需要，并非为了实现利润的最大化①。

四是对消费子项目的展开。经典模型中仅提及存在劳动者的消费行为，至于消费什么商品，商品的价格如何，并没有展开叙述，后来学者对此展开

---

① Chayanov, A. V. The Theory of Peasant Cooperatives [M]. Columbus: Ohio State University Press, 1991: 1 – 52.

研究，分析不同商品的消费行为对其劳动时间供给的影响。如，格林伯格（Greenberg，1973）的研究发现不同地区的商品价格存在差异性，工资率和非劳动收入的变动仅仅是名义的变动，需要根据商品物价进行平减后得到其实际变化量；玛斯特（Masters）和葛芬克尔（Garfinkel，1977）的研究认为商品价格的波动对工资率和非劳动收入存在较轻微的影响，在统计上并不显著。

五是对劳动力参与率的探讨。经典模型仅是关于劳动时间和工资率变动的研究，是建立在工资率大于或等于保留工资率的基础上。个体的劳动力参与决策取决于个体的市场工资率和保留工资率。如果低于保留工资率，个体选择不参与劳动，如果估计劳动时间的模型只是对其参与市场劳动的样本进行估计，必然会使劳动时间的估计结果存在偏误。赫克曼（Heckman，1974）讨论了劳动时间模型估计中的样本选择性偏误问题，并给出了样本选择性偏误的解决办法：首先将劳动力参与个体从未参与的个体中独立出来，采用 Probit 模型估计劳动力参与模型；其次用其估计结果计算逆米尔斯率的估计值，将其作为劳动时间估计模型的附加参数来估计劳动时间模型，这就是经典的 Heckman 两阶段法。以此研究为分水岭，20 世纪 70 年代以前的劳动经济学者在估计劳动时间模型中，并没有考虑样本选择性偏误，仅仅是简单地假定未参与劳动个体的劳动时间为 0，但是对于任何低于保留工资率的市场工资率，不参与劳动个体的劳动时间均为 0，并不能观察到不同的工资率对劳动力参与意愿的影响。因此简单地假定未参与劳动个体的劳动时间为 0 必然会带来选择性偏误。20 世纪 70 年代以后的研究者在 Heckman 的启发下，考虑个体劳动力参与决策的非随机性带来的选择性偏误问题，采取了较多的实证研究工具来处理选择性偏误，如 Heckman 两阶段法、倾向得分匹配、断点估计、差分中的差分等方法。

六是向后弯曲的劳动力供给曲线的拓展。经典的劳动—闲暇模型认为工资率较低时，劳动时间会随着工资率的上升而增加；当工资率较高时，劳动时间会随着工资率上升而减少。基林斯沃琪（Killingsworth，1983）对劳动力供给决策进行了分性别研究，实证研究发现向后弯曲的劳动力供给曲线仅仅体现在男性的劳动时间供给决策上，并没有发现女性的劳动力供给曲线存在向后弯曲的现象，女性的劳动力供给曲线只存在向右上方倾斜的现象。还有学者发现发展中国家的低工资率的劳动者存在工资率越低，劳动力供给反而增加的现象，如郭继强（2005）对中国城市次级劳动力市场的低收入农民工的劳动时间供给和工资率的关系进行研究发现，农民工必须在保障基本生存的条件下的消费支出，尽管工资率降低了，还是必须付出更多的劳动时间来满足其基本生存状态所需收入。

七是公共政策对劳动力供给的影响。在现实的经济环境中，个体的收入还会受到税收、养老金等公共政策的影响。20 世纪 80 年代以后，一些学者开始关注税收、养老金等公共政策对个体劳动时间决策的影响，如豪斯曼（Hausman，1981）利用 1975 年美国家庭收入动态调查（Panel Study of Income Dynamic，PSID）的横截面数据，研究税收和转移支付政策对个体劳动时间的影响，发现公共政策对已婚男性的非补偿性工资弹性几乎没有影响，但对收入弹性影响非常大；对已婚女性的影响方面，非补偿性工资弹性和收入弹性的影响都很大。豪斯曼的研究奠定了公共政策对劳动时间影响研究的基础，随后不同国家的学者对其估计模型进行改进后，估计了税收和转移支付政策对劳动时间的影响。由于数据来源和估计方法的差异性，公共政策对个体劳动供给时间的影响也存在较大的差异性，但可以确定的是劳动—闲暇经典模型中引入公共政策的外生性冲击后，公共政策的变动将会改变个体的预算约束，从而改变个体的劳动力供给行为决策。

八是跨期预算约束的影响。经典的劳动—闲暇模型是基于某一个时期的截面数据来分析个体当期的劳动时间的决策行为。个体劳动时间的供给不仅受到当期收入的约束，还会与上一期的收入或资产相关。跨期预算约束影响因素对模型的拓展提出了更高的要求，需要对研究个体进行连续追踪观察，估计方法上也需要根据时间序列数据的特征进行灵活处理。麦克尔迪（MaCurdy，1981）利用美国密歇根州立大学收集的 1967—1976 年美国家庭收入动态调查数据估计出美国白人男性个体的劳动时间供给行为特点，在控制了年份时间变量和经济周期因素后，工资率每增长 10% 会导致劳动时间增加 1%—4.5%。随后布伦德尔（Blundell）和沃克（Walker，1986）利用英国家庭追踪调查数据（British Household Panel Survey，BHPS）对英国劳动者在跨期预算约束下的劳动力供给行为进行了分析，发现英国劳动者的跨期工资弹性和美国相比有明显的差异性。库诺达（Kuroda）和雅玛图（Yamamoto，2007）利用日本综合社会调查数据（Japanese General Socail Survey，JGSS）对日本劳动者跨期预算约束下的劳动供给进行了实证研究，研究发现日本劳动者在控制其他因素的前提下，工资率高于保留工资率后每上涨 10%，会导致劳动时间增加 1.5%—3.2%。

2.1.2　家庭劳动力供给理论

经典的劳动—闲暇模型仅分析个体的劳动力供给决策行为，但个体的劳动力供给决策也会受到其他人的劳动力供给决策影响，如夫妻之间、代际之间等。贝克尔（Becker，1973）对家庭环境下不同个体的决策行为进行了开创性的研究，将个体的劳动力供给决策推广到家庭的分析范畴，分析夫妻之间、代际之间的劳动力供给行为。家庭分析框架是有别于个体决策过程的，主要区别在于：第一，家庭不仅是一个消费单位，更是一个生产单位，如家庭在面临食物消费决策时，可以选择在外就餐或是自己在家烹饪，前者是一种消费行为，后者是一种生产行为。第二，家庭成员的时间配置过程会有相互影响，有一些活动个体独立就可以完成，有一些活动需要家庭成员共同完成，所以在时间分配方面不是简单的加总而是会有一些重叠和交叉。第三，家庭成员的预算约束不仅受到个人的收入影响，还与家庭收入有关，个体决策过程中面临的预算约束进一步放宽了，但预算约束对其劳动力供给决策的影响变得更为复杂。因此，处在"家庭框架"下的个体劳动力供给决策行为不再是孤立的个体行为，个体的"消费—闲暇"模型转变为了"消费—生产"模型。

新古典经济理论认为个体的劳动力供给决策时建立在理性人决策的基础上，早期学者认为决策过程是基于个体理性，后来扩展到家庭理性，如贝克尔（Becker，1965）认为个体的劳动力供给决策是综合家庭成员的偏好及资源的约束作出的，把家庭视为一个更大的理性人，但对家庭决策的过程并没有过多的谈及，后人也将该家庭决策过程称为"单一决策模型"（Unitary Model）。直到后来恰瓦波利（Chiappori，1988）才打开家庭决策的黑箱，提出了家庭集体决策模型（Collective Model），家庭成员在决策过程中也会存在利益冲突，存在讨价还价的博弈决策过程。

2.1.2.1　单一决策模型

单一决策模型的理论假设包括：第一，家庭成员在决策过程中，是一个追求自身效用最大化的理性人，同时也存在对其他家庭成员的利他动机；第二，家庭成员的效用偏好是一致的；第三，家庭作为一个整体决策单元，家庭会根据其成员的市场劳动和家庭劳动的相对效率进行分工，家庭代替所有成员作出最合理的劳动时间供给决策；第四，家庭成员的总收入构成对劳动力供给决策没有影响，即不考虑家庭收入在个体之间的分配，只是家庭总收入对其预算约束起作用。

单一家庭决策模型实质上就是效用最大化的个体决策模拟，不同的家庭成员在家庭决策框架下具有一致的偏好，家庭决策存在唯一的稳定偏好集。家庭成员是在家庭预算约束下和每个成员的时间约束下，最大化单一家庭联合效用。家庭成员的劳动供给时间配置会受到家庭潜在收入和家庭劳动收入之和的约束，只有当市场工资率高于家庭生产效率时，家庭劳动力才会进入劳动力市场，随着市场劳动工资率的上升，家庭成员会减少家庭劳动时间，增加市场劳动供给时间，市场工资率的提升对劳动供给时间的影响同时取决于替代效应和收入效应的相对力量。

那么家庭成员的偏好如何在家庭的决策空间下取得一致？家庭成员的劳动—闲暇决策又是如何达成共识？家庭联合效用函数是如何形成？理论界对这些问题展开了讨论和研究，形成了以下几个观点：首先是"户主论"，传统家庭中存在家长制的决策机制，家长的权威性会使家庭成员的个人效用服从于家庭的集体效用，户主的个人效用函数往往就成为家庭的联合效用函数。其次是"一致同意论"，认为家庭的决策过程并非户主的个人决断，应该是集合家庭成员的一致意见，实现统一决策，类似于社会选择的模式，目标是实现家庭效用最大化。最后是"利他主义论"，认为家庭成员之间除了服从实现自身最大利益的理性人假设外，还会存在利他行为，存在家庭内部资源的转移，如家庭财富的继承、赠予等行为，还有部分家庭成员偏好于闲暇、乐于享有其他家庭成员给其付出更多的劳动时间创造的家庭收入，偏好于劳动力供给的家庭成员也甘于为其他家庭成员奉献。因此家庭联合效用函数的预算约束不再是个人收入的约束，而是家庭收入的约束。

"户主论""一致同意论""利他主义论"的共同之处都是为了解决家庭成员偏好不一致时的家庭成员分工和家庭资源的配置问题，不同的之处在于议价的规则不同，"户主论"强调家庭成员的偏好如果与户主存在不一致时，只能服从于户主的偏好，由户主替代家庭作出劳动供给决策安排；"一致同意论"说明家庭决策是存在讨价还价的过程，少数家庭成员的偏好服从于大多数家庭成员的偏好；"利他主义论"说明当家庭成员偏好不一致时，部分家庭成员会存在妥协，实现其他家庭成员的效用最大化，也就是存在利他行为。

2.1.2.2 集体决策模型

单一决策模型的假设过于苛刻，存在以下几个不足之处：第一，它强调家庭成员的偏好是一致的，没有考虑到家庭成员的异质性特征，忽略了家庭成员之间劳动力供给决策的相互影响，没有关注到家庭效用函数和个体效用函数的差异性。第二，单一决策模型假定家庭决策由某个精于算计的"家长"替代其他家庭成员作出，没有考虑到家庭成员的感受，这种决策模式仍旧没有脱离新古典的研究范式，只是把决策单位由个体转变为家庭。第三，单一决策模型无法知晓家庭内部的决策过程，家庭只是一个决策的"黑箱"，无法观察到家庭内部成员的时间、收入等资源的配置过程。

贝克尔的单一决策模型提出后，实证研究者发现现实中的家庭并不像模型中描述的那么和谐，家庭成员的偏好并非一致，而是冲突和合作并存的场所。为了克服单一决策模型的不足，恰瓦波利（Chiappori，1988）打开了家庭决策的黑箱，提出了家庭集体决策模型（Collective Model），家庭成员在决策过程中也会存在利益冲突，存在讨价还价的博弈决策过程。集体决策模型认为各个家庭成员都是理性人，在收入和时间约束条件下实现个人效用的最大化，每个人都在为自己的既得利益和家庭成员讨价还价，既存在合作也有竞争，家庭成员资源配置的帕累托最优均衡点取决于家庭成员的"威胁点"（Threat Point Payoff），也就是假定家庭成员离开家庭后可能获得的最大期望效用①。

冯·索伊特（Van Soest，1995）利用集体决策模型估计了核心家庭中丈夫和妻子的劳动时间决策过程，在预算约束、工作时间约束和随机偏好等假设前提下，分别估计了丈夫的工作时间对自身工资的弹性、对妻子工资的交叉弹性和妻子的工作时间对自身工资的弹性、对丈夫工资的交叉弹性，估计

---

① Lundberg S., Pollak R. A. Family decision – making [M]. In: Durlauf S. N., Blume L. E. (Editor). The New Palgrave Dictionary of Economice (Second Edition). New York: Palgrave Macmillan, 2008.

说明妻子的劳动时间工资弹性和交叉弹性均大于丈夫的劳动时间工资弹性和交叉弹性。伍德兰迪（Woodland，1976）利用美国家庭收入调查数据进行研究发现，妻子的工资上涨会导致丈夫的市场劳动时间增加，但是丈夫的工资上涨对妻子的市场劳动时间的影响并不显著。

中国传统文化影响下的家长制作风，可能会影响到家庭决策的过程，家长的权威性可能会使家庭成员的个人效用臣服于家庭的集体效用，从而使家庭决策的过程类似于贝克尔的单一决策模型，但是美国罗彻斯特大学周德威博士（Chau Tak Wai，2007）的实证研究否定了这一观点，通过对中国城镇家庭的决策过程进行分析发现，家庭成员之间的收入差异会影响到其时间配置的过程，个体在实现时间的最优化配置的决策是从个体利益出发的，而非家庭的集体利益，家庭成员之间的个体利益是有冲突的，存在利己和利他的博弈协调模式。

那么中国的农村家庭是不是更符合传统文化影响下的家长独裁制的决策过程呢？最早把农民的经济行为纳入家庭单元决策分析的学者是苏联的经济学家恰亚诺夫（Chayanov，A. V.，1991），他认为农民是不同于资本家的经济逻辑，资本家的经济利润计算逻辑并不适用于农民，农民是集生产者和消费者于一身的经济个体，农业生产的目的是满足家庭成员生存的需要，并非实现利润最大化。但波普金坚持认为农民是符合理性人的特征，和其他经济个体是没有区别的，他们也会根据市场的信号和资源的约束实现利润最大化。西奥多·舒尔茨（Schultz T. P.，1997）也认为农民是理性的，农民在考虑成本、利润及风险管理时，都会很好地考虑到边际成本的收益，把很多活动都安排得很有效率，甚至他认为农民在某种意义上也是"精致的生意人"。黄宗智（2000）通过对中国明清时期的华北、江南农村经济的文献资料研究发现，中国农民的经济行为特征既不同于恰亚诺夫的"生存理性"，也不同于舒尔茨描述的"精致的生意人"，他认为中国农民的理性行为是受经济发展阶段制约，早期的小农生产行为是为了满足家庭生存需要，后期随着商品经济发展农民也会逐渐转变为追求市场利润最大化，也就是说中国农民的经济行为是会随着经济发展而变化，从恰亚诺夫的"生存理性"过渡到舒尔茨的"精致的生意人"。林毅夫（1988）对中国农民的理性人行为进一步诠释为效用最大化，而非物质利益最大化。农民处在家庭单元的决策过程中，既有利己行为，也有利他行为，利他行为可能会促进家庭和睦从而带来个人的满足感，只要利他行为带来的个人满足感大于其付出的成本，理性的农民就会选择利他。因此，中国农民的行为也是理性的，农民家庭的劳动力供给决策过程也是符合集体决策模式的。

2.1.3　劳动力供给理论研究述评

微观劳动力供给理论是从新古典经济学的理性人分析范式来讨论的，从劳动者的效用函数入手，强调工资率和非劳动收入对劳动时间的影响，建立基本的劳动—闲暇模型，从个体理性逐渐过渡到家庭理性，不断放宽假设条件，使其更接近现实的决策环境。将劳动者置于家庭的决策环境中进行分析，家庭理性的实现过程是顺延单一决策到集体决策的路径，慢慢地打开家庭决策的黑箱，兼顾家庭效用和个人效用的集体决策模型相比于仅考虑家庭效用的单一决策模型，更接近家庭的现实决策过程，更受到实证研究者的青睐。越来越多的学者对家庭劳动力供给模型的假设条件进行放宽，使之更接近现实，同时增加一些政策、制度等外生性的冲击，模型也因此变得更加复杂。

无论是个体劳动力供给决策模型还是家庭劳动力供给决策模型，都建立在劳动力匀质性假设的基础上，学者仅仅考虑劳动力供给时间这一"量"的维度来研究劳动力供给行为，较少从人力资本的异质性的"质"的角度分析劳动力供给决策，少量关于人力资本对劳动力供给影响的研究也仅从受教育程度方面来衡量劳动力供给的差异性，缺少从健康人力资本的视角来分析劳动力供给决策的差异性。现有关于劳动力供给主体的研究集中在家庭的性别分工上，尤其是女性劳动力供给成为研究的热点，缺少从性别分工的视角对老年人劳动力供给行为的关注，老年人在面临健康人力资本下降的状况下劳动力供给决策行为成为本书关注的重点。

随着中国市场化经济改革进程的推进，中国的劳动力市场化发育条件也在日趋成熟，劳动力供给决策主体的市场化属性越来越强，基本能按照个体和家庭的效用最大化目标来供给劳动。但中国的劳动力市场也有其自身的特征，比如城乡二元经济特征明显，城乡劳动力的收入差距显著，大量的农村剩余劳动力转向城镇，农村劳动力的供给弹性小于城镇；中国劳动力市场的保障制度尚在建设中，劳动者的养老、医疗等方面的保障制度的广度和深度还有待提高。因此，基于现有的劳动力供给理论模型考察经济转型背景下中国老年劳动力供给行为的一般性和特殊性具有非常重要的意义。

由于个体的异质性特征，个体和家庭劳动力供给模型在不同的群体中应用存在差异性，其与个体所处生命历程中的阶段有重要的关系。尽管已有一些学者通过跨期消费替代理论构建了全生命周期的劳动力供给模型，假设年轻时期进行劳动力供给，赚取收入，积累财富；进入老年阶段后由于体力和精力下降、知识和经验老化等问题，老年人退出劳动力市场，靠年轻时期积累的财富来供养。全生命周期的劳动力供给模型缺乏专门针对老年人的劳动力供给现象的理论机制探讨。老年人劳动力供给行为并非完全是通过工资和收入来解释，而是与其身体健康状况、家庭和社会中的地位变化等因素有关。因此，在构建老年人的劳动力供给理论模型中，老年个体的健康状况、家庭成员之间劳动力供给行为的相互影响等是不可忽略的因素。

2.2　经验研究综述

2.2.1　老年人劳动力供给的现状研究

人口转变的历程一般经历"高出生率、高死亡率—高出生率、低死亡率—低出生率、低死亡率"阶段（Notestein，1953），发达国家的人口转变已经走过前面两个阶段，且早已进入低出生率和低死亡率阶段，随之带来的是人口快速老龄化问题。发展中国家目前的人口结构仍处在前两个阶段，但未来也将不可避免地面临到人口老龄化问题。

通过现有文献的梳理，西方发达发达国家已经面临人口老龄化的压力，且正在推行延迟退休改革。西方发达国家的老龄化过程较为漫长，从第二次世界大战后就陆续有一些国家开始进入老龄化，但老龄化的速度较慢，说明其在成功应对人口老龄化，开发老年人力资源方面积累了丰富的经验，对中国等后发国家有很重要的参考价值。因此本书选择对法国、美国、日本等西方发达国家的老年人劳动力供给行为的研究现状进行综述：法国是最早进入人口老龄化社会的国家，日本是人口老龄化程度最严重的国家，美国的人口老龄化程度和中国较为接近，中国的养老保障和服务体系也是借鉴美国模式来构建的。分析法国、美国、日本等国家的老年人劳动力供给，分别代表了欧洲、美洲、亚洲应对人口老龄化的先进经验，具有重要的借鉴意义。新兴市场经济国家在发展过程中经历过"人口红利"带来的发展高峰，随着人口老龄化的进程加速，开始面临人口老龄化带来的劳动力短缺的压力，如何开发老年人力资源实现"二次人口红利"也是其经济社会发展面临的重要课题。金砖国家组织是新兴市场经济的重要代表，本书选取了巴西、印度、中国、南非四个金砖国家的老年人劳动力供给行为研究综述，并与西方发达国家的老年人劳动力供给行为进行比较分析。

法国早在 1864 年就进入了老龄化社会，是全世界最早进入人口老龄化社会的国家，1979 年进入老龄社会①。法国虽然是最早进入老龄化社会的国家，但其老龄化的进程并不快。针对人口老龄化问题，法国政府改革了养老金政策，将领取早期养老金的年龄从 60 岁推迟到 62 岁，领取公共养老金的年龄从 65 岁推迟到 67 岁，鼓励老年人继续就业，积极应对人口老龄化危机。法国浪漫主义文化影响了民众的提前退休行为，为了缓解提前退休带来的养老金压力，政府对中高龄劳动者（50 岁以上）实行就业促进政策，鼓励企业中高龄劳动者维持雇佣现状，要求雇主必须同意老员工继续工作，并缩短工作时间，增加雇佣人数（Liebman J. 等，2009）。

美国在 1940 年前后进入人口老龄化社会，由于美国的人口出生率水平一直是发达国家中最高的，也是最受国际移民欢迎的国家，人口老龄化的进程并不是很快。美国进入人口老龄化的时间已有 70 多年，在积极应对人口老龄化方面积累了丰富的经验。美国老年人口的劳动力参与率大致经历了两个阶段：20 世纪 40 年代到 80 年代，老年劳动力参与率持续下降；20 世纪 90 年代到 21 世纪 20 年代，老年劳动力参与率缓慢回升。劳动力参与率上升的主要原因是美国为了缓解人口老龄化压力，收缩了社会保障福利的开支，老年人的收入减少，导致其劳动力参与率上升（Goodstein，2006），另外还有一个重要的原因是美国老年劳动者的"手脚愚蠢程度的提高"②（Haider 等，2001）。Karoly 等（2004）的研究发现美国老年人就业岗位偏好于工作时间

---

① 按照联合国的定义，一个国家或地区的 65 岁以上老年人口占总人口的比例超过 7%，说明进入"老龄化社会"；65 岁以上老年人比例超过 14% 说明进入"老龄社会"，65 岁以上老年人比例超过 20% 说明进入"超老龄化社会"。

② 科学技术的进步对手工操作的技能要求降低，使很多年龄较大的老年人，身体机能下降，手脚愚蠢程度上升，科技的进步使其可以找到一些较适合老年人的工作。

短、自我雇佣程度高、工作日程安排灵活、具有服务性质的兼职工作，兼职就业的比重远高于全职工作，尽管这些工作的报酬相对于全职工作会低一些，但考虑到老年人的身体健康状况难以承受长时间工作的压力，大多数老年人选择的是工作时间相对灵活的工作。

日本是全世界人口老龄化程度最严重的国家，同时也是平均预期寿命最长的国家。日本在 20 世纪 70 年代就已经进入老龄化社会，20 世纪末进入老龄社会，2007 年进入超老龄化社会。面对人口老龄化带来的劳动力不足问题，日本政府采取了一系列措施，如促进老年人再就业、引进国外劳动力、提高女性劳动力参与率等方式作为社会劳动力不足的替代方案。日本政府意识到健康的老年劳动力是低成本的且最有效的劳动力补充，推迟了养老金的发放年龄至 65 岁，同时修改了《老年人就业促进法》，规定日本企业有义务继续雇佣仍有工作意愿的劳动者至 65 岁（山田笃裕，2004）。蒲川邦夫（2013）的研究发现为了应对日益严重的老龄化压力，让那些既有劳动意愿又有劳动能力的老年人继续工作是一个较好的政策选择，政府旨在通过缩短劳动时间、改善就业环境、定期举办技能培训活动等方式促进老年人的就业。

巴西 2010 年 60 岁以上老年人达到 10.03%，并呈现逐年增加的趋势，2012 年 65 岁以上老年人达到 7.10%。按照国际人口老龄化标准，巴西在 2012 年进入老龄化社会，由于预期寿命的延长以及总和出生率的下降，未来人口老龄化的压力会进一步加大。巴西老年人的退休年龄较早，一般在 50 岁左右就退出了劳动力市场，但是大多数老年人会在非正规部门重返劳动力市场。人口老龄化压力、早退休、退而不休等现象交织在一起，不仅强化了巴西未来人口老龄化的压力，也冲击了巴西养老金制度的可持续性，还增加了巴西的医疗卫生成本（Perez 等，2006）。巴西老年人的劳动力供给水平除了和养老金制度、城镇化水平等宏观因素相关，家庭人口年龄结构、夫妻收入结构、个人教育水平、健康状况等微观因素也是决定老年人劳动力参与的重要微观因素（Queiroz，2006）。

南非是非洲最发达的国家，2016 年人均 GDP 为 5859 美元，按照联合国经济收入等级分类，属于中等收入国家。南非处于高出生率、高死亡率的人口发展阶段，人口年龄结构属于非常明显的年轻型。人口老龄化问题对于南非尚有一定的时间才会来到，年轻人口处于净增长阶段，旺盛的劳动力资源必将孕育出庞大的人口红利。尽管年轻的南非尚未步入人口老龄化国家行列，但国家对未来的人口老龄化趋势未雨绸缪，制定了一系列的老年人保障法律和制度，如《老年法》《老年退休法》《社会援助法》，这些法律有效维护和保障老年人的利益。David Lam 等（2004）的研究表明南非的劳动力参与率水平在 50 岁以后有明显的下降，男性的劳动力参与率在 50 岁之前可达到 80%，50—60 岁的劳动力参与率降低到 50%，70 岁以上只有 10%；南非男性老年人的劳动力参与率比 OECD 国家老年人的平均劳动力参与率要高。南非国家中的白种人、黑种人、有色人和亚裔男性老年人的劳动力参与率没有明显的差异。女性各个年龄段的劳动力参与率都比较低，45 岁以前的劳动力参与率达到 60%，45—60 岁女性劳动力参与率降低到 20%，70 岁以上女性进一步降低到 5%。南非国家中不同肤色的女性老年人的劳动力参与率的差异性较大，59 岁以前的黑人、白人女性劳动力参与率比较高，印度裔女性的劳动力参与率较低。

印度人口结构相对年轻，老年人口增长较慢，离人口老龄化社会还有一定的距离。印度 2016 年 60 岁以上人口数为 11844 万，占总人口的 9.20%；65 岁以上老年人口为 7480 万，占总人口的 5.81%。印度 2020 年 60 岁以上老年人口比率将达到 9.98%，65 岁以上老年人口比率 7.07%，正式步入老龄化社会①。《印度 2040 年的印度人口结构：规划 21 世纪的公共物品供给》预测印度从 2021 年到 2031 年，印度劳动年龄人口每年增加数为 970 万，但是总和生育率将会大幅下降到更替率水平之下，人口红利也将会消失。印度劳动年龄人口（15—64 岁）的劳动参与率并不高，但老年人的劳动力参与率较高，根据印度国家统计部门数据显示，2016 年 65 岁以上老年人的劳动力参与率达到 29.62%，居世界前列。Bhattacharya（2005）的研究发现印度老年人的就业特征主要有：一是，印度老年人的劳动力参与率呈现逐年稳步上升趋势，中低龄老年人的劳动力参与率较高，主要和印度的预期寿命不高有关，印度 2013 年人均预期寿命为 68.3 岁，在国际上处于中等偏下水平。二是，老年男性的劳动力参与率较高，达到 40% 以上，老年女性的劳动力参与率在 20% 以下，主要与印度文化和宗教特征有关，受印度教、伊斯兰教文化的影响，女性较少外出劳动，近年来这一状况有明显好转。三是，老年人就业的工作岗位主要是自我雇佣型、非正规就业等，农业部门为老年人提供了

---

① 数据来源于《金砖国家联合统计手册（2017）》。

大量的临时性工作。印度如此高的老年劳动力参与率与其低效的养老保障制度有关，大多数老年人的养老金较少，一旦退休很容易陷入贫困的状况，因此，赚取收入是老年人继续劳动的重要原因。另外年龄、性别、城乡结构也是其重要的影响因素，由于健康和预期寿命的影响，中低龄老年人的劳动力参与率高；由于传统文化的影响，男性老年人的劳动力参与率高于女性；农业部门可以提供大量的临时性工作，便于老年人灵活就业，农村老年人的劳动力参与率高于城市。

中国在 2000 年进入老龄化社会，60 岁及以上老年人占总人口比重为10.46%，65 岁及以上老年人占总人口比重为 6.96% [①]。中国的经济正处于转型发展阶段，从农业经济社会向工业化、城市化转型，从计划经济向市场经济转型，中国的养老金制度也随着经济转型而不断完善，城市正规就业部门的老年人有较为规范的退休制度，男性 60 岁退休，女干部 55 岁退休，女工人 50 岁退休。城市非正规就业市场和农村地区没有固定的退休制度，尤其是在农村，老年人只要身体条件允许，仍然无休止地从事农业劳动（Benjamin，2003）。城镇有固定养老金收入的老年人退休后，一边拿着养老金一边还继续工作，老年人"退而不休"已经成为中国人口老龄化的一个新常态。廖煜娟（2013）利用 2006 年中国城乡老年人口状况追踪调查分析老年人的就业意愿与行为，发现有 1/6 的老年人有继续就业的意愿，但是仅仅只有 26% 的有就业意愿的老年人实现了就业行为。赖妙华（2017）利用我国第五次和第六次人口普查数据分析中国老年人口的就业规模及结构，研究发现 2010 年中国在业老年人口为 5342 万，占老年人口的 30%，相比于 2000 年老年在业人口绝对数量上涨超过 1000 万，相对占比上升 5 个百分点。从结构分布上看，80% 以上的老年在业人口都是 60—70 岁的低龄老年人，男性老年人口的在业比率明显高于女性；农村在业老年人占全部在业老年人的 80%；老年人就业集中分布在第一产业。

2.2.2　老年人劳动力供给的影响因素

老年人劳动力供给的影响因素主要是从其收入和闲暇效应等角度来考量。

---

① 数据来源于《中国统计年鉴（2001）》。

影响老年人劳动力供给的收入效应既包括参与劳动获得的工资性收入，也包括养老金收入、子女给予的赡养费用等非工资性收入；影响老年人劳动力供给的闲暇效应主要是从劳动力供给过程中对身心健康的影响、老年人的福祉状况等方面进行分析，包括老年人的身体健康状况、社会心理变化、幸福感等方面。

欧美发达国家率先进入老龄化，大量的理论工作者在探讨老年人劳动力供给的影响因素方面积累了丰富的文献。一部分学者发现，个体和家庭收入因素是影响老年人劳动力供给的重要因素。如 Boskin 等（1978）通过对美国健康与退休调查数据（Health and Retirement Study，HRS）分析了美国 58—67 岁的男性老年工人的劳动力供给行为，研究发现养老保障收入的高低会对老年人有明显的影响，养老金越高，劳动力参与率越低，家庭财富越多的老年男性劳动力参与率也明显要比其他老年人低。另一部分学者的研究发现，健康是老年人劳动力供给的重要影响因素，如 Dwyer 等（1999）利用美国健康与退休调查数据（Health and Retirement Study，HRS）分析了美国老年人的劳动力供给影响因素，研究发现老年人的家庭经济状况、养老金收入会对其劳动力供给有显著的影响，但健康状况的影响会比经济状况的影响更为显著（在经济学和统计学方面都很显著）。还有一些学者从老年性别分工的视角分析老年人劳动力供给的影响因素的差异性。Coile 等（2007）针对澳大利亚的养老金收入对劳动力供给行为的影响，研究发现养老金收入增加后会显著减少老年男性的劳动力供给，但是对老年女性的影响并不显著，因为老年女性的劳动力供给行为更为复杂，还要受到家庭环境等因素的影响。Parker 等（2013）的研究认为老年人的就业意愿和实际就业行为有偏差，老年人的就业意愿和行为的匹配程度往往与其认知能力有关。高认知能力者的就业意愿清晰，就业意愿和行为的匹配度高；低认知能力者的就业意愿模糊，就业意愿和行为匹配度差。

中国的人口老龄化和老年人劳动力供给的问题在 20 世纪末期及以后得到学者的广泛关注。中国典型的城乡二元经济特征带来的老年劳动力供给影响机制的差异性。中国的典型的城乡二元经济发展水平差异以及城乡养老保障制度差异，导致城乡老年人的劳动力供给行为也存在较大的差异性。中国的农业现代化水平不高，农业生产活动还是一项需要消耗体能的劳动，农村老年人选择继续劳动主要原因还是缺少养老保障，很多农村老年人没有养老金，只有少部分农村老年人拥有养老金，但其金额也是明显低于城镇，无法补贴其日常生活需要，因此经济需要成为农村老年人继续劳动的根本原因（宁泽逵，2012）。赵俊艳（1997）利用 1995 年人口抽样调查资料分析得出中国老年人口在业率接近 30%，在业老年人的分布呈现出典型的城乡差异，大多数集中农业部门，农村老年人继续劳动的原因是经济需要和精神寄托两方面，城镇老年人在业原因呈现多元化，经济需要仍是主要原因，其次是用人单位的急切需要以及发挥特长和精神寄托。中国老年人的劳动力供给既是人口老龄化形势发展的必然趋势，也是老年人实现自我发展的需要。如卿石松（2012）认为国际社会在面对人口老龄化压力的背景下相继提出过"成功老龄化""生产老龄化"和"积极老龄化"等理念，老年人积极参与社会活动是其重要表现和目标要求，而参与生产性劳动是社会参与的一个重要方面，可以满足具备就业意愿和就业能力的老年人的就业权利，提高生活质量和幸福感。中国老年人的劳动力供给行为是多种复杂因素共同作用的结果。程杰（2014）的研究发现中国老年人继续劳动的原因主要有：一是，老年人面临资金约束，继续劳动是他们迫于生计压力不得不继续工作；二是，老年人继续工作是希望继续和以前的同事、客户、社会保持联系，排遣寂寞孤单的退休生活；三是，老年人的就业优势和社会需要，老年人因其积累了较长时间的工作技能和管理经验，企业和社会需要他们继续发挥余热，积极贡献。张川川（2015）将影响城镇老年人重返劳动力市场的原因归纳为个体特征、家庭特征、社会经济环境三个方面：个体特征是指年龄、性别、婚姻状况、受教育程度、城乡等方面；家庭特征是指家庭人口规模、家庭人均收入、代际支持等；社会经济特征是指市场劳动工资率、养老金收入、城镇失业率、老年人就业的市场活跃程度及工作环境等。

国内外学者在研究老年人劳动力供给影响因素还存在研究视角的差异，主要集中在微观个体视角、家庭视角和外生性的制度变革视角，下面分别对其研究现状进行梳理。

（1）微观个体的视角

从个体的劳动—闲暇理论模型出发，以实现个体效用最大化为目标，如何合理配置劳动和闲暇时间。欧美发达国家的微观个体视角更多地侧重于对老年男性的劳动力供给行动的研究。Bould（1990）针对美国 20 世纪 70 年代的 52—60 岁的男性老年人劳动力供给行为研究发现，在控制其他变量的条件下，曾经有过失业经历的个体会比其他个体选择提前退出劳动力市场，以避免遭遇失业带来的困扰。Blau 等（2007）通过对美国 1962—2005 年 55—64 岁老年男性劳动力供给的影响因素分析，发现工资、健康状况、医疗保险和受教育程度等对劳动力供给有重要的影响。Lee（2009）通过对韩国 1955—2005 年老年男性劳动力参与率的变化趋势分析，发现韩国老年男性劳动力参与率呈现快速增长的原因是青年人从农村向城镇的劳动力迁移，导致农村的老龄化趋势加速。

由于中国老龄化与城镇化的进程、社会保障制度变革是同步进行，因而中国学者的研究主要从老年劳动力供给的城乡差异、养老保障制度变革、人口学特征等方面进行分析。张翼和李江英（2000）认为老年人因其收入预算约束，退休老年人的再就业是为了获取更多的收入，改善个人及家庭的生活水平。庞丽华等（2003）通过对中国农村老年劳动力供给行为分析，发现年龄、性别、健康状况、家庭责任、居住方式和所拥有的土地资源是影响农村老年人劳动力供给的重要因素，家庭收入和资产情况对其影响不显著。钱鑫等（2006）的研究发现年龄、健康状况、经济收入水平等对老年人的劳动力供给影响是显著的，而受教育程度对其影响不显著。封进等（2008）的研究发现老年人在劳动力市场就业的可能性、健康状况、家庭因素对其劳动力供给决策有重要的影响，劳动力市场平均就业率每降低 1%，会导致男性老年人的劳动力参与率降低 0.25%，女性老年人降低 0.32%。健康状况越差，老年人的劳动力参与率越低，但也可能会存在自评健康状况的"辩解性偏误"。家庭因素对男性老年人的劳动力供给决策影响不显著，家庭有学龄前儿童需要照料对女性老年人的劳动力供给有显著的影响。廖少宏等（2013）通过对老年人劳动力供给的影响因素进行研究，结果表明年龄、性别、健康状况是影响老年人劳动供给时间的因素，谋取收入对老年人劳动供给时间有正向激励，而孤独感会对老年人的劳动力供给有负向的影响，与子女同住和子女对其老年人的经济支持对老年人的劳动供给时间影响不显著。李琴等（2015）利用中国健康与养老追踪调查数据（CHARLS）分析了中国城镇老年人的就业影响因素，研究结果说明受教育程度越高老年人的就业意愿越低，女性相比于男性就业意愿更低，具有高级职称的技术人员的就业意愿较高，健康状况对就业意愿的影响不显著。赵大千（2016）的研究认为中国城镇老年人继续劳动的原因在于积累养老的基金、为家庭赚取收入以缓解经济困难、改善老年人的生活质量和幸福感。林熙等（2017）的研究发现影响老年人的劳动力供给的因素分为个人因素和制度因素，个人因素是指性别、年龄、婚姻状况、职业、受教育程度、健康状况等，制度因素是指社会保障制度和劳动力市场制度等。蒋选等（2017）利用中国健康与养老追踪调查数据（CHARLS）和 Tobit 模型分析老年人劳动力供给的影响因素，研究结果发现健康状况对老年劳动力供给具有正向激励，参加养老保险的反而会增加劳动力供给，作者将养老金对劳动力供给的影响分解为收入效应和替代效应，收入效应是指参加养老保险会导致收入增加，从而老年人会偏好于闲暇，减少劳动时间；替代效应是指参加养老保险可促进人力资本投资，提高劳动生产率，导致工资率提升，闲暇的机会成本上升，从而减少闲暇，增加劳动时间。年龄对老年人劳动力供给的影响呈现倒"U"形，家庭收入对老年人劳动力供给有负向影响，与子女同住的老年人劳动力供给时间要显著少于不与子女同住。家庭人口总规模、16 岁以下的儿童照料对老年人劳动力供给的影响不显著。

（2）家庭的视角

将老年人的劳动力供给置于一个家庭决策的研究框架，观察老年夫妻双方劳动力供给行为的相互影响以及代际之间，如老年人和成年子女劳动力供给的影响、老年人劳动力供给和孙子女照料的关系。

老年夫妻劳动力供给行为的相互影响。老年人的劳动力供给行为会受到其配偶的劳动力供给、照料行为的影响。在老年人面临退休决策的过程中，不仅会受到自身劳动、闲暇的偏好影响，还会受到其配偶的闲暇效用的影响。欧美国家的研究集中在老年夫妻之间的闲暇替代效应和互补效应的研究。Schirle（2008）通过对美国、英国和加拿大三个国家老年夫妻的劳动力供给决策实证研究发现，大约有 1/3—1/2 的老年夫妻存在共享闲暇效应，也就是说有很大比重的老年夫妻偏向于作出联合退休的决定。Pienta 等（2002）分析了老年夫妻在面临慢性疾病和身体失能等健康冲击时的劳动力供给行为，当一方配偶生病时，另一方配偶可能会减少劳动力供给来照料对方，将之称为照料效应；也有可能会增加劳动力供给以赚取更多的收入来购买更好的医疗和照料，将此称为收入效应。他们的研究结果显示丈夫遭遇疾病风险时，妻子的劳动供给时间会出现下降，体现出来的是照料效应。而妻子遭遇疾病风险时，丈夫的劳动供给时间反而出现上升，体现出来的是收入效应。

老年夫妻之间的劳动与闲暇的偏好、健康状况、相对收入高低、养老保障待遇等特征都会影响到配偶的劳动力供给行为，研究者主要关注这些因素对配偶间的相互约束和激励的机制。Jackson（2015）利用美国健康与退休调查数据（Health and Retirement Study，HRS）对夫妻的退休决策进行实证研究，研究结果表明老年夫妻之间存在共同闲暇效应，老年夫妻的退休时间非常接近，一方退出劳动力市场后，另一方相隔不到 1 年的时间也退出劳动力市场。Bloemen（2015）、Hospido 等（2014）对欧洲的荷兰、挪威等国家的实证研究也证实了上述观点，老年夫妻倾向于协调配偶之间的工作退出，老年个体的劳动力供给决策很大程度上取决于配偶的行为，他们的研究同时还发现配偶之间的相互影响还存在性别差异，丈夫的退休行为受到妻子退休行为的影响较小，但是妻子的退休行为却会明显依赖于丈夫的退休决策。

Warren（2013）基于夫妻之间的劳动力供给决策理论分析夫妻之间的健康状况对劳动力供给决策的影响机制，研究结果发现老年夫妻之间存在闲暇的互补效应，当配偶的身体健康状况较差而缺席劳动力市场时，另一方配偶也会放弃工作转而照顾对方。Denaeghel 等（2011）的研究发现老年夫妻中一方患病时，另一方配偶不仅考虑的是照料对方，还会考虑通过赚取更多的收入来购买医疗和照料服务，而这两种机制分别导致劳动力供给减少和增加，实证研究发现老年女性患病时，丈夫会增加劳动力供给；反之老年男性患病时，妻子却会减少劳动力供给，作者将其解释为丈夫的劳动生产效率更高，应该付出更多的劳动时间来购买医疗和照料服务。

中国学者对老年夫妻的联合劳动力供给决策的研究较少，而仅仅将配偶因素作为个体劳动力供给决策中的一个控制变量，区别有无配偶（如婚姻状况差异，张正东，2017）或夫妻之间相对收入高低（如经济状况差异，齐良书，2005）。仅有少数研究关注了女性退休行为对配偶劳动力供给决策的影响（张正东等，2017；李琴等，2015）。张正东等（2017）的研究以中国强制退休年龄政策作为模糊断点来识别女性退休后对男性退休决策的影响，实证研究发现男性的劳动力参与率和劳动供给时间均呈现不同程度的降低，说明中国老年夫妻存在共同退休的现象。李琴等（2015）的研究发现中国老年夫妻之间的共同退休现象不像西方那么显著，除了退休政策因素的影响之外，受教育程度还是一个重要的因素，老年男性的退休年龄会随着妻子受教育程度的提高而呈现"U"形曲线关系，而老年女性的退休年龄较少受到丈夫受教育程度的影响。

老年劳动力供给的代际间影响。老年人的劳动力供给决策不仅会受到代际内配偶的劳动力供给、健康状况的影响，还会受到代际之间的经济支持、照料时间支持等因素的影响。丁仁船（2009）通过分析家庭因素对城镇老年人的劳动力供给行为，发现存在家庭经济负担重、家庭收入低的城镇老年劳动者被动接受低工资的工作而继续工作，而家庭收入高的老年人不存在这种现象。畅红琴（2009）通过研究农村青年劳动力外出务工对留守老年人的劳动供给时间的影响，仅从外出打工带来家庭劳动力的短缺导致老年人的劳动时间增加，并没有从外出打工带来收入的增加可能带来劳动供给时间的减少角度分析。白南生等（2007）以代际支持的视角研究了农村青年夫妻外出务工对老年人劳动力供给的影响，既存在青年夫妻外出后因劳动力减少带来的劳动力供给增加的直接效应，也存在青年夫妻外出务工的汇款带来的间接效用会带来劳动力供给减少，而最终表现出的总效用是直接效应大于间接效应，农村老年人的劳动力供给会比外出前明显增加。李琴等（2011）的研究表明农村青年劳动力外出对留守在家的老年人劳动供给时间分为因可支配劳动力减少带来的替代效应和外出务工带来收入增加的收入效应，且替代效应大于收入效应，外出务工明显增加了留守老年人的劳动供给时间，李琴和孙良媛的研究与白南生不同的地方在于，白南生的研究分析对象是"是否有青年夫妻外出"，并未区分是丈夫还是妻子外出，李琴等的研究进一步细化为外出务工人数是 1 个外出，还是 2 个共同外出。他们都没有细化丈夫外出、妻子外出、夫妻共同外出的影响差异性。

（3）外生性的制度变革视角

外生性制度变革冲击对老年人劳动力供给的影响，如税收、养老金制度等政策的变革前后的劳动力供给差异分析，可以将其视为自然实验冲击，采用差中差、断点估计、倾向得分匹配等方法估计老年人的劳动力供给差异。欧美学者将税收政策的变化作为自然实验，观察税收前后老年劳动力供给的差异性。Hausman（1984）首先将税收因素引入个体劳动力供给决策模型进行分析。随后欧美国家的研究学者按照其研究框架对典型国家和地区的所得税制度对个体劳动力供给的影响展开研究（如 Bourguignon 等，1990；Colombino 等，1990）。行为微观模拟模型可以将税收政策引入模型模拟个体在税收改革前后对个体收入及劳动力供给行为的影响，可以分析未实施的公共政策对劳动力供给效应。分析公共政策实施后对劳动力供给影响的一种重要方法是自然实验，通过比较政策实施前后个体劳动力供给行为的变化来评价公共政策的实施效果。Ranzani（2006）采用自然实验方法估计了意大利在1992 年实施的一项社会保障政策变革对白领工人和蓝领工人的退休决策的影响差异，研究发现政策实施前后他们的退休决策均有显著性的影响，蓝领工人的反映更为强烈。Imrohorogh 等（2010）在考虑了老年劳动者的异质性、不确定性的风险冲击以及劳动力市场的不完全竞争现状等因素后，研究发现社会保障税的提高、养老金享受年龄的推迟都会提高老年人的劳动力参与率，但是社会保障税的影响作用更为显著。

中国学者的研究主要关注税收政策会直接影响个体的可支配收入的多少，进而影响其劳动力供给决策。沈玉平（1998）的研究表明个人所得税是影响劳动力供给的重要因素，其作用的大小取决于个人所得税覆盖了多少纳税人、纳税人占整个劳动者的比重大小、个人所得税占全部税收金额的大小。徐进（2000）的研究发现在中国现行的个人所得税制度下，当税率提升后，使用增加劳动来替代闲暇所形成的边际收入在扣除边际税收负担逼近于 0 以后，消费者会用闲暇替代劳动的情况开始出现，并会随着税率的提升与劳动增加呈现逆向相关，与闲暇增加呈现同向相关。张世伟等（2008）以中国 2005年开展的一项个人所得税改革作为一个自然实验，比较税收改革前后个体的劳动力供给行为差异，研究发现个人所得税改革的当期效应和短期效应、中期效应没有差异性，个人所得税税率的降低并没有预期提高个体的劳动力供给水平，劳动力供给的增加主要是由就业率的提升所带来的，因此个体对个人所得税调整的反应是缺乏弹性的。

养老金制度是通过影响老年人对未来收入的预期，从而影响老年人的劳动力供给行为。车翼等（2007）对中国城镇老年人的劳动力供给行为影响因素进行分析，研究发现养老金覆盖率和保障水平低下是城镇老年人劳动力供给的重要原因。彭浩然（2012）的研究发现中国的养老金制度对老年人的劳动力供给行为存在负面的影响，会诱导老年人提前退休，低收入行业职工的影响作用更为明显。张川川（2015）的研究分析了中国新型农村养老保险政策的实施对农村老年人口的劳动力供给的影响，研究结果显示农民在加入养老保险计划后劳动参与率下降了 25%—30%，说明养老保险对老年人的劳动力供给行为存在明显的负向激励。黄宏伟等（2014）的研究发现中国新型农村养老保险制度对农村老年人的劳动参与率的影响并不显著，但会明显减少劳动供给时间。解垩（2015）利用中国健康和养老追踪调查数据分析中国新型农村养老保险制度对农村老年人劳动力供给的影响，研究结果表明养老金制度并没有对中国农村老年人的劳动力参与和劳动供给时间带来显著影响，将其原因解释为政策实施时间短，政策红利可能还未完全释放，另外农村养老金待遇水平较低还不足以对其劳动力供给行为带来显著影响。

2.2.3　健康对老年人劳动力供给的影响

健康对于老年群体尤为重要，健康的身体状况不仅能延长预期寿命，减少疾病的侵袭和痛苦，增进心理的满足感，还可以更多地参与劳动，为家庭和社会创造财富，实现人生的价值。健康影响老年劳动力供给行为的经验研究在劳动经济学和健康经济学领域一直都是占有较为重要的位置。许多学者针对老年人的健康状况与劳动力供给决策的关系进行了相应的探索，主要集中在健康对劳动力参与、劳动时间、劳动生产率和收入等方面。例如 Parsons（1977）利用美国劳动力市场追踪调查数据，以自评健康状况作为健康测量指标对美国 45—59 岁的男性工人的年工作时间的影响进行了分析。Bartel 等（1979）以双胞胎样本为研究对象，以世界卫生组织的疾病分类标准（ICD）作为健康测量指标对美国男性白人退伍军人的劳动力参与、劳动时间和年收入进行了研究。张川川（2011）利用中国营养健康调查数据（China Health and Nutrition Survey，CHNS）分析了健康状况对劳动力供给的影响，研究发现健康状况对劳动力供给、收入水平都有显著的影响，并存在城乡和性别的异质性，城镇和男性个体更容易因健康状况下降而减少劳动力供给，农村和女性个体的敏感性程度要差一些。

在估计方法和模型方面，国内外学者也作出了一些有益的探索。在劳动力参与率的估计方面，考虑到个体是否参与劳动的二分类变量特征，研究人员大多数采用的是 Probit 模型和 Logit 模型（Wolfe 等，1994；Gannon 等，2004；封进等，2007）；由于健康对劳动时间和劳动收入的影响方面存在那些未参与劳动个体无法观察到的劳动时间和工资率的影响，导致了样本选择性偏误。为了避免劳动时间估计的样本选择性偏误，一些研究学者采用了Heckman 两阶段估计（Berger 等，1984；Baldwin 等，1994；魏众，2004）；健康对劳动收入的估计方面，大多数是采用工资率、劳动生产率等变量作为替代变量（Glick 等，1998；刘生龙，2012）。

现有的经验研究结果大多数都证实了老年人的劳动力供给行为会受到其健康状况的影响，但并不能确定为真实的因果关系，健康对老年劳动力供给的因果关系识别存在两个问题需要突破：一是健康状况的识别，二是健康与劳动力供给之间存在互为因果关系。对于这两个问题的处理国内外学者作出了一些有益的探索性研究。

（1）健康状况的识别

Boskin 等（1987）的研究发现，老年人的真实健康识别存在较大的问题，即自我健康评价存在"辩解性偏误（Justification Bias）"，部分老年人为了减少劳动力供给，甚至提前退休，会声称处于疾病或非健康状况，以此找到较为合理的托词；还有一部分老年人事实上已处于不健康的状况，但是仍然继续工作，是为了获取企业给其购买的医疗和养老保险。为了避免主观健康评价的"辩解性偏误"，一些学者尝试采用客观健康测量指标来识别健康状况，如身高、体重和体质指数（BMI）；血压测量；卡路里、蛋白质的摄取；患病情况；日常生活行为能力等。客观健康测量需要使用一些测量仪器和医疗器械，这些测量工具的使用和普及程度是与经济发展水平和卫生资源配置状况有关的，而经济发展水平较为落后国家的老年人因缺少使用这些测量工具或仪器，往往对其健康状况的主观评价过于乐观。

Schultz（1999）认为个体的身高首先是由父母的身高来决定，其次是与幼年时期的营养和医疗保健状况有关，老年时期的身高尽管会因衰老导致细微的萎缩，但几乎可以忽略不计，因而身高并不是一个很好评价老年人健康的指标。单纯讲体重也是不科学的，因为偏重的人身高也较高，身高矮小的体重一般偏瘦。因而不考虑身高单纯看体重不是很好的衡量健康的指标。BMI 指数同时考虑了身高和体重因素，可以综合衡量身体健康状况，身体偏瘦的人营养健康状况较差、贫血、体能较差；反之，身体偏胖的人患糖尿病、高血压的概率较高。

营养摄入，如卡路里、蛋白质等成分的摄入程度差异会带来健康程度的差异，从而影响到研究对象的劳动力供给行为。Leibenstein（1957）的研究发现卡路里的摄入量越多，劳动者单位劳动时间的生产效率越高，劳动收入增加。Mduma（2014）的研究认为卡路里等营养成分的摄取会通过影响劳动者的就业能力和机会，从而影响劳动力参与率的高低；另外营养摄取不好的个体劳动生产效率低下，获取潜在收入的能力较低，闲暇的机会成本就低，导致就业的意愿降低。于大川（2016）利用中国营养与健康调查数据，分析营养摄取对农民劳动力参与的影响，研究结果发现卡路里、碳水化合物、蛋白质的摄入对劳动参与有正向的影响作用，而脂肪的摄入对劳动参与有负向的影响作用。

人口老龄化和疾病谱的变化的背景下，有一些学者开始关注个体所遭遇疾病风险时的劳动力供给行为，尤其是慢性病，如高血压、糖尿病、风湿性关节炎等。Smith（1999）研究癌症、心脏病、中风、高血压等疾病风险对老年人的劳动力供给的影响，研究结果发现个体患病后明显降低了老年人的劳动力参与率和劳动时间，患病越严重，影响程度越大。高梦滔等（2005）的研究是利用农业部农村固定观察点的连续追踪调查的纵向数据分析所患大病（治疗费用高于 5000 元的疾病）对农村贫困家庭长期收入的影响，利用半参数模型估计了大病冲击对农民收入的持续影响。李琴等（2014）利用高血压作为老年人的健康评价指标，分析城乡老年人的健康状况对劳动力供给的影响，城镇老年人患高血压后会明显降低劳动力供给，而农村老年人的影响并不显著。他们的研究没有考虑到农村老年人的高血压测量数据的质量及农村老年人对患高血压的重视程度可能都不及城镇，从而导致其对健康程度恶化对劳动力影响的低估。

老年人的日常活动能力状况也被大量的学者用作健康的测量指标来研究劳动力供给影响的研究。Strauss 等（1995）的研究认为日常生活行为能力受限是一个较客观反映个体健康状况的指标，较少受到调查者的社会经济因素的干扰，测量误差较小，但是日常生活行为能力受限一般在较高年龄的老年人概率较高，其他年龄段的老年个体一般不会受限。Schultz 等（1997）以身体失能老年人为研究对象，发现失能天数每增加 1 天，劳动供给时间会减少3%。日常活动能力受限一般发生在高龄老年人或患重病的个体，对于剩下的规模较大的其他老年个体并不能度量其健康差异，使它的应用空间受到了较大的制约。

单个健康指标对健康的识别方面总是存在或多或少的缺陷，有一些学者试图将其指标进行综合，采用因子分析或主成分分析等方式构建综合健康指标，不同的健康指标可以取长补短，但是综合后缺乏经济意义的解释，受到较多学者的批评。如 Stern（1989）采用了自我健康评价、工作受限的数量和种类、患慢性病的情况 3 个健康指标来识别健康水平。Ettner（1995）也是采用三种健康指标，分别为照料父母的时间、父母的功能性残疾指标和研究对象的工作受限数量和种类。张车伟（2003）采用了身高、BMI、营养摄入、自我健康评价、日常活动受限、患慢性病情况、因患病不能工作的天数、对膳食结构的评分 8 个不同的健康评价指标来识别健康状况。魏众（2004）采用因子分析的方法提取健康指标，将与行动相关的健康指数合并为生理因子，与精神和神经系统有关的因子合并为心理因子，并对各个因子进行标准化处理，因子得分越高说明综合健康水平越好。王建国（2011）采用自评健康状况、短期疾病冲击、疾病史、身体质量指数、营养摄取多个健康指标，采用逐步回归的方式研究多个健康指标对劳动参与的影响，他的研究不足之处在于没有考虑到不同的健康指标在模型估计过程中可能会有互相干扰，并非其所描述的可以保持相对独立的信息。

（2）健康状况与劳动力供给的互为因果关系

现有的研究发现较好的健康状况导致劳动参与率上升、劳动供给时间增加，他们之间的正相关可能是因为更好的健康状况导致了更多的劳动力供给，也有可能是更多的劳动力供给带来收入的增加后，可购买的医疗健康产品增加带来的健康状况的提升，还有可能是他们之间相互交织的影响作用（Goldman，2001）。如何有效识别健康对劳动力供给的净因果效应，有效地剔除相互因果关系的内生性干扰显得尤为重要。一些学者尝试采用工具变量的办法来解决估计中的内生性问题，如 Mete 等（2002）利用台湾地区的数据实证分析健康状况对老年人劳动力供给的影响，以父母亲的健康状况和儿童时期的营养状况作为老年人健康状况的工具变量，实证研究发现工具变量的估计系数明显高于普通最小二乘法估计。

还有一些学者尝试采用自然实验的方法来解决内生性问题。如 Thomas 等（2006）通过对印度尼西亚的研究样本补充铁元素，观察实验期间个体劳动力供给行为的差异。铁元素是造血的重要来源，是影响健康的重要因素，铁元素与劳动力供给没有直接相关性，只能通过影响健康水平来影响劳动力供给行为，研究发现补充铁元素前后男性样本的劳动力参与率、劳动时间均有明显的提升，女性样本的变化并不显著。Thomas 的研究带来的启示是可以通过寻找一些外生性的健康冲击，来观察研究个体的劳动力供给行为变化，但并非所有的健康冲击都是外生性的，如抽烟、喝酒、身体质量指数（BMI）

等是可以预期到会对身体健康有害，只是具体恶化的程度和时间进度不能准确地预期到。杨志海等（2015）的研究界定是否患有心脏病、癌症、中风等疾病为急性健康冲击，高血压、高血脂、糖尿病、风湿性关节炎等为慢性疾病冲击，比较急性和慢性健康冲击对中国农村老年人的劳动力供给行为的影响，研究发现健康冲击明显地降低了农村老年人的劳动参与率和劳动供给时间。

有一些学者采用了联立方程的办法解决健康和劳动力供给的互为因果关系干扰，如 Mitchell 等（1989）采用了心理健康和劳动力参与的联立方程模型估计50—61岁从事全日制工作的老年人的健康状况对劳动力参与的关系。Ettner 等（1997）采用美国健康调查数据（National Health Interview Survey，NHIS）对50—64岁的白人男性个体的劳动力参与、周工作时间进行研究，利用联立方程模型来解决劳动力供给与健康状况之间的互为因果关系。田艳芳（2010）利用中国健康与养老追踪调查的浙江和甘肃的数据分析中老年人的健康状况对劳动力参与的影响，通过建立健康状况和劳动力参与的联立方程来解决健康和劳动力参与的互为因果关系带来的内生性问题。

2.2.4　经验研究述评

发达国家的健康福利政策较为完善，并经历了多次改革，为研究老年人健康的劳动力供给效应提供了条件，并推动了大量的理论和实证研究的发展。我国自20世纪90年代以来，逐步建立和完善养老和医疗保障制度，微观数据也在逐步开展调查中，为理论和实证研究提供了基本条件，总结起来国内外研究有以下几方面的特点：一是，健康状况是多维的，健康的不同维度对劳动力供给的影响也是不同的。二是，宏观分析和微观分析相结合，既有对时间序列的宏观分析，也有关注微观个体行为的变化。三是，研究结论产生了争议，由于样本选取的差异，理论假设条件的不同，内生性、自选择等方面的问题导致了不同学者得出的研究结论不同，但也进一步激发了学者从不同角度深入探讨健康对劳动力供给的影响。四是，群体之间的异质性，关注性别、年龄、家庭结构等差异性特征，以更好地解释健康对劳动力供给影响机制。

本书认为上述研究仍存在以下不足，也是本书需要进一步拓展和深化研究的所在：一是，对健康状况的测量和评价方法众说纷纭，难以统一。现有的研究关于健康测量和评价指标是针对整个人群的，鲜有专门针对老年群体的相关指标，而老年人是一个特殊的群体，因年龄增大带来的身体机能衰退和慢性病高发，有必要探索出适合老年人健康状况的评价体系。二是，现有的研究在探讨老年人劳动力供给行为决策时，健康状况经常被纳入模型中进行分析，但大多数是作为控制变量，将健康作为核心解释变量进行的研究并不多见。三是，现有的研究仅考虑到老年人的健康状况对其自身的劳动力供给影响，属于微观个体的视角，缺乏关注其健康状况对家庭成员劳动力供给的影响，比如老年人患病后，对配偶或子女劳动力供给行为的影响，有必要将把老年人的健康状况放在家庭劳动力供给决策框架中研究，以弥补现有研究的不足。

第3章

中国老年人健康状况与劳动力
供给的现状分析

理论分析和实证分析往往都是建立在对现实问题的准备把握的基础上，因此有必要了解人口老龄化和在健康中国战略的背景下中国老年人的健康状况、劳动力供给现状，为本书后续开展的理论机制分析、实证研究奠定基础。

3.1 中国老年人的健康概况及结构特征

3.1.1 数据介绍

为了准确掌握中国老年人口的健康状况，本章利用2010年第六次人口普查数据、2015年1%人口抽样调查数据和中国健康与养老追踪调查2011年、2013年、2015年的数据，以及《中国卫生健康统计年鉴》、五次国家卫生调查数据对老年人的健康状况进行分析。

2010年开展的第六次人口普查调查了1765.87万名60岁及以上的老年人的自评健康状况，并将健康状况分为"健康""基本健康""不健康但生活能自理""生活不能自理"四个等级。2015年全国1%抽样对中国老年人口的健康状况也进行了调查，包括343.58万60岁以上老年的健康状况，并将健康状况分为"健康""基本健康""不健康，但生活能自理""生活不能自理"四个等级。

中国健康与养老追踪调查（China Health and Retirement Longitudinal Study, CHARLS）是由北京大学国家发展研究院主持进行的、针对中国45岁及以上的中老年群体在养老、健康、劳动等领域的高质量微观调查数据，全国基线调查于 2011 年开展，每 2 年追踪一次，目前已经完成 2011 年、2013 年、2015 年、2018 年四次的追踪调查，抽样范围涵盖全国 28 个省（自治区、直辖市）中的 150 个县、450 个社区（村）超过 1 万户家庭中 1.7 万个调查样本[①]。CHARLS 调查规范性程度达到国际一流水平，样本代表性较强。考虑本书著书时间和数据公开时间，本书选取这套微观抽样调查中前三次的数据来观察中国老年人的健康状况。按照前文中关于老年人口的界定标准，保留数据中年龄大于等于 60 岁的样本，筛选后每个调查年度的老年人口样本数量超过 7000 个。

本书在研究老年人患慢性病情况时还利用到了中国卫生行政部门组织的五次国家卫生服务调查数据。国家卫生服务调查从 1993 年开始，随后 1998 年、2003 年、2008 年、2013 年、2018 年分别进行了共 6 次调查。基于 2018 年数据公开时间较晚，本书根据前 5 次调查数据对老年人慢性病患病情况进行分析，了解其患慢性病老年人的规模及动态变化。

3.1.2 老年健康测量指标选取

3.1.2.1 现有的健康测量指标

（1）老年健康评价量表

发达国家较早地进入了老龄化社会，积累了较丰富的关于老年人口健康评价方法和技术的理论和实证研究，国际上大多援引欧美国家的健康评价方法用于评定老年人口的健康状况。美国杜克大学老年与人类发展研究中心在 1975 年研制出来了美国老年人服务与资源评估量表（Older American Resources and Services，OARS），该量表包括社会资源、经济、心理、生理和资源的可得性 5 个方面，共 105 个问题，可以获得老年人较为全面的健康状况信息，适用于老年人的综合健康状况的评价，并得到国际社会的认可和推广，是国际上较为公认的老年人综合健康状况评价量表（曾友

---

① CHARLS 数据旨在收集一套代表中国 45 岁以上中老年人家庭和个人的高质量微观数据，于 2011 年开展全国基线调查，每 2 年进行一次追踪调查，调查结束 1 年后数据对学术界公开，调查问卷、抽样过程、调查实施等具体情况可通过官方网站进行了解：http://charls.pku.edu.cn/zh-CN。

燕，王志红，周兰姝，吕伟波，2006）。随后 1977 年 Gurland 创建了综合评价量表（The Comprehensive Assessment Referral Evaluation，CARE），包括老年人的生理、心理、社会、经济 4 个方面，1500 个子项目，可用于老年人认知能力、提供医疗卫生服务的有效性评价，CARE 量表的信度和效度较高，但由于子项目过于复杂，在应用中并不广泛（Gurland，1977）。1982 年美国费城老年中心的 Lawton M. P. 教授又创建了多水平评价问卷（Multilevel Assessment Instrument，MAI），包括日常活动能力、个人适应性、生理健康、社会、环境、时间利用、活动性、认知能力 8 个方面，MAI 后期经过其他学者的改良，演变为 3 个版本，最长的有 147 个问题、最短的有 24 个问题，中间的是 68 个问题（Lawton，M. P.，1982）。1987 年 Robert A. Peariman 专门为测定老年人的功能性障碍创建了老年人综合性评价量表（The Comprehensive Old Persons' Evaluation，COPE）。1998 年世界卫生组织欧洲办公室开发了老年人专用的生命质量评价量表（LEIPAD），包括社会功能、生活满意度、抑郁、认知功能、自我保健、生理功能、性功能 7 个方面 49 个子项目。

欧洲五维生命质量测定量表（EQ－5D）包括老年健康的五个维度：行动能力（Mobility）、照顾自身的能力（Self-care）、日常活动能力（Usual Activities）、疼痛或不适（Pain/Discomfort）、焦虑或抑郁（Anxiety/Depression）。每个维度设计 3 个水平：没有任何困难、有些困难和极度困难。

世界卫生组织 2005 年制定的老年人生命质量量表（WHOQL-OLD 量表），包括 6 个领域，每个领域设置有 4 个子项目，每个子项目下包含 5 个条目，有感知能力、自主行动、死亡、过去（现在、将来）的活动能力、社会参与、与人交往的亲密度等。由于 WHQOL-OLD 条目较多，完成时间长，对于视力有问题、躯体残疾、身患疾病的老年人并不适合测量。

（2）老年健康客观评价指标

发展经济学家阿玛蒂亚·森提出"可行能力视角"观点，认为健康是人类的一种具有深刻内在价值的可行能力，是生存下来而不至于过早死亡的能力，是一种具有特殊价值的重要资源，每个人的健康需求都以活着为前提，而且希望活得更长（Sen，2001）。因此在早期的健康评价指标中以死亡率、预期寿命来度量，后期人们发现不仅要活得更长久，更要在活着的时候享受好日子（不是痛苦地经受疾病的折磨、过着不自由的生活等），为此引入患病率、健康期望寿命（Active Life Expectancy，ALE）、健康生命质量（Health-Related Quality of Life，HRQL）、伤残调整生命年（Disability-Adjusted Life Year，DALY）、质量调整生命年（Quality-Adjusted Life Year，QALY）、伤残调整期望寿命（Disability-Adjusted Life Expectancy，DALE）等评价指标，将生存质量引入健康指标以反映老年人的健康状况。对于老年人生命质量评价内容没有统一的标准，但倾向于强调生命质量评价的全面性和多维性。方鹏骞（2001）认为评价老年人生命质量的指标包括 5 个方面：反映老年人过去和现在的生理功能状况，包括身体功能障碍的程度和持续时间；心理和社会适应能力以及人际交往情况；老年人的经济生活条件；老年人在精神上的满意度和未来生活的期望；社区环境及养老保障体系的建设情况。

人口预期寿命（Life Expectancy）。人口预期寿命是指假设当期的分年龄死亡率保持不变，同一时期出生的人预期能继续生存的平均年数。但是，事实情况是各个年龄阶段的死亡率会随时间变化的，因此平均预期寿命只是一个预测值，和现实情况会有一定的偏差。另外，它只考虑到生命的长短，不能反映生命的质量（如健康水平、福利水平等）。

健康期望寿命（Active Life Expectancy，ALE）。健康期望寿命是 Katz 在 1983 年提出来的，他将日常活动能力融入到期望寿命中，期望寿命的终点是死亡，而健康期望寿命的终点是日常活动能力丧失，因而健康期望寿命更符合老年人健康评价的需要。

伤残调整期望寿命（Disability-Adjusted Life Expectancy，DALE）。伤残调整期望寿命是指扣除了死亡和伤残之后的平均期望寿命，相当于处于完全健康状况下的生活的年数。伤残调整期望寿命有效的弥补了预期寿命对健康测量的不足，得到各个国家和地区的广泛采纳和应用。如 Schultz 等（1997）以伤残日数作为健康衡量指标，对科特迪瓦和加纳的 20 世纪 80 年代的修路工人进行实证研究，发现随着伤残日数的增加，工资收入呈现显著的降低。

日常生活自理能力（Activities of Daily Living，ADL）。日常生活自理能力是用来测量老年人独立生活的能力，包括基本日常生活自理能力（Physical Activities of Daily Living，PADL）和应用工具日常生活自理能力（Instrumental Activities of Daily Living，IADL）。日常生活自理能力是用来衡量老年人生活自理能力，包括洗澡、进食、穿衣、上下床、上厕所、控制大小便等。应用工具性活动是用来衡量老年需要辅助工具完成的日常活动，包括做饭、购物、洗衣、使用交通工具、服药、自理经济等。日常生活自理能力共分为 4 个等级：自己可以独立完成、有些困难、需要帮助和根本没有办法做。魏众（2004）利用中国营养健康调查数据（CHNS）采用功能性障碍指标组成的健康因子，发现健康对农业收入具有显著的影响作用。

患病情况。患病情况指标包括两周患病率，两周患病后就诊率、患慢性病类别（包括高血压、糖尿病、心血管疾病、消化系统疾病、泌尿系统疾病等）。如 Fenwick 等（1972）的研究表明血吸虫病对劳动生产率有显著影响。Smith（1999）对美国 HRS 数据进行研究发现，患病率越高，导致家庭财富减少，较少的程度取决于疾病的严重程度和收入水平。Wu（2003）的实证研究表明严重疾病对家庭财富有显著的负面影响，女性群体尤为严重。杨志海等（2015）利用中国老年健康与养老服务调查数据（CHARLS）研究慢性病对农村中老年人劳动力供给的影响，研究发现风湿性关节炎、高血压、高血脂、糖尿病等慢性病会显著降低农村中老年人劳动力参与率，减少劳动力供给时间。

（3）老年健康主观评价指标

自我健康评价指标（Self Assessed Health，SAH）。自我健康评价指标是指个体从主观方面对自身健康状况所作出的评价，包括过去、现在、将来的健康状况，一般包含 5 个等级：很好、好、一般、差、很差。自我健康评价带有很大的主观性，与个人对自身健康的认识，健康风险的偏好程度，以及其他的动机有很大的关系。如美国的养老金待遇丰厚，导致部分劳动者为了争取早日退休，谎报自评健康程度，带来劳动力资源的浪费。当然也存在另一部分老年劳动者，为了获得企业的丰厚养老金和医疗保险待遇，会刻意隐瞒自己的疾病史，抬高健康自评水平。尽管健康自评指标不是一个完美的测量手段，但是，健康自评可以反映出自评过程的独立性，可以综合性、全面地反映其健康水平，尤其对生理健康有较强的相关性，在问卷调查中容易操作，所以是健康评价的重要方法。

3.1.2.2 健康测量指标的选定

单个健康测量指标对健康的识别方面总是存在或多或少的不足，不同的健康测量指标可以取长补短，从不同的角度反映老年人的健康特征。本书根据现有研究关于健康测量指标以及收集到的人口普查数据、中国养老与健康

调查数据和全国卫生服务调查数据，分别从自评健康状况、日常生活自理能
力和患慢性病情况三个方面来测量老年人的健康状况。健康测量指标选定的
主要原因有以下几个：第一，现有的老年健康评价量表较为微观和细致地反
映了老年人各个方面的健康状况，如认知、躯体、活动能力、社会适应等多
个方面，但是指标体系庞杂，问卷子项目甚至超过 1000 个，本书的研究重心
并非细致地研究老年人的健康状况，只需要科学地了解老年人健康的大致水
平，因此老年健康评价量表并不适合本研究。第二，现有的老年人预期寿命、
健康预期寿命、伤残调整期望寿命是根据现有老年人营养健康状况以及医疗
卫生资源配置情况对未来老年人的平均寿命进行预测，是反映一个地区在一
定时期的整体健康状况。本书研究老年人的健康状况是从微观个体的角度进
行研究，因此预期寿命、健康预期寿命、伤残调整期望寿命等指标并不适合
本书健康测量指标的需要。第三，自我健康评价指标可以较为全面地反映老
年人的健康状况，但也存在老年人评价健康的主观标准不统一，存在高估或
低估情况。因此，本章采用老年人的日常活动能力、患慢性病情况等客观健
康指标来弥补自我健康评价指标的不足。

3.1.3　中国老年人的自评健康现状

3.1.3.1　中国老年人的自评健康概况

表 3 - 1 展示的是 2010 年、2015 年全国人口普查数据中的中国老年人健
康基本情况，从两次普查数据可以发现，中国老年人口的整体健康状况是不
错的，自评为健康等级的老年人占比均超过 40%（2010 年为 43.82%；2015
年为 40.51%）；自评为基本健康等级的老年人占比约为 40%（2010 年为
39.33%；2015 年为 41.85%），两者合计的比例超过 80%。自评等级为不健
康、但生活能自理的老年人约占 15%（2010 年为 13.90%；2015 年为
15.04%），自评等级为生活不能自理的老年人占比不到 3%（2010 年为
2.95%，2015 年为 2.60%），两者合计的比例不到 20%。人口普查数据说明
中国老年人自评健康状况整体较好，超过 8 成的老年人自评为基本健康以上
的等级，自评为不健康的老年人不到 2 成，其中不到 3% 的老年人生活不能
自理，说明 97% 以上的老年人较为健康，日常生活上不需要其他人照料，相

反，还能发挥余热，通过参加市场劳动或家务劳动，成为家庭、社会的宝贵
财富。生活不能自理的老年人口比重不到3%，但是由于我国人口基数大，
导致绝对数量不少，以2015年为例，60岁以上人口数量为22182万人，实际
抽样人数为343.58万人，抽样占总体的1.55%，按照此比例进行换算，全
国不能自理的老年人数量达到576.49万，这个群体的规模很庞大，对我国家
庭和社会的养老照料需求也是不容忽视的。

表 3 - 1　　　　　2010—2015 年中国老年人自评健康概况　　　　单位：万人、%

年份	样本人数	健康		基本健康		不健康、但能自理		不能自理	
		人数	比重	人数	比重	人数	比重	人数	比重
2010	1765.87	773.82	43.82	694.5	39.33	245.53	13.90	52.02	2.95
2015	343.58	139.17	40.51	143.78	41.85	51.69	15.04	8.94	2.60

资料来源：2010 年、2015 年全国人口普查数据。

表 3 - 2 给出的是中国健康与养老调查数据（CHARLS）关于中国老年人健
康状况的基本情况，自评健康状况共分为 5 个等级："很好""好""一般"
"差""很差"，自评健康等级为"很好"的老年人比重为 3% 左右，且随着时
间的推移呈现逐年上涨的趋势，说明随着社会经济发展、医疗卫生的进步而不
断改善，老年人对其健康的主观感受有所提高。自评健康为"一般"和"差"
等级的老年人所占比重是最多的，占比均在 30% 以上，自评等级为"很差"的
老年人比重不足 20%，说明老年人随着年龄的增长，健康状况出现下降是不争
的事实，大多数老年人自身健康存在这样或那样的问题，完全处于健康状况的
群体极少，大多数老年人存在一些长期的慢性疾病，导致健康自评处于"一
般""差"的老年群体较多，但健康状况"很差"，甚至生活不能自理的老年人
群体比重也不高。

表 3 - 2　　　　　2011—2015 年中国老年人自评健康　　　　单位：人、%

年份	样本人数	很好		好		一般		差		很差	
		人数	比重	人数	比重	人数	比重	人数	比重	人数	比重
2011	7631	177	2.32	783	10.26	2234	29.28	2847	37.31	1590	20.84
2013	7747	300	3.87	781	10.87	2399	30.97	2810	36.27	1457	18.81
2015	9056	477	5.27	889	9.82	2732	30.17	3336	36.84	1622	17.91

资料来源：中国健康与养老调查数据。

　　CHARLS 数据和人口普查数据中关于老年人健康自评的等级分布基本一致，人口普查数据中自评健康等级的"不健康但生活能自理"和"生活不能自理"和 CHARLS 数据中的健康自评等级为"很差"是对应的，另外 CHARLS 数据中自评健康为"很好""好""一般"等级的总和百分比和人口普查数据中自评等级为"健康"的较为接近；CHARLS 数据中自评健康为"差"等级的百分比和人口普查数据中自评等级为"不健康"的基本一致。CHARLS 数据中有超过 8 成的老年人的健康状况处于"很好""好""一般"和"差"四个等级，只有低于 2 成的老年人自评健康状况为"很差"，这个数据分布和人口普查数据中的"健康"和"基本健康"等级的总和比重为 80% 是基本一致的。"不健康，但生活可以自理"和"生活不能自理"等级的总和比重 20% 是基本一致的。总体上看，人口普查数据中老年人的自评健康状况较为乐观，CHARLS 数据的自评健康状况较为保守，出现这种状况可能存在多方面的原因：第一是数据偏差，2010 年第六次人口普查数据中关于老年人的调查数据是来自 10% 人口的长表抽样，2015 年的全国 1% 人口抽样是对 1% 的家庭进行抽样，事实上老年人口的样本量占到总体的 1.5% 左右。CHARLS 的抽样是采用地理遥感随机抽样，人口普查数据和 CHARLS 数据在统计抽样的过程上存在偏差。第二是健康自评的评价口径不一致，尽管人口普查数据和 CHARLS 数据两者的指标都是自评健康状况，但是各自的评价标准是不统一的，人口普查数据是结合生活自理能力来评价健康状况；CHARLS 数据是将自评健康状况和生活自理能力进行分开调查，自评健康状况等级分类更细致。

　　尽管人口普查数据和 CHARLS 数据关于老年人的自我健康状况评价在抽样环节和统计口径上存在一定的差异性，但经过一定的匹配是可以发现他们之间是存在较为一致的对应关系，也可以结合这两个数据样本得到中国老年人在自评健康的概貌：2010—2015 年中国老年人总体健康状况较好，有 8 成左右的老年人较为健康，在日常生活上不需要依赖别人，相反，他们还能发挥余热，成为家庭、社会的宝贵人力资源。约有 2 成的老年人健康状况较差，其中还有 3% 左右的老年人生活不能自理，处于健康弱势老年人的家庭和社会的养老需求照料是一个不容忽视的社会问题。老年人的健康状况随着社会经济发展、医疗卫生技术的进步不断改善，中国老年人的自评健康良好的比例呈现逐年上升趋势，健康状况有所改良。

3.1.3.2　中国老年人自评健康的结构特征

我们通过比较中国老年人的性别、年龄、婚姻状况、受教育程度和城乡等指标，发现和总结老年人自评健康的人口学特征。表 3-3 给出了不同人口学特征下老年人自评健康的群体性差异。首先，从性别结构来看，男性老年人的平均健康状况明显比女性要好。男性老年人自评健康状况为"很好""好"这两个等级均比女性高出 10% 以上（自评健康状况"很好"等级：57.55% VS 42.45；"好"等级：53.63% VS 46.37%），男性老年人自评健康状况等级为"一般""差"这两个等级与女性的差异性不大（自评健康状况"一般"等级：51.72% VS 48.28%；"差"等级：49.52% VS 50.48%），男性老年人自评等级为"很差"比女性要低 10% 左右（自评健康状况"很差"等级：44.34% VS 55.66%）。因此，男性老年人口健康状况明显要比女性要好。虽然女性的平均预期寿命要高于男性，但并不意味着女性要比男性健康，尤其在老年阶段，大量的女性老年人在不健康的状态下度过生命的最后阶段，严重影响其生活、生命质量。

表 3-3　　　　　　　　　老年人自评健康的人口学特征　　　　　　　单位：%

变量	组间分布					组内分布				
	很好	好	一般	差	很差	很好	好	一般	差	很差
Panel A：性别										
男性	4.50	10.78	31.23	36.51	16.97	57.55	53.63	51.72	49.52	44.34
女性	3.31	9.29	29.07	37.10	21.23	42.45	46.37	48.28	50.48	55.66
Panel B：年龄										
60—69 岁	4.18	10.13	31.01	36.85	17.82	67.40	63.47	64.70	62.96	58.64
70—79 岁	3.39	9.65	29.02	36.99	20.96	25.16	27.84	27.90	29.12	31.78
80 岁以上	3.57	10.71	27.41	35.81	22.48	7.44	8.68	7.40	7.92	9.57
Panel C：婚姻状况										
在婚	4.02	9.94	30.74	36.72	18.57	77.99	74.93	77.16	75.47	73.53
其他	3.53	10.34	28.27	37.08	20.78	22.01	25.07	22.84	24.53	26.47
Panel D：受教育程度										
文盲	3.59	9.36	27.92	37.00	22.13	53.84	52.98	52.50	56.82	64.73
小学	3.29	9.49	31.62	37.89	17.72	20.50	22.28	24.67	24.15	21.51

续表

变量	组间分布					组内分布				
	很好	好	一般	差	很差	很好	好	一般	差	很差
Panel D：受教育程度										
初中	4.61	11.05	34.22	35.40	14.72	15.69	14.16	14.57	12.31	9.75
高中	5.62	13.52	34.85	35.10	10.91	7.90	7.17	6.14	5.05	2.99
大学及以上	6.45	10.91	31.29	36.46	14.89	2.06	3.41	2.12	1.66	1.03
Panel E：城乡										
农村	3.61	9.55	28.82	37.09	20.93	69.20	70.98	71.53	75.21	81.84
城镇	4.75	11.54	33.88	36.11	13.72	30.80	29.02	28.47	24.79	18.16

资料来源：中国健康与养老调查数据。

从年龄结构来看，低龄老年人的自评健康明显要比中龄、高龄老年人要高。根据前文的界定，我们将年龄为 60—69 岁的老年人定义为低龄老年人、70—79 岁老年人定义为中龄老年人、80 岁及以上老年人定义为高龄老年人。低龄老年人自评健康状况为"很好"和"好"两个等级的比例一共为14.31%，而中龄、高龄老年人的这一比例分别为 13.04%、14.28%。低龄老年人自评健康状况为"差"和"很差"两个等级的比例一共为 54.67%，而中龄、高龄老年人的这一比例分别为 57.95%、58.29%。另外，自评健康状况为"很好""好"等级的高龄老年人的比例要比中龄老年人高，貌似是年龄越高，健康状况反而越好，但是考虑到寿命对样本的自选择过程，能够存活下来年龄达到 80 岁及以上高龄老年人的健康水平本身就比较好，到了高龄阶段以后，老年人的健康水平会比较平稳的维持在一个水平，所以从数据分布来看，高龄组老年人自评健康状况为"很好""好"等级的老年人的比重要高于中龄组老年人。

从婚姻结构来看，已婚且和配偶同住的老年人比其他婚姻状况老年人的平均健康状况要好。本书将中国老年人的婚姻情况做如下界定：有配偶且同住定义为在婚，离异、鳏寡、分居等情况定义为其他。在婚老年人的自评健康状况为"很好""好""一般"等级的比例均高于其他婚姻状况的老年人；在婚老年人的自评健康状况为"差""很差"等级的比例均低于其他婚姻状况的老年人，说明婚姻状况对老年人的健康状况有积极的影响。老年人的婚姻，不仅仅是爱情，更重要的彼此间相互照顾、相互交流；在婚的老年人生病时可以得到其配偶及时有效的照顾，也可以通过配偶间的相互情感交流来排除其孤独感，为促进身体健康和心理健康提供了有效的支持。

受教育程度与老年自评健康状况呈现倒"U"形关系，高中教育程度的老年人自评健康状况最好。从受教育程度的组建分布来看，超过一半比例的老年人没有上过学，接受过大学及以上教育程度的老年人不到3%，主要是由于大多数老年人出生在20世纪40—60年代，经济社会发展水平不高，接受教育的机会不多，大多数老年人没有接受正规教育。从受教育程度的组内分布来看，受教育程度为未上过学、小学、初中文化程度的中国老年人健康状况变差的趋势随着受教育程度的提高而逐渐变好；但受教育程度达到高中和大学及以上时，老年人的自评健康状况会随着受教育程度的上升而出现变差，受教育程度对老年人的自评健康状况的影响并不是随受教育程度的提高而逐渐改善，而是在高中教育程度以后出现了一定的波动性。受教育程度对中国老年人的健康正向的改进效应存在一定的门槛效应，并非是一个完全的正比例线性关系，当受教育程度达到某个临界值（高中阶段）时，继续接受更高等级的教育带来的健康状况正效应就不是那么明显了。这一发现和吴玮（2009）的研究发现是一致的，他通过Grossman健康人力资本模型进行实证研究发现教育投入和健康人力资本之间存在倒"U"形关系，当个体的受教育程度较低时，继续增加教育投入可以使健康人力资本得到较大幅度的改善，当超过某个临界值时（如受教育年限为12年），继续再追加教育投入反而还会减少个人的健康人力资本，可能与受教育程度更高以后，长期从事高负荷的脑力劳动、熬夜、生活不规律、焦虑等，导致健康状况下降。

城镇老年人的自评健康状况要比农村好。从老年人健康状况的城乡结构组内分布来看，农村老年人自评健康状况变差的比例依次变大，而城镇老年人自评健康状况变差的比例呈现依次减少；从组间分布来看自评健康状况为"很好"等级的城镇老年人所占比例要比农村老年人高出1个多百分点（4.75% VS 3.61%）；城镇老年人自评健康状况为"好"等级的比例比农村老年人高出2个百分点（11.54% VS 9.55%）；自评健康状况为"一般"等级的城镇老年人比农村老年人高出5个百分点（33.88% VS 28.82%）；自评健康状况为"差"等级的城镇老年人比农村老年人低了1个百分点

（36.11% VS 37.09%）；自评健康状况为"很差"等级的城镇老年人比农村老年人低了将近 7 个百分点（13.72% VS 20.93%），大多数的城镇老年人分布在自评健康状况为较好等级（如"很好""好""一般"等级），而农村老年人大多分布在自评健康为较差的等级（如"差""很差"等级）。城乡老年人之间的自评健康状况呈现城镇老年人要好于农村老年人的现状，其原因有中国城乡之间的经济发展水平、人均可支配收入、医疗卫生资源的城乡配置不均衡、城乡老年人的健康行为习惯差异等方面，农村的医疗卫生条件、养老服务设施均不及城镇，地方政府应充分重视农村医疗保障和养老服务建设，逐渐缩小城乡之间的医疗和养老差距，促进老年健康的城乡均衡发展。

3.1.3.3　中国老年人自评健康特征小结

本书结合人口普查数据和中国健康和养老追踪调查数据进行实证研究，发现中国老年人的自评健康状况有如下特征：第一，中国老年人自评健康状况整体情况较好，有 8 成左右的老年人自评较为健康，在日常生活上不需要依赖别人，相反，他们还能发挥余热，成为家庭、社会的宝贵人力资源；约有 2 成的老年人自评健康状况较差，其中还有 3% 左右的老年人生活不能自理。第二，中国老年人自评健康状况的性别、年龄、婚姻状况、受教育程度和城乡的结构特征有：①男性老年人的自评健康状况明显比女性要好。虽然女性的平均预期寿命要高于男性，但并不意味着女性要比男性健康，尤其在老年阶段，大量的女性老年人在不健康的状态下度过生命的最后阶段，严重影响其生活、生命质量。②低龄老年人的自评健康明显要比中龄、高龄老年人要高。80 岁之前的老年人随着年龄的增长，自评健康状况下降；80 岁以上的老年人自评健康状况变化不大。年龄对样本的自选择过程，能够存活下来年龄达到 80 岁及以上高龄老年人的健康水平本身就比较好，到了高龄阶段以后，老年人的健康水平会比较平稳的维持在一个水平。③已婚且和配偶同住的老年人比其他婚姻状况老年人的平均健康状况要好。老年人的婚姻，不仅仅是爱情，更重要的彼此间相互照顾、相互交流；在婚的老年人生病时可以得到其配偶及时有效的照顾，也可以通过配偶间的相互情感交流来排除其孤独感，为促进身体健康和心理健康提供了有效的支持。④受教育程度与老年自评健康状况呈现倒"U"形关系，高中教育程度的老年人自评健康状况最好。当个体的受教育程度较低时，继续增加教育投入可以使健康人力资本得到较大幅度的改善，当超过某个临界值时（如受教育年限为 12 年），继续再追加教育投入反而还会减少个人的健康人力资本，可能与受教育程度更高以后，长期从事高负荷的脑力劳动、熬夜、生活不规律、焦虑等等，导致健康状况下降。⑤城镇老年人的自评健康状况要比农村好。中国城乡之间的经济发展水平、人均可支配收入、医疗卫生资源的城乡配置不均衡、城乡老年人的健康行为习惯差异等方面，农村的医疗卫生条件、养老服务设施均不及城镇，地方政府应充分重视农村医疗保障和养老服务建设，逐渐缩小城乡之间的医疗和养老差距，促进老年健康的城乡均衡发展。

3.1.4 中国老年人的日常生活自理能力现状

3.1.4.1 大部分中国老年人日常生活能够自理

本章利用 2010 年的第六次全国人口普查数据和 2015 年的 1% 人口抽样调查数据对老年人的日常生活自理能力进行现状分析，中国老年人中有 97% 以上的老年人的日常生活能够自理，只有不到 3% 的老年人生活不能自理（见表 3 - 4）。我国人口基数大，老年人口绝对数量位居全世界第一位，尽管不能自理的老年人相对占比不高，但绝对人口数量规模较大。2010 年的老年人日常生活自理能力样本是对人口普查数据进行 10% 抽样，按照此比例进行推算，2010 年生活不能自理的老年人已达到 520.2 万人；2015 年的老年人生活自理能力的调查样本是对 1% 的家庭进行抽样，按照当年老年人的数量占比进行估算实际抽样比例为 1.55%，2015 年生活不能自理的老年人达到 576.8 万。2015 年相对于 2010 年生活不能自理的老年人的绝对数量呈现增长态势，相对比重呈现下降，这说明随着社会经济的发展，医疗卫生技术水平的进步，老年人的生活不能自理的比率有所改善。但是，在人口老龄化的趋势下，生活不能自理的老年人的绝对数量呈现增长态势，按照这个增长规模，预计 2030 年生活不能自理的老年人口数量将超过 1000 万（林宝，2015），这是一个相当大的人口基数，需要家庭和社会付出大量的人力、财力和物力来照料失去生活自理能力的老年人。

表 3 - 4　　　　　　2010—2015 年中国老年人日常生活自理能力　　　单位：万人、%

年份	样本人数	可以自理		不能自理	
		人数	比重	人数	比重
2010	1765.87	1713.78	97.05	52.02	2.95
2015	343.58	334.65	97.40	8.94	2.60

资料来源：2010 年、2015 年全国人口普查数据。

根据 Katz 等（1970）关于老年人的基本生活自理能力量表，选取中国养老与健康追踪调查数据中穿衣、洗澡、进食、起床、上厕所、大小便控制 6 个项目来评价中国老年人的基本生活自理能力。评价等级分为完全自理、基本自理、需要帮助才能自理、完全不能自理四个等级。参考 Katz 的基本生活自理能力量表，结合中国老年人的现实特点，将调查问卷中涉及的 6 项基本生活自理能力进行合并，如果 6 项日常活动均能自我独立完成界定为 "完全自理"；6 项日常活动均不能完成界定为 "不能自理"；6 项日常活动中有 1—2 项不能完成界定为 "基本自理"；6 项日常活动中有 3—5 项不能完成界定为 "需要帮助"。表 3 - 5 是利用 CHARLS 数据计算的中国老年人的日常生活自理能力情况，6 项日常活动完全没有障碍的老年人占比接近 7 成，还是有 3 成左右的老年人处于半失能和失能状况。

表 3 - 5　　　　　　2011—2015 年中国老年人日常生活自理能力　　　单位：人、%

年份	样本人数	完全自理		基本自理		需要帮助		不能自理	
		人数	比重	人数	比重	人数	比重	人数	比重
2011	5912	4018	67.96	1748	29.57	104	1.76	42	0.71
2013	6076	4186	68.89	1743	28.69	126	2.07	21	0.35
2015	7378	4809	65.18	2412	32.69	130	1.76	27	0.37

资料来源：中国健康与养老调查数据。

人口普查数据调查生活自理能力是一种主观抽象的调查，并不像 CHARLS 数据进行分类别进行评估，调查者对生活不能自理的理解和认识存在较大的偏差，可能认为只有丧失许多生活自理能力才认为自己丧失了生活自理能力，对于丧失部分生活自理能力仍认为是可以自理，所以无从观察到部分不能自理的状况。将 CHARLS 数据中老年人日常生活自理能力中 "需要帮助" 和 "不能自理" 等级加总起来大约为 2.5%—

3%（见表3-5），这一比例和人口普查数据中老年人日常生活自理能力中"不能自理等级"为2.95%和2.60%（见表3-4）是基本一致的。如果将CHARLS数据中丧失部分生活自理能力的状态界定为半失能状态，即"基本自理"状态，那么中国半失能老年人比例约为30%。将CHARLS数据中失能和半失能老年人比例加总大约占到3成以上，生活完全没有障碍的老年人占到7成左右，这一估计结果和王德文（2004）的研究结论基本一致，他通过1998年中国老年健康长寿影响因素调查（CLHLS）的截面数据估算出6项日常活动均能完成的比例为65.6%。由于数据来源及抽样过程的差异，本书有关老年人失能状况的估计结果和王德文（2004）的研究结果相比存在一定的偏差，但也在允许范围内，可以认为两种估计结果没有明显的差异。

3.1.4.2 中国老年人日常生活自理能力的结构特征

在对中国失能老年人的规模、占比概况进行了解后，我们需要进一步知道失能老年人的群体特征，以发现哪些老年群体失能情况比较严重，采取针对性的干预措施。本书从性别、年龄、婚姻、文化程度、城乡等因素以对老年人的日常生活自理能力的结构特征进行分析（见表3-6）。

表3-6　　　　　中国老年人生活自理能力的人口学特征　　　　单位：%

变量	组间分布				组内分布			
	完全自理	基本自理	需要帮助	不能自理	完全自理	基本自理	需要帮助	不能自理
Panel A：性别								
男性	68.62	28.90	1.89	0.59	45.80	42.54	45.56	56.67
女性	66.05	31.75	1.84	0.37	54.20	57.46	54.44	43.33
Panel B：年龄								
60—69岁	71.69	27.14	0.91	0.26	61.88	51.65	28.33	32.22
70—79岁	63.96	33.26	2.30	0.49	29.97	34.36	38.89	33.33
80岁以上	52.09	40.59	5.80	1.52	8.15	13.99	32.78	34.44
Panel C：婚姻状况								
在婚	68.79	29.08	1.68	0.45	75.02	69.91	66.11	71.11
其他	62.82	34.32	2.36	0.50	24.98	30.09	33.89	28.89

续表

变量	组间分布				组内分布			
	完全自理	基本自理	需要帮助	不能自理	完全自理	基本自理	需要帮助	不能自理
Panel D: 受教育程度								
文盲	63.92	33.42	2.22	0.44	57.80	66.54	72.30	55.68
小学	70.34	27.85	1.31	0.51	23.52	20.50	15.74	23.86
初中	72.81	25.06	1.48	0.64	11.93	9.04	8.75	14.77
高中	78.43	20.30	1.02	0.25	5.00	2.85	2.33	2.27
大学及以上	76.68	21.20	1.06	1.06	1.76	1.07	0.87	3.41
Panel E: 城乡								
农村	65.71	31.97	1.87	0.45	74.24	79.74	77.40	73.33
城镇	72.07	25.68	1.73	0.52	25.76	20.26	22.60	26.67

资料来源：中国健康与养老调查数据。

男性老年人的日常生活自理能力优于女性。从中国老年人的生活自理能力性别分布来看，"完全自理"的男性老年人的比例比女性要高出 2.5 个百分点，女性半失能和失能老年人的比例要比男性高。结合男女老年人的年龄来看，60—70 岁的低龄老年人中男性和女性老年人之间的生活自理能力差别不大，70 岁以上的老年人中女性老年人的生活不能自理的比例超过男性老年人，并且随着年龄的增长女性老年人生活不能自理的比例比男性老年人要低的差距越来越大。从生理衰老的角度来看，女性的身体机能衰老速度比男性要快，身体面临更多的健康风险，相比于男性来说女性更容易丧失生活自理能力。此外，女性平均预期寿命要比男性长，高龄老年人中女性老年人占比更高，可以解释为高龄老年人中女性老年人的生活不能自理的比例更高。

低龄老年人的日常生活自理能力优于中高龄老年人。从老年人日常自理能力的年龄结构来看，"完全自理"的低龄老年人要高于中龄老年人，中龄老年人高于高龄老年人。80 岁及以下的老年人日常生活自理能力丧失并不严重，但一旦跨过 80 岁的门槛，不能自理的老年人占到 1.52%，需要帮助的占到 5.8%；基本自理的占 40.59%；以上三个生活自理能力等级占比相加达到 47.81%，相对于 80 岁及以下的群组有明显上升。老年人的年龄构成中 80 岁以上的高龄老年人占比为 11.7%，但在生活不能自理的老年人中，80 岁以上的高龄老年人所占比例达到 47.81%。因此，从 CHARLS 数据上我们可以发现，生活不能自理的老年人主要集中在 80 岁及以上的高龄老年人。

已婚且和配偶同住的老年人日常生活自理能力优于其他婚姻状况。中国老年人生活自理能力的婚姻结构显示，在婚老年人的"完全自理"比例比其他婚姻状况的老年人要高（在婚 68.79% VS 其他婚姻 62.82%）。本书界定的在婚是指有配偶且同住在一起，说明日常生活自理能力在配偶的扶持和协助下会有所提升，与配偶同住有助于抵抗身体衰老和疾病风险的侵蚀，有助于老年人情感交流。老年配偶之间可以在日常生活中有效保护老年人，提高老年人日常生活自理能力，对老年人健康有促进和保护作用，丧偶、离异、分居的老年人缺少配偶间的日常生活照料及情感交流，日常生活自理能力明显低于在婚且同居的老年人，说明婚姻生活能够显著提升老年人的生活质量，改善其身体健康状况，从而降低生活不能自理的风险。

受教育程度与老年人的日常生活自理能力呈现倒"U"形关系，高中教育程度老年人日常生活自理能力最好。从中国老年人日常生活自理能力的文化程度结构来看，生活自理能力处于"完全自理"程度老年人比例中，没有上过学的要低于小学文化程度；小学文化程度低于初中文化程度；初中文化程度低于高中；但受教育程度为高中的老年人完全自理能力要比大学及以上要好，说明受教育程度对日常生活自理能力的影响不是呈现出简单的单调递增，健康状况的提升有利于日常生活自理能力的提升，但其改善的边际效应是递减的，在高中文化程度出现阈值，然后从高中到大学及以上反而出现递减。

城镇老年人的日常生活自理能力要比农村高。中国老年人日常生活自理能力的城乡结构显示，城镇老年人的"完全自理"比例要比农村老年人高（城镇 72.07% VS 农村 65.71%），既说明城镇老年人健康状况比农村老年人好，良好的健康状况有利于改善日常生活自理能力，城镇老年人的日常生活自理能力要比农村老年人强；也说明城镇社会经济发展水平比农村好，城镇日常生活设施要比农村好，如城镇的饮用水来源、洗澡的淋浴设备、室内抽水马桶等生活用具对老年人使用的便捷程度优于农村，导致穿衣、洗澡、进食、上下床、上厕所、控制大小便等日常生活自理能力的便利程度城镇要优于农村。

3.1.4.3　中国老年人日常生活自理能力特征小结

本书结合人口普查数据和中国健康和养老追踪调查数据进行实证研究，

发现中国老年人的日常生活自理能力有如下特征：第一，中国老年人日常生活自理能力整体情况较好，日常活动完全没有障碍的老年人占比接近 7 成，还是有 3 成左右的老年人处于半失能和失能状况。第二，中国老年人日常生活自理能力的性别、年龄、婚姻状况、受教育程度和城乡的结构特征有：①男性老年人的日常生活自理能力优于女性。从生理衰老的角度来看，女性的身体机能衰老速度比男性要快，身体面临更多的健康风险，相比于男性来说女性更容易丧失生活自理能力。此外，女性平均预期寿命要比男性长，高龄老年人中女性老年人占比更高，可以解释为高龄老年人中女性老年人的生活不能自理的比例更高。②低龄老年人的日常生活自理能力优于中高龄老年人。完全自理”的低龄老年人要高于中龄老年人，中龄老年人高于高龄老年人，生活不能自理的老年人主要集中在 80 岁及以上的高龄老年人。③已婚且和配偶同住老年人的日常生活自理能力优于其他婚姻状况。老年配偶之间可以在日常生活中有效保护老年人，提高老年人日常生活自理能力，对老年人健康有促进和保护作用，丧偶、离异、分居的老年人缺少配偶间的日常生活照料及情感交流，日常生活自理能力明显低于在婚且同居的老年人。④受教育程度与老年人的日常生活自理能力呈现倒“U”形关系，高中教育程度老年人日常生活自理能力最好。受教育程度对日常生活自理能力的影响不是呈现出简单的单调递增，健康状况的提升有利于日常生活自理能力的提升，但其改善的边际效应是递减的，在高中文化程度出现阈值，然后从高中到大学及以上反而出现递减。⑤城镇老年人的日常生活自理能力要比农村高。城镇社会经济发展水平比农村好，城镇日常生活设施要比农村好，老年人使用的便捷程度优于农村，日常生活自理能力的便利程度城镇要优于农村。

3.1.5　中国老年人患慢性病状况

3.1.5.1　中国老年人慢性病患病率高且呈现多病共发的现象

慢性病的治疗期限长，不容易痊愈，医疗费用较高，给患病家庭和社会带来了较大的医疗负担。老年人口由于身体衰老变化快，器官系统的功能下降，免疫能力下降，是慢性病的高发群体。根据中国卫生行政部门的报告显示，2016 年中国 2.2 亿老年人中就有 1.5 亿患有慢性病，患病率超过 70%，甚至还有很多老年人患有多个慢性病，存在多病共存现象，因患慢性病导致生活失能的老年人呈现逐年增加趋势，2016 年因慢性病导致的完全失能老年人接近 1000 万，部分失能老年人超过 4000 万，预计 2050 年因慢性病导致的失能半失能老年人将会达到 9750 万[①]。老年人的死因结构中有超过 90% 的老年人是慢性病引起的。

本书利用中国卫生行政部门在 1993—2013 年组织的五次全国卫生服务调查数据来分析中国老年人的慢性病的患病情况。从表 3－7 中我们发现，2013 年的第五次国家卫生服务调查数据显示 60 岁及以上的老年人口的慢性病发病率为 71.8%，比 15—60 岁年龄组发病率（19.1%）高出接近 3 倍。随着年龄的增长，身体机能出现快速地衰退，老年人的心脑血管疾病、恶性肿瘤、糖尿病等慢性疾病呈现多发态势，其他与年龄相关的功能性障碍疾病也在逐步增加，如老年性痴呆、帕金森病、骨质疏松症、听力和视力下降等功能障碍性疾病。中国老年人的慢性病患病率还呈现出多病共发的状况，如 2013 年第五次国家卫生服务调查数据显示，60 岁及以上老年人中有 33.8% 的患有一种慢性病，26.2% 的老年人患有 2 种及以上的慢性病，有 11.9% 的老年人患慢性病数量达到 3 种及以上。

表 3－7 是 1993—2013 年五次国家卫生服务调查的 60 岁及以上老年人的慢性病患病率的纵向比较，整体上来看，2003 年以前老年人慢性病的平均发病率均保持在 50% 左右，2008 年以后老年慢性病发病率呈现井喷式增长，2008 年相对于 2003 年增长接近 10 个百分点，2013 年相对于 2008 增长超过 10 个百分点。2003 年以前城镇老年人的慢性病发病率是农村的 2 倍，随后城乡老年人的发病率差距呈现缩小状态，城镇老年人慢性病发病率呈现缓慢增长，农村老年人的发病率增长速度较快，到 2013 年城乡老年人发病率相差不到 20 个百分点（城镇 81.1%，农村 61.6%）。农村老年人慢性病发病率高，可能与社会经济发展带来的生活条件改善，膳食条件比以前要好，摄取的高热量食物过多导致肥胖，诱发糖尿病、心脑血管病等慢性病有关；另外的原因也可能是农村老年人社会经济条件改善后，健康风险意识提高，增加了慢性病的排查和发现的概率，导致慢性病发病率呈现上升。

---

① 卫计委官员：全国 2.2 亿老人 1.5 亿患有慢性病. 新浪财经，http：//finance. sina. com. cn/roll/2016－10－31-doc-ifxxfysn8240986. shtml，2016－10－31.

表 3 - 7		60 岁以上老年人慢性病患病率		单位：%

表 3 - 7 60 岁以上老年人慢性病患病率　　单位：%

年份	综合	城镇	农村
1993	50.6	73.0	37.8
1998	50.2	75.3	35.0
2003	50.1	71.6	37.6
2008	59.6	79.0	49.3
2013	71.8	81.1	61.6

资料来源：国家卫生服务调查数据。

　　表 3 - 8 是根据 2013 年第五次国家卫生服务调查数据制作的 60 岁以上老年人所患慢性病发病率的排序，高血压和糖尿病是老年人慢性病发病率最高的病种（高血压 284.7‰、糖尿病 73.7‰），城镇和农村分样本的老年人慢性发病率也是如此。随着年龄的增长，老年人的味觉器官开始退化，更喜欢食用较咸的、味道较重的食物，肾脏器官对钠盐的代谢功能随着年龄增长逐渐降低，而钠元素过高是导致高血压的重要原因，因而老年人是高血压慢性疾病的高发人群[①]。另外，血压的检查及诊断较为便利，高血压患者能够及时被发现，也是造成高血压患病率高的重要原因。老年人糖尿病高发主要是由于生活条件的改善，膳食条件比以前要好，从食物中摄取的热量增多，而老年人的日常活动量随着年龄增长逐渐减少，导致老年肥胖率上升和糖尿病发病率上升。尤其是城镇老年人营养条件好，出门的交通便捷，平时也较少从事体力劳动，导致城镇老年人糖尿病的发病率是农村的 2 倍还多。农村老年人的类风湿性关节炎发病率较高，可能与农村老年人长期在户外从事劳动，或长期在寒冷潮湿的环境中生活而对关节造成的损失引起类风湿性关节炎发病率高。

表 3 - 8　　60 岁以上老年人慢性病患病率与疾病构成

顺位	城乡合计			城市			农村		
	疾病名称	患病率（‰）	构成（%）	疾病名称	患病率（‰）	构成（%）	疾病名称	患病率（‰）	构成（%）
1	高血压	284.7	61.7	高血压	346.0	51.7	高血压	217.0	47.4
2	糖尿病	73.7	13.0	糖尿病	105.0	15.7	糖尿病	39.3	8.6

---

　　① 朱颖杰，姚宇航，徐珊珊，等．吉林省老年人慢性病患病现状、疾病谱分布及其主要疾病危险因素分析 [J]．吉林大学学报（医学版），2013（6）：1275 - 1281.

续表

顺位	城乡合计			城市			农村		
	疾病名称	患病率（‰）	构成（%）	疾病名称	患病率（‰）	构成（%）	疾病名称	患病率（‰）	构成（%）
3	类风湿性关节炎	33.0	5.8	慢性阻塞性肺病	31.2	4.7	类风湿性关节炎	35.1	7.7
4	脑血管病	19.9	3.5	缺血性心脏病	21.8	3.3	脑血管病	19.6	4.3
5	缺血性心脏病	16.8	3.0	脑血管病	20.2	3.0	慢阻性肺部疾病	12.8	2.8

资料来源：2013 年国家卫生服务调查数据。

3.1.5.2 中国老年人患慢性病的结构特征

表 3 - 9 是根据中国养老与健康调查数据（CHARLS）制作的老年人患慢性病的性别、年龄、婚姻、受教育程度、城乡等人口学特征。CHARLS 数据中调查的慢性病包括高血压、血脂异常、糖尿病、癌症、慢性肺部疾病、肝脏疾病、心脏病、中风、肾脏疾病、肠胃疾病、情感及精神问题、与心理有关疾病、风湿性关节炎、哮喘 14 类慢性病，本章不区分患何种疾病和患几种慢性病，而是将患各种慢性病的样本个体进行合并为是否患慢性病。

表 3 - 9　　　　　　　　老年人慢性病患病率的人口学特征　　　　　　单位：%

变量	组间分布		组内分布	
	患病	不患病	患病	不患病
Panel A：性别				
男性	70.91	29.09	48.28	54.08
女性	75.46	24.54	51.72	45.92
Panel B：年龄				
60—69 岁	71.42	28.58	61.56	64.04
70—79 岁	75.19	24.81	29.78	26.85
80 岁以上	82.18	17.82	8.66	9.11
Panel C：婚姻状况				
在婚	70.33	29.67	75.34	74.82
其他	72.79	27.21	24.66	25.18

续表

变量	组间分布		组内分布	
	患病	不患病	患病	不患病
Panel D：受教育程度				
文盲	76.76	23.24	57.03	56.30
小学	74.85	25.15	23.34	22.94
初中	73.07	26.93	12.51	13.49
高中	72.02	27.98	5.11	5.81
大学及以上	80.09	19.91	2.01	1.46
Panel E：城乡				
农村	73.07	26.93	74.39	74.86
城镇	76.55	23.45	25.61	25.14

资料来源：中国健康与养老调查数据。

女性老年人患慢性病的平均水平比男性高。从老年人患慢性病的性别结构来看，女性老年人患慢性病的概率比男性要高（女性 75.46%，男性 70.91%）。女性可能因为月经周期、避孕、怀孕和生育及闭经等生理过程引起体内激素的分泌水平发生变化，导致老年女性患高血压、心脑血管疾病、肥胖、糖尿病等慢性病的患病概率要比男性老年人高。

低龄老年人患慢性病的平均水平比中高龄老年人低。老年人患慢性病的年龄分布说明老年人患慢性病的概率随着年龄的增长呈现上升趋势，低龄老年人的患病率较低，中龄老年人次之，高龄老年人最高（低龄 71.42，中龄 75.19%，高龄 82.18%）。老年人患慢性病主要原因是器官系统的衰退，或是长期的工作生活习惯和环境因素导致，因而随着年龄的增长，慢性病患病率会越高。

已婚且和配偶同住老年人慢性病患病的平均水平比其他婚姻状况低。从老年人患慢性病的婚姻结构可以发现已婚且和配偶同住的老年人略微比其他婚姻状况的老年人的慢性病患病率低（在婚 70.33%，其他 72.79%）。进一步分析不同婚姻状况的老年人所患慢性病的类别发现，已婚且和配偶同住的老年人所患精神和情感问题、与心理有关疾病的概率要比其他婚姻状况的老年人明显要低，而其他类别的慢性病患病率差异性不大，说明老年夫妻之间的情感交流有助于缓解孤独、寂寞，也有助于改善身心健康，降低慢性疾病的发病率。

受教育程度与老年人的患慢性病概率呈现"U"形关系，高中教育程度的老年人的患慢性病最低。老年人患慢性病的受教育程度分布情况并不是呈现简单的单调关系，受教育程度在高中及以下的老年人，随着受教育程度的提升，患慢性病的概率呈现下降的趋势；但是受教育程度从高中向大学及以上变化，老年人的慢性病患病率反而出现了上升。受教育程度较低的老年人年轻时期大多从事体力劳动，长期的单调重复的工作不利于身体健康，容易诱发部分器官系统的慢性病变，带来慢性病的高发。随着受教育程度的提升，工作条件有所改善，健康行为习惯和观念也会有所提升，但受教育程度的提升对慢性病发病率降低的边际效应是递减的，在高中阶段达到极限。接受大学及以上教育程度的老年人大多从事的是专业技术或行政管理类工作，工作时间大多处于静坐状况，缺少锻炼时间，慢性病发病率反而会更高。

城镇老年人的患慢性病平均水平比农村要高。从老年人患慢性病的城乡分布结构来看，城镇老年人的慢性病患病率略高于农村老年人（城镇76.55%，农村73.07%）。大多数慢性病属于"富贵病"，城镇老年人的营养膳食水平比农村老年人要好，长期使用高热量、脂肪含量高的食物容易导致肥胖，这是诱发心脑血管疾病、糖尿病等慢性病的危险因素。也有可能是城镇老年人的健康风险意识高、医疗条件要比农村地区好，一旦身体有不适，就去医院做相应的检查，发现慢性病的概率会比农村老年人多，农村老年人觉得自己身体硬朗，能吃能睡，甚至还可以下地干活，自身对慢性病对健康状况的危害性不够重视。

3.1.5.3 中国老年人患慢性病特征小结

本书结合五次全国卫生服务调查数据和中国健康和养老追踪调查数据进行实证研究，发现中国老年人的患慢性病状况有如下特征：第一，中国老年人慢性病发病率高且呈现多病共发的现状。60 岁及以上老年人中有33.8%的患有 1 种慢性病，26.2%的老年人患有 2 种及以上的慢性病，有11.9%的老年人患慢性病数量达到 3 种及以上。第二，中国老年人患慢性病的性别、年龄、婚姻状况、受教育程度和城乡的结构特征有：①女性老年人患慢性病的平均水平比男性高。女性可能因为月经周期、避孕、怀孕和生育及闭经等生理过程引起体内激素的分泌水平发生变化，导致老年女性患高血压、心脑血管疾病、肥胖、糖尿病等慢性病的患病概率要比男性老年人高。②低龄老年人患慢性病的平均水平比中高龄老年人低。老年人患慢性病主要原因是器官系统的衰退，或是长期的工作生活习惯和环境因素导致，因而随着年龄的增长，慢性病患病率会越高。③已婚且和配偶同住老年人慢性病患病的平均水平比其他婚姻状况低。已婚且和配偶同住的老年人所患精神和情感问题、与心理有关疾病的概率要比其他婚姻状况的老年人明显要低，而其他类别的慢性病患病率差异性不大，老年夫妻之间的情感交流有助于缓解孤独、寂寞，也有助于改善身心健康，降低慢性疾病的发病率。④受教育程度与老年人的患慢性病概率呈现"U"形关系，高中教育程度的老年人的患慢性病最低。受教育程度在高中及以下的老年人，随着受教育程度的提升，患慢性病的概率呈现下降的趋势；但是受教育程度从高中向大学及以上变化，老年人的慢性病患病率反而出现了上升。⑤城镇老年人的患慢性病平均水平比农村要高。大多数慢性病属于"富贵病"，城镇老年人的营养膳食水平比农村老年人要好，长期使用高热量、脂肪含量高的食物容易导致肥胖，这是诱发心脑血管疾病、糖尿病等慢性病的危险因素。

3.2　中国老年人的劳动力供给概况及结构特征

3.2.1　数据介绍

为了准确掌握中国老年人口的劳动力供给概况，本章结合中国健康与养老追踪调查数据为代表的微观抽样调查数据和中国人口普查数据、《中国人口与就业统计年鉴》等宏观数据来描述老年群体的劳动力供给状况。2015 年全国 1% 人口抽样调查数据显示 60 岁以上的老年人口数量达 2.22 亿人，其中老年就业人口就有 5957 万人，60 岁以上老年人口的就业率达到 26.83%，占全国总就业人口的 7.69%①。这一庞大人群的生存状态足以引起学界和政府部门的高度重视，而且随着人口老龄化进程的持续推进，老年就业人口的数

①　数据来源于 2015 年全国 1% 人口抽样调查。

量还将会继续增加。与青壮年劳动力（泛指15—60岁劳动年龄人口）的特征明显不同，因为老年个体的年龄和健康人力资本等要素的局限性，再加上社会对该群体的忽视，老年就业人口的研究也逐渐边缘化，许多与之有关的基本问题都没有厘定清晰。因此本章从实证研究的角度，对老年就业群体的基本特征进行描绘，了解到底有多少老年人在工作？他们具有什么样的人口学特征？他们从事什么样的工作？工作时间分布是怎样的？本章利用中国人口普查数据、《中国人口与就业统计年鉴》对老年就业人口进行全方位、多角度、综合性的考察，系统地描述该群体的多维特征，有助于进一步地探索该群体的更深层次的问题。

3.2.2 老年人劳动力供给测量指标选取

老年人的劳动力供给包括劳动力参与和劳动力供给时间。劳动力参与可以从老年就业人口统计及参与市场经济活动进行微观调查。老年就业人口，是指从事一定的市场劳动并获得劳动报酬或经营收入的老年人口（邬沧萍等，2006）。全国老龄委组织的第四次中国城乡老年人生活状况抽样调查中有关老年就业人口的调查问题为"您现在还在从事有收入的工作吗（包括务工和生意等）"。中国健康与养老追踪调查中关于老年劳动力供给的调查问题分为农业就业和非农就业，农业就业的调查问题为"过去一年中，您有没有从事10天以上的农业生产经营活动（包括为自家或其他农户进行的种地、管理果树、采集农林产品、养鱼、打鱼、养牲畜以及去市场销售自家生产的农产品等）"。非农就业的调查问题为"上周您工作了至少一个小时吗？挣工资的工作、从事个体、私营经济活动或不拿工资为家庭经营活动帮工都算是工作，但不包括家务劳动、义务的志愿活动。"

从经济学的角度来看，老年人口参与市场劳动，参与社会财富的创造，仍然属于经济活动人口。由于中国长期以来的城乡二元经济发展模式，老年就业人口也呈现出明显的城乡差异，城市的老年就业人口一边拿着退休养老金，一边仍然继续工作，这些本该"退休"的老年人仍然活跃在劳动力市场中（程杰，2014）；农村的老年就业人口并不存在退休养老制度，只要身体健康状况允许，存在"活到老，干到老"的"无休止劳动"现象（Benjamin等，2003）。本章将老年就业人口按照中国的城乡二元经济特征可以分为两类：农村老年就业人口和城镇老年就业人口。

劳动力供给时间的测量指标包括每周工作小时数和每年工作天数。《中国劳动统计年鉴》公布的宏观数据是每周平均工作小时数；中国健康与养老追踪调查数据对劳动力供给时间的调查分为以下几个方面：农业劳动时间、非农劳动时间、正式雇佣的劳动时间、家庭经营活动时间、兼职劳动时间。本书从城乡两个类别来反映老年人的市场劳动时间情况，主要是对前面三类劳动时间进行考虑，不考虑家庭经营活动时间和兼职劳动时间。关于劳动力供给时间可以通过如下几个选项进行整理和计算"过去一年中，您工作了几个月（带工资的假期和不扣工资的病假都算作工作时间）""过去一年中，您一般每周工作几天""过去一年中，您一般每天工作多少小时；工作时间不包括午休时间，但包括加班时间（不管是否有报酬）"。

3.2.3　中国老年人的劳动力供给概况

3.2.3.1　老年就业人口规模庞大、低龄男性老年人是就业的主体

本书利用 1990 年以来的三次全国人口普查数据和 2015 年的全国 1% 人口抽样调查数据来说明中国老年就业人口的数量及就业率。从表 3 - 10 可以看出，从 1990 年第四次全国人口普查到 2010 年第六次全国人口普查、2015 年全国 1% 人口抽样调查，老年就业人口的增长速度非常快，60 岁以上老年就业人口数 1990 年为 2768 万，到 2015 年就增加至 5957 万，25 年的时间老年就业人口增加了 3189 万，年均增长幅度高达 3.24%。60 岁及以上的老年就业人口的年龄结构中占比最大的是 60—64 岁老年人，1990 年 60—64 岁的老年就业人口有 1554 万，到 2015 年这一指标增加至 3348 万，25 年的时间 60—64 岁老年就业人口数量翻了一番还多。我们定义老年就业人口除以该年龄段老年人口数量为就业率，1990 年 60 岁以上老年人口的就业率为 28.54%，随后 2000 年、2010 年、2015 年三次调查时就业率数据有所波动，但基本稳定在 30% 左右。60—64 岁老年人的就业率较高，有接近一半的低龄老年人（60—64 岁）仍活跃在劳动力市场上，如 1990 年为低龄老年人就业率为 45.73%，2000 年增加至 49.98%，随后 2010 年轻微回落至 49.14%，

2015 年下降到 42.84%。

表 3 - 10　　　　　　　　　中国老年就业人口的数量及占比　　　　　　单位：万人，%

年份	年龄	老年人数	就业人数	就业率	男性		女性	
					就业人数	占比	就业人数	占比
1990	60 岁 +	9697	2768	28.54	2043	73.78	726	26.22
	60—64 岁	3398	1554	45.73	1105	71.05	450	28.95
	65 岁 +	6299	1214	19.27	938	77.28	276	22.72
2000	60 岁 +	12998	4291	33.01	2709	63.15	1581	36.85
	60—64 岁	4170	2084	49.98	1304	62.58	780	37.42
	65 岁 +	8827	2207	25.00	1405	63.68	802	36.32
2010	60 岁 +	17759	5373	30.26	3275	60.96	2097	39.04
	60—64 岁	5865	2882	49.14	1714	59.46	1168	40.54
	65 岁 +	11894	2490	20.93	1561	62.70	929	37.30
2015	60 岁 +	22206	5957	26.83	3656	61.38	2301	38.62
	60—64 岁	7816	3348	42.84	2015	60.20	1332	39.80
	65 岁 +	14390	2609	18.13	1641	62.89	968	37.11

资料来源：1990—2010 年数据为第四、五、六次人口普查，2015 年数据来源全国 1% 人口抽样调查数据。

　　从老年就业人口的性别构成来看，男性老年人是老年就业市场的主力，但其男女性别差异随着人口老龄化进程的推进在逐渐缩小。1990 年 60 岁及以上的男性老年就业人口为 2043 万，性别占比为 73.78%；60 岁以上女性老年就业人口为 726 万，性别占比 26.22%。2015 年 60 岁以上男性老年就业人口升至 3656 万，相对占比下降至 61.38%，60 岁以上女性老年就业人口的绝对数量升至 2301 万，相对占比升至 38.62%。男性和女性老年就业人口的年龄分布中，60—64 岁老年人占有较大份额的，一半以上的老年就业人口都来自该年龄段。1990 年 60—64 岁年龄段老年就业人口的男女性别比约为 7:3，随着年龄的增长老年人口就业率的性别差距逐渐缩小，到 2015 年下降至 6:4。25 年间 65 岁及以上男性老年就业人口从 938 万增至 1641 万，65 岁及以上女性老年就业人口从 276 万增至 968 万，65 岁及以上的老年人口就业率的性别差距也呈现逐渐缩小的趋势，从 1999 年的 3:1 逐渐缩小到 2015 年的 6:4。

3.2.3.2　与国际相比，中国老年就业人口规模第一，但总体就业率相对较低

2015 年中国 60 岁及以上的老年就业人口数量为 5957 万，60 岁及以上老年人口就业率为 26.83%，65 岁以上老年就业人口为 2609 万，65 岁及以上老年人就业率为 18.13%。这一数据在世界上处于什么样的水平呢？国际劳工组织 2013 年一份关于全世界老年人口就业研究报告显示[①]：在社会经济较为发达的地区，老年人的养老和医疗等社会保障制度健全，进入老年阶段继续工作的老年人口的比例不是太大，一般保持在 20% 左右。如 2013 年美国 65 岁以上老年人的就业率为 22.2%，英国的老年就业率为 19.1%，爱尔兰的老年就业率为 16.0%，葡萄牙的老年就业率为 21.9%，瑞典的老年就业率为 15.4%。而发展中国家因社会经济发展水平滞后，老年人的社会保障福利缺乏，老年人的就业率较高，亚洲发展中国家的老年就业率较低，拉丁美洲次之，非洲国家的老年就业率是最高的。如亚洲国家以色列 65 岁及以上老年人的就业率达到 28%，科威特的老年就业率为 33%，巴基斯坦的老年就业率为 57%，印度的老年就业率为 58%；拉丁美洲国家阿根廷 65 岁以上老年人的就业率高达 52%，智利老年就业率为 51%，巴西老年就业率为 53%；非洲国家 65 岁以上老年人的就业率处于 75%—90%。而中国 1990 年、2000 年、2010 年、2015 年 65 岁以上老年人的就业率分别为 19.27%、25%、20.93%、18.13%，从其他国家经济社会发展水平及社会保障建设阶段的适配性来说，老年人口的就业率是偏低的，与中国目前所处的经济社会发展阶段并不相适应。2015 年中国 60 岁以上老年人口数量达到 2.22 亿，其中 60—69 岁的低龄老年人口为 1.32 亿，这些低龄老年人身体健康、具有劳动能力，本应该成为促进社会经济发展的重要力量，但现实中 60 岁及以上的老年就业人口仅有 5957 万人，相对于 2010 年、2000 年来说其老年人口的就业率是处于下降状态的，因此，未来中国老年就业人口还有进一步挖掘的空间，政策引导得力的话，会带动更多的老年人重返劳动力市场，引起老年人口就业率上升。

---

① International Labor Office. World Social Protection Report 2014 – 2015： Building Economic Recovery, Inclusive Development and Social Justice ［M］. Document and Publications Production， Printing and Distribution Branch of the ILO， 2014.

3.2.3.3　与全年龄段就业人口相比，中国老年就业人口的相对占比较低

我们利用中国人口普查数据测算出了老年就业人口的数量及规模，接下来利用《中国人口与就业统计年鉴》的数据来观察老年就业人口在全部就业人口中的地位。表3-11是利用2003—2017年的《中国人口与就业统计年鉴》数据计算并制作的关于老年就业人口占全部就业人口比例的时间序列变化表格，整体上来看，中国老年就业人口占全年龄段就业人口的比率较低，但是随着人口老龄化进程的推进，老年就业人口占全年龄段就业人口的比重越来越大。如2003年老年就业人口占全年龄段就业人口仅为2.2%，到2016年老年就业人口占全年龄段就业人口的比例就达到9.8%。老年就业人口占全年龄段就业人口的比重随时间变化呈现有一定的波动性，2002—2010年波动较大，2011—2016年老年就业人口占全年龄段就业人口的比重基本保持在9%—10%。从老年就业人口的性别和年龄构成上看，60—64岁年龄段、男性群体是老年就业人口的主要群体，这一现象特征和利用中国人口普查数据分析得出的结论（见表3-10）基本是一致的。

表3-11　2002—2016年分性别老年就业人口占全部就业人口比重　　　　单位：%

年份	男			女			合计		
	60—64岁	65岁+	合计	60—64岁	65岁+	合计	60—64岁	65岁+	合计
2002	3.4	3.5	6.9	2.4	2.2	4.6	3.0	2.9	5.9
2003	1.5	1.3	2.8	0.8	0.6	1.4	1.2	1.0	2.2
2004	3.3	2.9	6.2	2.3	1.7	4.0	2.9	2.4	5.3
2005	2.2	1.9	4.1	1.4	1.0	2.4	1.8	1.5	3.3
2006	4.4	4.9	9.3	3.6	3.3	6.9	4.0	4.2	8.2
2007	4.6	5.1	9.7	3.9	3.5	7.4	4.3	4.4	8.7
2008	4.7	5.1	9.8	4.1	3.7	7.8	4.4	4.5	8.9
2009	4.9	5.0	9.9	4.2	3.6	7.8	4.6	4.4	9.0
2010	2.1	1.5	3.6	1.5	1.0	2.5	1.9	1.3	3.2
2011	4.3	4.1	8.4	3.9	3.4	7.3	4.1	3.8	7.9
2012	5.0	4.4	9.4	4.6	3.8	8.4	4.8	4.1	8.9
2013	5.1	4.5	9.6	5.1	3.9	9.0	5.1	4.2	9.3

续表

年份	男			女			合计		
	60—64 岁	65 岁 +	合计	60—64 岁	65 岁 +	合计	60—64 岁	65 岁 +	合计
2014	5.5	4.7	10.2	5.5	4.0	9.5	5.5	4.4	9.9
2015	5.1	4.3	9.4	5.0	3.7	8.7	5.1	4.1	9.2
2016	5.3	4.8	10.1	5.2	4.2	9.4	5.3	4.5	9.8

资料来源：2003—2017 年《中国人口与就业统计年鉴》。

通过以上分析有几点发现：第一，中国老年就业人口的绝对数量约为 6000 万，是世界上老年就业人口绝对数量最多的国家，随着人口老龄化进程的推进，老年就业人口还会有进一步的增长。第二，中国 60 岁及以上老年人口的就业率大约为 30%，随着年龄的增长，就业率趋于下降。第三，中国老年人口就业率在国际上处于中等偏下水平，老年就业率还有进一步提升的可能。第四，60 岁以上老年就业人口占全部就业人口的比例接近 10%，是一个不容忽视的老年人力资源，可以因势利导推进老年人积极就业，将老年抚养压力转为老年就业红利。第五，60—64 岁低龄老年就业人口是中国老年就业人口的主要构成部分，低龄老年就业人口的增加也是未来老年就业人口增加的主要来源。第六，男性老年人口的就业率显著高于女性老年人口，但是随着年龄的增长其性别差距在逐渐缩小。

3.2.4　中国老年人的劳动力供给群体结构特征

3.2.4.1　低龄男性老年人是老年就业的主要群体

为了进一步了解老年就业人口的年龄结构，本书对 2015 年全国 1% 人口抽样调查数据中的年龄进一步细分到每周岁来观察其老年就业人口的年龄分布差异（见图 3 - 1）。总体上看，老年人口的就业率随着年龄的增长呈现逐渐降低的趋势，60 岁老年人的平均就业率为 46.94%，65 岁老年人平均就业率降低到 36.35%，70 岁老年人进一步降低到 21.07%，75 岁及以上老年人平均就业率降低到 7.09%。男性和女性老年人的就业率都是随着年龄的增长呈现下降的趋势，每个岁数男性老年人就业率均高于女性，随着年龄的增长性别差距在逐渐缩小，如 60 岁男性老年人的就业率为 54.73%，女性老年人就业率为 39.03%，男性老年人比女性高出 15 个百分点；到 65 岁男女老年人

的就业率之差仍保持为 15 个百分点，70 岁男女老年人就业率之差就缩减为
11 个百分点，随后进一步降低，到 74 岁男女老年人就业率之差就变为 9 个
百分点，75 岁及以上老年人男女性别就业率之差仅为 3 个百分点。男性老年
人的就业率高于女性，可能与老年男性和女性老年人的社会角色分工有关，
老年女性在家庭中更多地从事家务劳动，如为青年夫妻料理家务、照料孙子
女等，导致女性老年人的就业率会比老年男性要低。

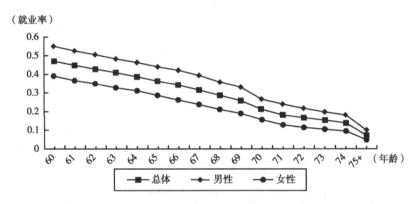

图 3 - 1　2015 年老年就业率的分年龄性别分布

　　从以上分析可以发现：第一，男性低龄老年人是中国老年人就业的主要
群体，随着年龄的增长，老年人的就业率逐渐降低；每个年龄段的男性老年
人的平均就业率高于女性老年人。第二，每个老年岁数阶段的男性老年人口
的平均就业率均要高于女性老年人。第三，随着年龄的增长，老年就业人口
之间的性别差距趋于缩小的态势。

3.2.4.2　农村老年人的就业率明显高于城镇

　　中国老年人的就业情况存在明显的城乡差异，从图 3 - 2 可以发现农村老
年人的就业率明显高于城镇，60 岁农村老年人的就业率达到 66.34%，而 60
岁城镇老年人就业率仅为 24.54%；65 岁农村和城镇老年人的就业率分别为
59.71% 和 16.51%；70 岁农村和城镇老年人的就业率分别为 46.94% 和
8.11%。随着年龄的增长，农村和城镇老年人的就业率均呈现明显的下降，
且农村老年人就业率的下降速度要比城镇老年人快，中高龄老年人就业率的
城乡差距呈现缩小的态势。城镇老年人的就业率随着年龄的增长呈现较为平
滑的下降，农村老年人口的就业率随着年龄的增长出现下降，但其下降趋势

呈现一定的波动性，如在 63 岁和 69 岁两个年龄段出现较大幅度的降低后，
64 岁和 70 岁又出现一定程度的回升。农村老年人就业率高一定程度上说明
了农村老年人经济收入来源单一、缺乏社会保障的问题比较突出，尽管年龄
较高，身体体能下降，但由于收入预算的约束，不得以从事农业劳动。城镇
老年人就业率低主要是受体制内强制退休制度的影响，另外城镇就业部门竞
争压力较大，年龄越大，身体功能衰退，在劳动力市场竞争中处于不利地位，
因而会随着年龄的增加，就业率呈现下降趋势。

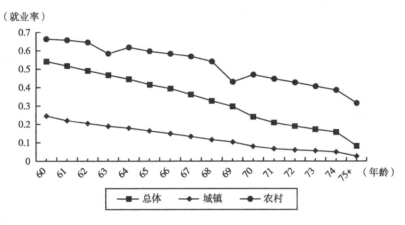

图 3 - 2　2015 年老年就业率的城乡分布

从以上的分析有如下发现：第一，农村老年人的就业率明显高于城镇，
各个年龄阶段的农村老年人口就业率均明显要高于城镇；第二，随着年龄的
增长，城乡老年人就业率的差距呈现缩小的态势。第三，城镇老年人就业率
随着年龄的增长出现衰减的程度较为平滑，农村老年人就业率随年龄的增长
出现衰减的波动性较大。

3.2.4.3　中西部地区农村老年人的就业率明显高于东部地区

本书利用 2010 年第六次中国人口普查数据关于老年就业人口的地区分
布，东北地区包括黑龙江省、吉林省和辽宁省 3 个省份；东部地区包括北京
市、天津市、河北省、上海市、江苏省、浙江省、福建省、山东省、广东省、
海南省 10 个省份；中部地区包括河南省、山西省、湖北省、湖南省、安徽
省、江西省 6 个省份；西部地区包括内蒙古自治区、陕西省、甘肃省、宁夏
回族自治区、青海省、新疆维吾尔自治区、西藏自治区、云南省、四川省、

重庆市、贵州省、广西壮族自治区11个省份。从表3-12中可知，首先，60岁以上老年人中中部地区老年人就业率最高（33.54%）；西部地区老年就业率略低于中部地区（33.54%）；东部地区和东北地区老年就业率较低（东部20.41%、东北地区19.41%）。其次，60—64岁、65—69岁、70岁以上的低龄老年人的就业地区分布也是呈现中西部地区高、东部地区和东北地区较低的地区分布。最后，低龄老年人的就业率较高，随着年龄的增长，老年人的就业率逐渐降低。老年人就业出现的中西部地区就业率高，东部地区和东北地区就业率低的现状原因可能是：老年人重返劳动力市场后，大多数从事的是农业生产活动，中西部地区的城镇化和工业化进程要比东部地区和东北地区慢，大量的青年劳动力从中西部地区流向东部地区，老年人成为中西部地区的剩余劳动力，出现中西部地区老年人就业率高于东部地区的局面。

表3-12　　　　　　老年就业人口的地区分布　　　　　　单位：%

区域	60 岁以上	60—64 岁	65—69 岁	70 岁以上
东部地区	26.46	44.50	31.76	10.79
中部地区	33.54	53.44	40.13	14.66
西部地区	32.95	52.23	38.54	14.80
东北地区	19.41	34.04	21.20	6.00

资料来源：第六次全国人口普查数据。

通过以上分析有以下发现：第一，老年人就业人口呈现出明显的地区分布差异，中西部地区老年人就业率明显高于东部地区。第二，低龄老年人的地区分布差异要比中高龄老年人大一些。第三，低龄老年人的就业率明显高于中高龄老年人。

3.2.4.4　老年就业人口的受教育程度以初中及以下为主

中国老年就业人口的受教育程度偏低，大多数老年人的受教育程度集中在初中及以下程度。表3-13是根据2017年《中国人口与就业统计年鉴》相关数据制作的关于中国老年就业人口受教育程度分布，90%以上60岁及以上老年就业人口的受教育程度在初中及以下，其中60—64岁老年就业人口中未上过学的占10.8%，接受过小学教育的占52.2%，接受过初中教育的占29.9%。65岁及以上的老年就业人口中未上过学的占19.0%，接受过小学教育的占 60.6%，接受过初中教育的占 17.6%。以上数据说明年龄越大的老年人，受教育程度越低，老年人的受教育程度主要与其青年时期的受教育机会有关，他们出生时期分布在 20 世纪 30—50 年代，接受教育时期在 40—60 年代，当时社会经济发展水平较低，接受教育的机会不多，因而大多数老年人的受教育程度较低。

表 3–13　　　　2016 年老年就业人口的受教育程度分布　　　　单位：%

		未上过学	小学	初中	高中	中等职业教育	高等职业教育	大学专科	大学本科	研究生
合计	60—64 岁	10.8	52.2	29.9	5.5	0.6	0.2	0.6	0.3	0.1
	65 岁 +	19.0	60.6	17.6	1.9	0.4	0.1	0.2	0.2	0.0
男	60—64 岁	4.7	46.8	38.3	7.9	0.8	0.3	0.8	0.4	0.1
	65 岁 +	10.6	62.3	23.1	2.7	0.6	0.1	0.3	0.2	0.0
女	60—64 岁	19.0	59.5	18.5	2.2	0.3	0.0	0.3	0.1	0.0
	65 岁 +	31.5	58.0	9.3	0.8	0.2	0.0	0.1	0.1	0.0

资料来源：《中国劳动统计年鉴（2017）》。

中国老年就业人口的受教育程度存在较大的性别差异，男性老年人的平均受教育程度要比女性要高。从表 3–13 可以看出，接受过小学及以下教育的老年人比例中，女性老年就业人口的比例要比男性多；但在初中及以上的受教育程度的占比中，男性老年就业人口明显要比女性多，如 60—64 岁的男性老年就业人口中未上过学的仅为 4.7%，接受过小学教育的占比为 46.8%，接受过初中和高中教育比例分别为 38.3% 和 7.9%；而 60—64 岁的女性老年就业人口中未上过学的比例高达 19.0%，接受过小学教育的占比为 59.5%，接受过初中和高中教育的分别为 18.5% 和 2.25%。65 岁以上老年就业人口的受教育程度的性别差异更大，女性老年就业人口中只有未上过学的比例显著高于男性老年就业人口，小学及以上的文化程度分布中女性老年就业人口明显都低于男性。以上数据说明老年就业人口中男性受教育程度明显比女性要高，说明他们青年时代的家庭在教育投资方面存在一定的重男轻女现象，在社会经济发展水平不高，兄弟姐妹成员较多的情况下，男孩接受教育的机会明显要比女孩多，未上过学的女性老年人明显多于男性老年人，还有一部分女性老年人仅上过小学，而接受过初中高中教育阶段男性老年人明显比女性老年人要多。

以上分析有以下发现：第一，中国老年就业人口的受教育程度普遍偏低，

90% 以上的老年就业人口的受教育程度在初中及以下；第二，男性老年就业人口的受教育程度明显高于女性，随着年龄的增长，老年就业人口的性别差异性越明显。

3.2.4.5 老年就业存在明显的夫妻联合劳动供给现象

为了解老年就业人口的婚姻状况，本书借助中国健康与养老追踪调查（CHARLS）2011—2015 年的纵向数据进行分析。CHARLS 抽样涵盖中国 28 个省份的 150 个县、450 个村、1.24 万户家庭、1.9 万余名受访者，抽样采取多阶段电子绘图软件抽样技术，基本上代表了中国老年人的生存现状。CHARLS 调查中关于老年就业人口的婚姻状况分为已婚且与配偶同住、已婚但不与配偶同住、离异、丧偶、从未结婚（见表 3 – 14）。老年就业人口的婚姻状况中有 8 成左右的老年人是已婚且与配偶同住；大约 12% 的老年就业人口是丧偶的；还有约 4% 的老年就业人口是已婚但不与配偶同住；约 1% 的老年就业人口从未结婚；有约 0.5% 的老年就业人口是离异状况。

表 3 – 14　　　　　　　　老年就业人口的婚姻状况分布　　　　　　　　单位：%

年份	已婚且与配偶同住	已婚但不与配偶同住	离异	丧偶	从未结婚
2011	81.44	4.61	0.50	12.39	1.06
2013	82.63	3.50	0.27	12.48	1.12
2015	81.75	3.83	0.35	13.07	0.99

资料来源：根据 CHARLS 数据计算。

既然大部分老年就业人口都是已婚且和配偶同住，那么他们之间是否存在共同闲暇效应（即夫妻联合劳动供给现象）呢？本章进一步对老年就业人口的夫妻联合劳动供给现象进行探讨，以已婚且和配偶同住的老年就业人口为分析对象，划分为夫妻均参与劳动、丈夫参与但妻子不参与、妻子参与但丈夫不参与三类（见表 3 – 15）。老年就业人口中有 6 成左右的老年人是夫妻共同参与劳动，随着调查时间的推移，其比例还有进一步扩大的趋势；老年丈夫参与劳动但妻子不参与劳动的比例约为 1/4；妻子参与劳动但丈夫不参与劳动的比例约为 15%。以上现象说明中国老年就业人口存在较为明显的夫妻联合劳动供给现象，非联合劳动供给中男性老年人的劳动力参与率高于女性老年人。

表 3 – 15	老年就业人口的夫妻联合劳动力供给状况		单位：%
年份	夫妻均参与劳动	丈夫参与但妻子不参与	妻子参与但丈夫不参与
2011	56. 19	23. 13	20.68
2013	58. 96	25. 39	15. 65
2015	61. 29	27. 44	11. 27

资料来源：根据 CHARLS 数据计算。

以上分析有以下发现：第一，中国老年就业存在明显的夫妻联合劳动供给现象，说明夫妻之间存在共同闲暇效应，共同劳动或闲暇的效应比单独劳动或闲暇的总和要高。第二，非联合劳动供给的老年就业人口中，丈夫劳动参与但妻子不参与的比例要明显高于妻子参与但丈夫不参与，说明如果只有一方参与劳动，丈夫的劳动参与率要比妻子高，老年夫妻存在较明显的家庭角色分工，男主外、女主内的性别分工在老年夫妻中仍是主流社会现象。

3.2.5　中国老年就业人口的行业和职业特征

3.2.5.1　大多数老年就业分布在农林牧渔业

中国老年人从事农业生产的比例较大，从表 3 – 16 可以看出 60—64 岁老年人中有 40.4% 从事农林牧渔业，有 56.8% 的 65 岁及以上的老年人从事农林牧渔业。老年人就业集中在农业部门与现行的城乡老年人的分布结构有关，随着城镇化进程的加速推进，大批青年劳动力进城务工，老年人成为农村剩余劳动力的主力。另外，农村老年人长期习惯于农业生产活动，存在"劳动惯性"，因年事已高跨入其他行业就业的学习成本较高。

表 3 – 16	2016 年老年人就业的行业结构					单位：%
行业	合计		男		女	
	60—64 岁	65 岁 +	60—64 岁	65 岁 +	60—64 岁	65 岁 +
1. 农林牧渔业	40.4	56.8	30.7	51.2	54.1	65.4
2. 采矿业	0.4	0.3	0.8	0.4	0.1	0.0
3. 制造业	10.5	7.4	12.6	8.4	6.9	5.7
4. 电力热力燃气和水生产和供应业	0.5	0.3	0.8	0.5	0.1	0.0
5. 建筑业	7.9	3.9	12.0	5.7	0.9	0.5

续表

行业	合计		男		女	
	60—64 岁	65 岁 +	60—64 岁	65 岁 +	60—64 岁	65 岁 +
6. 批发和零售业	10.5	8.9	10.2	9.1	10.3	8.6
7. 交通运输、仓储和邮政业	2.4	1.4	3.6	2.0	0.5	0.2
8. 住宿和餐饮业	3.4	1.6	2.8	1.6	4.2	1.7
9. 信息传输软件和信息技术服务业	0.2	0.2	0.2	0.2	0.1	0.2
10. 金融业	0.4	0.2	1.6	0.3	0.3	0.1
11. 房地产业	1.8	1.1	2.3	1.3	1.1	0.6
12. 租赁和商业服务业	1.5	1.1	1.8	1.3	1.0	0.7
13. 科学研究和技术服务业	0.2	0.2	0.3	0.3	0.1	0.0
14. 水利、环境和公共设施管理业	1.9	1.4	1.9	1.4	2.1	1.5
15. 居民服务业和其他服务业	9.2	8.6	8.3	8.2	10.3	9.4
16. 教育	1.9	1.1	2.3	1.4	1.1	0.7
17. 卫生和社会工作	2.1	2.2	2.1	2.5	2.0	1.5
18. 文化、体育和娱乐业	0.5	0.5	0.4	0.6	2.0	1.7
19. 公共管理、社会保障和社会组织	4.3	2.8	5.4	3.6	0.5	0.4
20. 国际组织	0.0	0.0	0.0	0.0	2.3	1.4

资料来源:《中国人口与就业统计年鉴 (2017)》。

中国老年就业人口的行业分布存在较大的性别差异。相比于男性,女性老年人从事农林牧渔业的比重更大,60—64 岁的老年女性从事农林牧渔业的比例比男性要高出 20 多个百分点,65 岁及以上老年女性从事农林牧渔业的比例比男性也要多 15 个百分点。此外,制造业、建筑业、批发零售业、居民服务业和其他服务业也是男性老年人选择较多的行业;女性老年人分布较多的行业为制造业、批发零售业、居民服务业和其他服务业、住宿餐饮业。制造业、批发零售业、居民服务业和其他服务业是男性和女性老年人都钟爱的行业,但从事制造业的男性老年人要比女性多,从事居民服务业和其他服务业的女性老年人要比男性多,从事批发零售业的男性和女性老年人没有明显差异。较多的男性老年人偏好于从事于建筑业,而女性老年人更喜欢从事住宿餐饮业。

3.2.5.2 老年就业以一线操作人员为主,从事技术和管理工作的较少

表 3-17 列出了我国老年就业人口的职业构成情况,中国老年就业人口

的职业构成主要以农林牧渔水利业生产人员、商业服务业人员、生产运输设备操作人员等体力劳动者为主，而从事专业技术人员和单位负责人等技术和管理类的脑力劳动者较少。表 3 - 17 中 60—64 岁老年就业人口中从事农林牧渔水利业的生产人员占到 39.3%，从事商业服务业人员占到 26.8%，生产运输设备操作人员占 15.8%；65 岁及以上老年就业人口中从事农林牧渔水利业生产人员的比例上升到 56.0%，商业服务业人员占 22.3%，生产运输设备操作人员占 8.9%。老年就业人口中从事专业技术人员的 60—64 岁老年人仅有 5.5%，65 岁以上老年人占 4.8%，担任单位负责人的 60—64 岁的老年人只有 1.9%，65 岁以上老年人仅占 1.0%。

表 3 - 17　　　　2016 年老年就业人口的职业结构　　　单位：%

职业	合计		男		女	
	60—64 岁	65 岁 +	60—64 岁	65 岁 +	60—64 岁	65 岁 +
单位负责人	1.9	1.0	2.7	1.3	0.6	0.5
专业技术人员	5.5	4.8	6.4	5.7	4.0	3.3
办事人员和有关人员	9.9	6.5	13.7	9.2	3.4	1.7
商业、服务业人员	26.8	22.3	24.2	21.8	31.2	23.1
农林牧渔水利业生产人员	39.3	56.0	30.9	50.3	53.7	65.6
生产运输设备操作人员及有关人员	15.8	8.9	21.3	11.0	6.4	5.4
其他	0.7	0.5	0.7	0.6	0.7	0.4

资料来源：《中国人口与就业统计年鉴（2017）》。

老年就业人口的职业分布存在较大的性别差异，不管是男性还是女性，从事农业生产性劳动的比例都是最大的，但其占比还是存在较大的差异性，如女性老年人从事农林牧渔水利业生产的人员要比男性老年人要高出约 20 个百分点，女性老年人从事商业服务业人员的比例也比男性高出近 10 个百分点，女性老年人从事生产运输设备操作人员职业的比例比男性要低约 5 个百分点，女性老年人担任单位负责人和专业技术人员的比例要比男性低约 1 个百分点。

老年就业人口的职业分布结构是以一线操作人员为主，从事专业技术和管理工作岗位的老年就业人口较少，主要是和老年人的受教育程度较低有关，老年人的知识技能储备不足以应对专业技术和管理类的工作，科学技术的快速进步导致老年人的学习成本也在增加。

3.2.6 中国老年就业人口的劳动时间分布

3.2.6.1 男性低龄老年人周平均劳动时间较长

老年人就业的劳动时间可以一定程度上反映老年人就业的工作强度，表 3-18 是利用 2017 年《中国人口与就业统计年鉴》制作的老年人每周平均工作小时数。总体上看，2006—2016 年，老年就业人口的劳动时间呈现先减少后增加的趋势，2016 年的周平均工作时间最长，60—64 岁年龄组的周平均工作时间达到 42.8 小时，65 岁及以上老年就业人口的周平均工作小时为38.4 小时；周平均工作小时最少的年份为 2008 年，60—64 岁年龄组老年人周平均工作时间为 37.3 小时，65 岁以上年龄组老年人周平均工作时间为32.7 小时。2006—2016 年老年就业人口的周平均工作时间虽有一定的波动性，但总体保持在周平均工作时间在 40 小时上下波动。

表 3-18　　　　2006—2016 年老年就业人口每周平均工作小时　　　　单位：小时

性别	年龄	2006年	2007年	2008年	2009年	2010年	2011年	2012年	2013年	2014年	2015年	2016年
合计	60—64 岁	41.8	38.4	37.3	37.8	42.6	40.1	41.4	41.2	41.2	42.4	42.8
	65 岁 +	36.8	33.4	32.7	33.4	38.5	35.0	35.7	35.7	35.6	37.2	38.4
男	60—64 岁	43.7	40.9	39.9	40.7	44.4	42.1	44.0	43.8	43.8	44.2	44.6
	65 岁 +	38.8	35.5	34.7	35.2	40.1	37.4	38.0	38.3	37.9	39.0	40.1
女	60—64 岁	38.4	34.5	33.3	33.4	39.3	36.6	37.2	36.9	37.0	39.1	39.8
	65 岁 +	33.1	29.4	29.6	30.1	35.3	31.2	31.8	31.4	31.9	33.9	35.5

资料来源：2007—2017 年《中国人口与就业统计年鉴》。

低年龄组老年人的每周劳动时间明显比高年龄组要多，劳动强度更大。从表 3-18 可以看出，60—64 岁年龄组老年人的周平均劳动小时数比 65 岁及以上老年人平均要多出约 5 小时，周平均劳动小时数差别最大的为 2012 年65 岁及以上老年人比 60—64 岁老年人平均每周多劳动 5.7 小时，周平均小时数差别最小的为 2010 年每周平均劳动时间相差 4.1 小时。

中国老年就业人口的劳动时间具有明显的性别差异，男性老年人的周平均劳动时间明显比女性老年人要长。在 60—64 岁年龄组中，男性老年就业人口的周平均劳动小时数比女性老年人超出约 6 小时，差别最大的为 2009 年男性老年人每周劳动时间比女性老年人多 7.3 小时，差别最小的为 2016 年 60—64 岁男性老年人每周劳动时间比女性多 4.8 小时。65 岁及以上年龄组的周平均劳动时间的差别不及 60—64 岁年龄组大，65 岁及以上男性老年就业人口周平均劳动小时数比女性老年人高出约 5 小时，周平均劳动时间差别最大的为 2013 年 65 岁及以上男性老年人比女性老年人多 6.9 小时，2016 年 65 岁及以上男性老年人的周平均小时数比女性老年人多 4.6 小时。该现象说明男性老年的周平均小时数明显比女性老年人要多，其原因可能是男性老年人的健康状况优于女性老年人，可以承担比女性老年人劳动强度更大的工作。

3.2.6.2　大部分老年就业人口周平均劳动时间为 20 小时以上

为了进一步分析老年人的劳动时间分布情况的差异性，本书根据《中国人口与就业统计年鉴（2017）》对老年就业人口每周工作时间的分布情况进行分析（见表 3－19）。总体上来看，大部分老年人的每周工作时间分布在 20 小时以上，如 60—64 岁年龄组老年人平均每周工作时间在 20—39 小时的占比 18.2%，平均每周工作 40 小时的占比 27.3%，平均每周工作 41—48 小时的占比 16.3%，平均每周工作 48 小时以上的占比 31.5%。总体上看，65 岁及以上年龄组老年人平均每周工作小时数要比 60—64 岁老年人的平均每周工作时间要少，65 岁及以上老年人平均每周工作 48 小时以上的占到 24.4%，平均每周工作 41—48 小时的占到 14.2%，平均每周工作 40 小时的占到 22.4%，平均每周工作小时 20—39 小时的占到 27.0%。

表 3－19　　　　　2016 年老年就业人口每周工作时间分布　　　　单位：%

性别	年龄	1—8 小时	9—19 小时	20—39 小时	40 小时	41—48 小时	48 小时以上
合计	60—64 岁	2.4	4.3	18.2	27.3	16.3	31.5
	65 岁+	4.0	8.0	27.0	22.4	14.2	24.4
男	60—64 岁	1.9	3.1	14.6	28.4	17.1	35.0
	65 岁+	3.3	6.9	24.7	22.5	15.1	27.6
女	60—64 岁	3.4	6.3	24.5	25.4	14.9	25.5
	65 岁+	5.3	9.9	31.0	22.1	12.8	18.9

资料来源：《中国劳动统计年鉴（2017）》。

男性老年就业人口的平均每周工作小时数明显比女性老年就业人口要多。60—64 岁年龄组的男性老年就业人口中有 95% 比例的平均每周工作时间超过 20 小时，而这一年龄段女性老年就业人口仅有 90% 比例的平均每周工作小时超过 20 小时；平均每周工作时间大于 48 小时的男性老年就业人口占到了 35.0%，而女性就业老年人中平均每周工作时间大于 48 小时的仅有 25.5%。65 岁及以上年龄组的男性老年就业人口平均每周工作时间也比女性老年就业人口要多，但其差距没有 60—64 岁年龄组大，有 10.2% 的男性老年就业人口的平均每周工作时间小于 20 小时，女性老年就业人口中有 15.2% 的平均每周工作时间小于 20 小时。男性老年就业人口的劳动时间明显多于女性老年就业人口，说明男性老年人身体健康状况优于女性，可以经受更长时间的劳动。

3.2.7　中国老年人劳动供给特征小结

本章结合中国人口普查数据和《中国人口与就业统计年鉴》对中国老年人的就业规模及特征进行了分析，内容包括老年就业人口的数量及群体特征，以及老年人就业的行业、职业分布和劳动时间等方面，有以下研究发现：

3.2.7.1　中国在业老年人口数量逐年增加，是世界上在业老年人口数量规模最大的国家

在业老年人口的数量是反映老年人力资源供给的重要指标，本书利用人口普查数据估算出 2015 年中国 60 岁及以上老年在业人口数量达到 5957 万人，是世界上在业老年人口数量规模最大的国家，相对 2010 年增加了 584.4 万人，比 2000 年增加了 1666.2 万人，老年在业人口的增长速度超过了老年人口的增加速度。

数量巨大的老年在业人口说明中国拥有丰富的老年人力资源，政府应该因势利导，提出促进老年人口就业的政策和法规，为老年人就业提供指导和培训，开拓老年人就业渠道，有效缓解和应对人口老龄化，促进经济社会稳定、高速、可持续发展。

3.2.7.2　与国际相比，中国老年人在业率相对较低

中国 60 岁以上老年人的在业率约为 30%，65 岁以上老年人在业率约为 20%，近年来呈现略微降低的趋势。老年人就业比率是和经济社会发展水平和社会保障制度完善情况相关的，发展中国家的老年人就业率普遍偏高，发达国家的老年在业率较低，中国老年人的就业率水平比部分发达国家的水平还要低。中国 60—69 岁的低龄老年人超过 1 亿人，其健康状况和劳动技能完全可以胜任工作岗位的需求，未来中国老年在业老年人口还有进一步挖掘的空间。

3.2.7.3　男性低龄老年人口是老年在业人口的主要群体

60—64 岁年龄段老年人的就业率超过 40%，是 65 岁以上老年群体就业率的 2 倍还多。60 多岁的低龄老年人还"年富力强"，在劳动力市场中具有一定的竞争实力，是老年人力资源开发的重点人群。男性老年人口的就业率明显高于女性老年人，随着年龄的增长其性别差异在逐渐缩小。由于男性老年人的健康水平、劳动技能等方面优于女性老年人，还有社会工作的性别分工，女性老年人更多地承担了家务劳动、照料孙子女的非报酬性工作，参与市场劳动的概率低于男性老年人。

3.2.7.4　农村老年人的在业率明显高于城镇，随着年龄的增长其差距逐渐缩小

各个年龄阶段的农村老年人的在业率都明显高于城镇老年人，由于农村老年人没有强制退休制度的约束，只要健康状况允许，一般会一直进行相关劳动。城镇老年人存在强制性退休制度约束，尽管部分城镇老年人存在"退而不休"现象，由于城镇劳动力市场存在年龄选择机制，老年人在身体健康状况，对新技能的学习能力等方面不及年轻人，因而城镇老年人的就业率相比于农村老年人明显要低。

随着年龄的增长，农村和城镇老年人的在业率都呈现下降的趋势，但是农村老年人就业率下降的程度比城镇老年人大，使城乡之间的就业率差距逐渐缩小，由于农村老年人从事的农业劳动对体能的要求高，随着年龄的增长，越来越多的老年人由于健康状况下降退出农业劳动，农村老年人的就业率随

年龄的增长出现较大程度的降低。城镇老年人从事的工作对体能的要求比农业劳动要低,就业率的下降程度不及农村。

3.2.7.5 老年在业人口的受教育程度偏低,男性老年人受教育程度比女性高

中国老年在业人口的受教育程度偏低,90% 以上在业老年人的受教育程度为初中及以下,60—64 岁老年群体要比 65 岁以上老年群体的受教育程度高。60 岁以上的老年人接受教育的时间集中在于 20 世纪 50—70 年代,中国的教育发展状况较为落后,接受教育的机会较少,大多数老年人的受教育程度为初中及以下。

中国老年在业人口的受教育程度存在较大的性别差异,男性老年人的受教育程度要比女性要高。接受小学及以下教育程度的女性老年人比男性老年人要多,接受过初中及以上教育的女性老年人比男性老年人要少。随着年龄的增长,在业老年人口的受教育程度的性别差异越明显。由于中国长期以来家庭成员在教育资源获取方面存在重男轻女的观念,老年人在年轻阶段接受教育过程中,男性获取的教育资源要比女性多,越是年代靠前的老年人,这种性别歧视越严重,导致老年在业人口存在较明显的性别差异。

3.2.7.6 老年人的就业分布主要集中在农业部门,就业的行业分布呈现一定的性别差异

中国老年人的就业分布主要集中在农业部门,有超过一半的老年人就业部门是农林牧渔业,这主要和老年就业人口的城乡分布特征有关,因为大部分老年就业人口来自农村,当然也有一部分农村的老年人在非农部门就业,如制造业、建筑业等行业是农村老年人非农就业的重要选择。从事农业生产的女性老年人要比男性老年人要多。

中国老年人的非农就业部门主要集中在制造业、建筑业、批发零售业、居民服务业及其他服务业。非农就业也呈现一定的性别差异,男性老年人倾向于从事建筑业、制造业、批发零售业、居民服务业和其他服务业,女性老年人偏好于制造业、居民服务业和其他服务业、住宿餐饮业。从就业的行业分布来看,男性老年人主要集中在重体力劳动部门,女性老年人集中在轻体力劳动部门。

3.2.7.7　老年就业的职业分布以一线生产人员为主，从事技术和管理岗位的工作较少

中国老年人的职业分布主要集中在农林牧渔水利业生产人员，随着年龄的增长，从事一线农业生产的人员越多。非农业就业岗位中生产运输设备操作人员、商业服务业人员是老年就业的重要职业分布，担任单位负责人和专业技术管理人员等管理和技术类岗位的老年人较少。老年就业的职业分布与其受教育程度较低有关，大多数老年人的受教育程度为初中及以下，难以胜任技术和管理类工作。

女性老年人从事农林牧渔水利也生产人员的比例比男性高，女性老年人从事商业服务业的比例也比男性高，但从事生产运输设备操作人员的比例要比男性低，担任单位负责人和专业技术人员的女性老年人比男性要少。

3.2.7.8　老年在业人口的周平均时间约为 40 小时，周平均工作小时数随年龄增长递减

中国老年在业人口的周平均时间约为 40 小时，2016 年 60—64 岁老年人的周平均工作小时数为 42.8 小时，65 岁以上老年人周平均工作小时数为38.4 小时，2006—2016 年在业老年人的劳动时间呈现先减少后增加的变化趋势。

中国老年在业人口的劳动时间分布具有明显的性别差异，男性老年人的周平均工作小时数明显要比女性老年人多。60—64 岁年龄组男性老年人的周平均工作小时比女性老年人多出约 6 小时，65 岁以上年龄组男性老年人周平均工作小时比女性老年人多出约 5 小时，说明男性老年人的健康状况比女性老年人更好，可以承担劳动强度更大的工作。

3.2.7.9　老年在业人口的每周工作时间集中在 20 小时以上，男性老年人工作时间更长

中国老年在业人口的每周工作时间集中分布在 20 小时以上，65 岁以上年龄组老年人的每周工作时间相比于 60—64 岁年龄组要少。60—64 岁年龄段老年人每周工作时间超过 20 小时的有 93%，每周工作时间为 40 小时及以

上的占 74%；65 岁以上年龄组每周工作时间超过 20 小时为 88%，每周工作为 40 小时及以上的占 60%。

男性老年人的每周工作小时数明显比女性老年人要多。每周工作时间分布集中在 40 小时及以上的男性老年人的占比比女性老年人多，说明男性老年人可以坚持更长时间的工作，间接说明男性老年人的健康状况优于女性老年人。

3.3　中国老年人健康与劳动力供给的交叉关联分析

了解到中国老年人的健康状况和劳动力供给的现状后，有必要了解老年人的健康状况是否对劳动力供给产生影响，以及产生多大的影响。本章利用中国健康与养老追踪调查数据，通过交叉关联分析的方式来初步观察老年人的健康状况与劳动力供给之间的影响关系。中国健康与养老追踪调查数据中选取的老年人健康指标包括自评健康状况、日常生活自理能力和患慢性病情况，自评健康状况共分为很好、好、一般、差和很差五个等级；日常生活自理能力调查中一共有六项日常生活自理能力指标，本书将其合并只要有一项及以上不能独立完成界定为日常生活不能自理；患慢性病分别对 14 种慢性疾病进行了调查，本章将患慢性疾病进行合并，不区分患哪一种慢性疾病，将患一项及以上慢性病界定为患慢性病。劳动力供给分别从劳动力参与和每周劳动时间来进行分析，劳动力参与共分为是、否两个维度；每周劳动时间共分为 19 小时及以下、20—39 小时、40 小时及以上三个等级。本书分别从自评健康状况等级、日常生活自理能力、患慢性病三个健康维度对劳动力参与、每周劳动时间两个劳动供给维度进行交叉关联分析，分析老年人的健康状况与劳动供给之间的关系。

3.3.1　老年人自评健康等级越好劳动力供给水平越高

从表 3 - 20 报告的老年人不同自评健康等级对劳动力供给的交叉关联分析来看，老年人的自评健康等级越好，劳动力参与率越高，每周劳动时间越多。老年人自评健康状况为"很好"等级的劳动力参与率达到48.53%,每周劳动时间在40小时及以上老年人达到62.81%。自评健康状况等级为"好"的老年人劳动力参与率下降为45.94%,每周劳动时间在40小时及以上的老年人占比下降到56.48%。自评健康状况等级为"一般"的老年人的劳动力参与率为36.87%,每周劳动时间在40小时及以上的老年人占比为49.67%;自评健康状况等级为"差"的老年人的劳动力参与率为23.37%,每周劳动时间在40小时及以上的老年人占比为38.81%;自评健康状况等级为"很差"的老年人劳动力参与率为6.12%,每周劳动时间在40小时及以上的老年人占比为16.22%。

表 3-20　　老年人不同自评健康状况的劳动力供给交叉关联分析　　单位:%

		自评健康状况				
		很好	好	一般	差	很差
劳动力参与	参与	48.53	45.94	36.87	23.37	6.12
	不参与	51.47	54.06	63.13	76.63	93.88
每周劳动时间	19 小时及以下	9.76	14.27	17.91	20.67	32.42
	20—39 小时	27.43	29.25	32.42	40.52	51.36
	40 小时及以上	62.81	56.48	49.67	38.81	16.22

资料来源:中国健康与养老追踪调查数据。

以上数据说明随着老年人自评健康状况等级下降,劳动力参与和每周劳动时间均出现下降,自评健康状况等级处于"很好""好""一般"等级的老年人的劳动力参与在4成左右,每周劳动供给时间有一半左右的集中在40小时以上;自评健康状况等级处于"差""很差"等级的老年人的劳动力参与在2成以下,每周劳动时间集中在40小时以下。

3.3.2　老年人日常生活自理能力越好劳动力供给水平越高

从表3-21报告的老年人日常生活自理能力对劳动力供给的交叉关联分析来看,老年人的日常生活自理能力越好,劳动力参与率越高,每周劳动时间越多。日常生活能够自理的老年人的劳动力参与率为46.73%,日常生活能够自理的老年人每周劳动时间为40小时及以上的占比为67.25%。有一项及以上的日常活动不能自理的老年人的劳动力参与率仅为

12.51%，日常生活不能自理老年人每周劳动时间为 19 小时以下的老年人占比为 62.72%。

表 3-21　老年人日常生活自理能力对劳动力供给的交叉关联分析　　单位：%

		日常生活自理能力	
		是	否
劳动力参与	参与	46.73	12.51
	不参与	53.27	87.49
每周劳动时间	19 小时及以下	13.54	62.72
	20—39 小时	19.21	28.36
	40 小时及以上	67.25	8.92

资料来源：中国健康与养老追踪调查数据。

以上数据说明大多数老年人是在日常生活能够自理的前提下参与劳动，少数老年人在日常生活自理能力受到影响的条件下仍坚持劳动，可能是受到家庭预算约束或养老金收入约束，带病坚持劳动。由于本书提到的日常生活自理能力包括穿衣、洗澡、吃饭、上下床活动、上厕所、大小便控制 6 项能力，其中至少有 1 项不能独立完成界定为日常生活不能自理，这 6 项活动对市场劳动的影响程度是不同的，老年人如果只存在洗澡、穿衣等日常生活自理不能独立完成，对其市场劳动影响程度不大，但吃饭、上下床活动、上厕所、大小便控制的依赖性较大，基本不能参与市场劳动，日常生活还需要家庭成员照料。

3.3.3　不患慢性病的老年人的劳动力供给水平明显高于患慢性病者

从表 3-22 报告的老年人患慢性病情况对劳动力供给的交叉关联分析来看，不患慢性病的老年人的劳动力参与率明显高于患慢性病的老年人，每周劳动时间也明显多于患慢性病的老年人。没有患慢性病的老年人劳动力参与率为 56.54%，每周劳动时间为 40 小时及以上的老年人占比为 58.76%；患有一种及以上慢性病的老年人劳动力参与率为 24.78%，患有一种及以上慢性病的老年人每周劳动时间为 40 小时以下的老年人占比为 31.52%，每周劳动时间为 40 小时及以上占比为 42.16%。

表 3 - 22　　老年人是否患慢性病对劳动力供给状况的交叉关联分析　　　　单位：%

		是否患慢性病	
		是	否
劳动力参与	参与	24.78	56.54
	不参与	75.22	43.76
每周劳动时间	19 小时及以下	26.32	13.79
	20—39 小时	31.52	27.45
	40 小时及以上	42.16	58.76

资料来源：中国健康与养老追踪调查数据。

以上数据说明，没有患慢性病的老年人的劳动力参与和每周劳动时间明显要比患慢性病老年人要高，老年人患病后需要卧床休息，家庭成员给予照料；少数老年人患慢性病后仍"带病劳动"，一方面可能与其缺少养老金保障、家庭预算约束有关；另一方面本书分析的慢性病并未细分哪一种慢性病，少数慢性病对劳动供给影响程度较低，老年人可以坚持劳动。

通过以上的分析有如下发现：第一，老年人的健康状况对劳动力供给有正向激励作用，健康状况越好，劳动力供给水平越高。第二，自评健康等级越高，老年人的劳动力参与率越高，每周劳动时间越多。第三，日常生活能够自理的老年人劳动力参与率明显比不能自理的老年人高，每周劳动时间也要多。第四，不患慢性病的老年人劳动力参与率明显比患有慢性病的老年人高，每周劳动时间也要多。

第 4 章

理论分析与研究假设

　　第 2 章的文献综述回顾了个体劳动力供给模型、家庭劳动力供给理论研究，并梳理了健康对劳动力供给影响的实证研究，现有的理论模型肯定了健康状况对劳动力供给的重要意义，却没有刻意区分健康状况对个体和家庭劳动力供给的不同效应，因此研究呈现了一些截然不同的结论。我们认为现有的研究存在这样的争议主要是因为老年人的健康状况对自身和对其他家庭成员的劳动力供给的影响机制可能是不同的，因此本章的理论分析将关注老年人的健康状况对自身和配偶的劳动力供给的影响机制和效应，并结合第 3 章中国老年人的健康状况和劳动力供给现状的初步考察，提出本书的研究假设。

　　本章参考 Grossman（1972）模型，以此为基础分化出健康内生化的个体劳动力供给模型和健康内生化的家庭劳动力供给模型，分别分析老年人的健康状况对自身和配偶的劳动力供给影响效应。与现有的 Grossman 模型不同的地方在于，它仅仅关注健康人力资本的生产和消费过程，Grossman 模型假设健康同时具有消费品和投资品的特征，Grossman 对健康投资的收益又包括两个方面：一是健康投资是为了维持健康水平，活得更长的寿命和享受健康的生活，从而健康投资可以直接增加个体的效用；二是健康投资是为了增强个体获取收入的能力，健康投资通过收入的增加间接增加个体效用。Grossman 模型并没有进一步深入地揭示健康是如何影响收入的机制，本书的理论模型主要侧重健康的投资属性，以 Grossman 模型为基础探讨健康状况如何影响劳动力供给行为，进而影响收入，间接影响个体效用的过程，研究的重点是放在第一个过程的理论机制影响方面，也就是健康状况对劳动力供给行为的影响。本章的理论模型系统地阐述个体对健康的需求主要的目标是对健康相对于其他目标所赋予的价值，也就是健康的可行能力（王曲等，2005）①，健康是为了获取更多的收入，提供更多的劳动时间。当然，健康的可行能力还不仅限于劳动力供给，还有活得更长的寿命、享受更高质量的生活、提升个体和家庭的福利等，但本章对健康的可行能力是聚焦在劳动力供给这一角度进行分析，对其他方面不做多的涉足。

本章的理论分析是以经典的劳动—闲暇模型和 Grossman 模型为理论基础，试图将 Grossman 健康生产函数引入到个体效用函数中，经典劳动—闲暇模型中的消费和闲暇两个解释变量增加至其他产品消费、健康和闲暇 3 个解释变量。因为健康的消费是会直接增加个体的效用；也会通过健康的消费提高了赚取收入的能力，收入的增加间接地增加了个体效用，所以健康可以作为影响个体效用的解释变量。时间约束由经典劳动—闲暇模型的劳动、闲暇两个组成部分，扩展至劳动、闲暇和健康时间 3 个部分。劳动时间是不会直接增加个体效用，但可以通过增加收入间接增加效用；闲暇时间是会直接增加效用；健康时间既可以直接增加效用，也可以间接增加效用。个体的收入约束包括劳动收入和非劳动收入两部分，劳动收入由工资率和劳动时间共同决定，非劳动收入假设为外生变量。

个体效用函数中新增的解释变量——健康状况是一个存量概念，由上一期的健康人力资本存量和本期的健康人力资本投资来决定。健康人力资本投资需要时间和金钱的投入，健康时间的投入会影响到劳动时间的变化，因为当总时间和闲暇时间不变的前提下，健康时间和劳动时间之间是替代关系；健康投资需要的金钱投入主要来源于劳动供给赚取的收入，劳动时间越多，赚取的收入也越多，可供维护健康的金钱投资也越多。本书以 Grossman 模型为基础进一步探讨了健康人力资本存量的决定如何影响劳动时间的过程，从而建立健康状况对劳动力供给影响机制的理论模型。

家庭的健康消费和生产对家庭成员劳动力供给的配置影响机制比个体健康对劳动力供给的影响更为复杂：首先，决策单位由一个扩展至多个，个体在实现自身效用最大化的过程中会对其他家庭成员产生影响。其次，家庭成员的健康消费和生产会通过家庭时间的配置，从而影响到其他成员的劳动力

---

① 王曲，刘民权. 健康的价值及若干决定因素：文献综述 [J]. 经济学（季刊），2005，5（1）：1－52.

供给行为，例如家庭成员患病后，导致其因患病不能工作减少了家庭收入，会刺激其他家庭成员增加劳动力供给；也有可能因患病后需要其他家庭成员放弃劳动力供给，转而照料患病者。为了简化分析，本章的家庭健康状况对劳动力供给的影响模型以老年夫妻两个决策主体为例，考虑到老年人患病率较高，是以一方配偶患病对另一方配偶劳动力供给的影响构建家庭健康状况对劳动力供给的理论模型。

4.1　Grossman 模型

Grossman 模型主要解决的是健康人力资本的决定过程，并没有直接讲到健康状况与劳动力供给之间的关系。健康状况也就是某一时点的健康人力资本，与上一期的健康人力资本和本期的健康人力资本投资有关，健康人力资本投资需要投入时间和金钱两个要素，健康时间的投入会挤占劳动时间，金钱投入也需要通过劳动来赚取。本书就是通过 Grossman 健康人力资本的决定过程来建立健康状况和劳动力供给之间的关系。因此，本章首先有必要了解 Grossman 模型。

舒尔茨（Schultz，1961）第一个明确提出了"人力资本"的概念，将其内容界定为教育、健康、培训和迁移 4 个方面。马斯金（Mushkin，1962）正式对教育、健康两项人力资本进行测算，发现美国 20 世纪初到 20 世纪 60 年代因为健康状况改善带来的死亡率下降，从而使经济增长超过 8000 亿美元。肯尼瑟·阿罗（Kenneth Arrow，1963）从福利经济学的角度分析了医疗服务市场的非竞争性、信息不对称以及外部性等市场失灵问题，奠定了健康经济学研究的基本范式。格鲁斯曼（Grossman，1972）将健康因素引入柯布—道格拉斯生产函数，将其健康人力资本理论数量化、模型化，认为健康人力资本既取决于其存量现状，也与其后期的健康人力资本投资有关；健康人力资本的存量会随着年龄的增长产生折旧，需要通过营养、锻炼、医疗等手段对健康人力资本进行投资。

格鲁斯曼是贝克尔的学生，延续了贝克尔的家庭劳动力供给模型和人力资本研究框架，从经典的劳动—闲暇模型出发，假定健康同时具有消费和生产的特征，并将健康消费从总的物品消费中独立出来；健康的生产也就是健康的投资过程，既需要投入金钱也需要投入时间。决策个体的时间分配方面把用于健康投资的时间单独出来，总时间包括劳动时间、闲暇时间和健康投资时间。引入跨期预算约束，个体不仅受到当期收入的约束，还与上一期的收入或资产相关。

Grossman 模型假设个体出生时具备一定存量的健康人力资本，称为初始的健康人力资本，它会随着年龄的增长出现折旧，需要通过后天增加营养、锻炼、减少不健康的行为（如吸烟、饮酒等）、增加医疗卫生支出等方式进行健康人力资本的投资，这些健康人力资本投资的方式可以维持并改善个体的健康状况，从而转化为健康天数增加。在某一个观测阶段，个体的健康人力资本存量可能增加、保持不变或减少。因此，个体可以通过灵活安排用于其他产品的消费和购买健康产品的金钱，以及用于劳动、健康生产、闲暇的时间配置，来"选择"生命的长短。卫生保健品的价格、个体的工资率、健康的生产效率等因素是会影响既定资源在健康人力资本投资和个体购买其他商品和服务之间的配置。

引入死亡率因素。Grossman 模型对现有生存个体的健康人力资本的研究，并没有考虑到死亡率因素的影响。个体的健康人力资本维持的重要前提是首先是能够活足够长的寿命，其次才是在整个生命历程中减少疾病、保持健康的身体状况，也就是"健康预期寿命"。后期的学者在将死亡率引入健康人力资本模型时存在两个学术发展方向：一个是将死亡率作为外生变量，另一个将其作为内生变量。将死亡率作为外生变量的典型研究有 Ehrlich 等（1991）、Kalemli-Ozcan（2003），死亡率内生化的研究代表有 Chakraborty（2004，2012）。Ehrlich 等（1991）将死亡率外生化，提出预期寿命的延长可以增加劳动供给时间，从而促进经济增长。Kalemli-Ozcan（2003）将儿童的死亡率引入健康人力资本模型，分析父母亲在生育子女决策时是重视小孩的数量还是质量。将死亡率内生化的学术研究如 Chakraborty（2004）在跨期替代模型中将死亡率内生化，研究发现死亡率高的国家，往往与其经济发展落后的现状有关，用于医疗卫生的投资较少，社会死亡率高，从而造成新一轮的贫困，陷入贫困的恶性循环。Chakraborty（2012）改进了他 2004 年的模型，假定研究对象不仅可以实现资源的跨期替代，还可以实现代际传递，经济条件较好的个体往往较重视健康人力资本投资，以期得到更长的预期寿命，生命历程越长积累的财富也越多，代际传递给下一代的财富越多；反过来贫穷个体因经济条件的限制无法改善健康状况，预期寿命也较短，无法留给下一代更多的财富。健康人力资本的投资导致了社会收入分配差距进一步扩大。

引入家庭决策分析框架。Grossman 模型是建立在个体的劳动力供给时间决策基础上，Parson（1976）在其基础上进一步扩展到家庭的劳动力供给决策分析框架中，丈夫的劳动力供给时间决策不仅受到自身的健康状况影响，还会受到妻子的健康状况的影响；反过来妻子的劳动力供给时间也是同时受到自身和丈夫健康状况的影响，但其影响程度会有所不同：当丈夫的健康状况下降时会使得自身市场劳动时间大幅度减少、家务劳动微弱增加，妻子会明显地增加市场劳动时间、家务劳动明显减少；当妻子健康状况下降时会使自身的市场劳动时间显著性的减少、家务劳动时间也明显减少，但对丈夫的市场劳动时间没有明显的影响、而家务劳动明显增加。Parson 将其解释为丈夫和妻子社会分工角色的差异，丈夫是家庭收入的主要贡献者，妻子是家务劳动的主要承担者。随后 Halliday J. Timothy（2009）的研究结果也支持了这一观点，当夫妻中的一方健康状况下降时，丈夫相对于妻子会较多地增加市场劳动时间，减少家务劳动时间，而妻子正好相反，会较少地增加市场劳动时间，较大幅度增加家务劳动时间。

模型一般化。Grossman 模型包括了健康需求和健康生产两个模型，通过健康时间的配置和健康产品的购买来实现对这两个模型的联系，后期学者通过加入年龄、教育程度、家庭财富、参加健康保险等更多的参数，使其模型一般化（Gerdtham 等，1999）。一般化的 Grossman 模型不仅可以研究健康需求的消费动机，还可以对其投资动机进行研究，同时也可以对加入年龄因素带来的生命周期内的健康时间的边际效应的贴现价值进行分析，用以研究健康人力资本的生产和消费影响机制。

4.2　健康内生的个体劳动力供给模型

4.2.1　健康内生的个体劳动力供给模型假设及约束

本章的理论模型是从经典的劳动—闲暇模型和 Grossman 健康人力资本模型为理论基础，经典的劳动—闲暇模型的目标函数是个体效用函数，包括消

费和闲暇两个解释变量，面临时间约束和收入约束。时间约束为劳动时间和
闲暇时间的总和；收入约束是工资率和劳动时间的乘积。本章将健康因素引
入劳动—闲暇模型，作为影响个体效用函数的一个解释变量，那么模型的解
释变量增加为消费、闲暇和健康三个，时间约束包括劳动时间、闲暇时间和
健康时间，收入约束包括劳动收入和非劳动收入，劳动收入仍假设为工资率
和劳动时间的乘积，非劳动收入假设为外生变量。根据 Grossman 健康人力资
本模型，个体在某一时点的健康状况是一个内生变量，由初始健康人力资本
存量、健康人力资本投资所需的健康时间和金钱等因素来决定。健康人力资
本形成的过程会影响收入、时间的配置，进而影响劳动力供给时间的变化，
从而建立健康状况影响劳动力供给的理论模型。

本书假设健康服务和产品同时具有消费和生产的特征。健康消费会给个
体带来效用的增加，个体效用函数还会与其他产品的消费和闲暇的享受有关。
健康的生产过程是指健康的投资过程，包括购买医疗服务和保健品，花费时
间进行身体锻炼等，既需要金钱的投入也需要时间的投入。个体的健康人力
资本存量是与上一期的健康人力资本存量和当期的健康人力资本投资有关的。
健康人力资本投资量的多少既会受到个体收入水平的约束，也会受到个体投
入的时间限制。个体的收入预算与当期的劳动收入、上一期的非劳动收入、
利率因素有关。个体的时间配置方面，包括劳动力供给时间、闲暇时间和健
康人力资本投资时间。根据以上假设条件建立健康内生的个体劳动力供给
模型：

个体效用函数：$U_t = U_t(C_t, M_t, l_t)$ (4 – 1)

预算约束：$I_t = (1 + r_t)I_{t-1} + W_t L_t - C_t - P_t^M M_t$ (4 – 2)

时间约束：$T_t = L_t + l_t + H_t$ (4 – 3)

健康资本约束：$HK_t = (1 - \delta_H)HK_{t-1} + Y_t(M_t, H_t)$ (4 – 4)

健康生产函数：$Y_t(M_t, H_t) = AM_t^\alpha H_t^\beta$ (4 – 5)

其中 U_t 是个体在第 t 期的效用函数，是关于第 t 期的其他产品消费 C_t、
健康产品的消费数量 M_t，闲暇时间 l_t 的函数。I_t 是指第 t 期的个体收入，与
上期的个体收入 I_{t-1}，第 t 期的劳动收入 $W_t L_t$（由工资率 W_t 和劳动时间 L_t 相
乘得到），支出的其他产品的消费 C_t 和健康产品的消费 $P_t^M M_t$（由健康产品的
价格 P_t^M 和消费数量 M_t 相乘得到）等因素有关。T_t 是指个体所能支配的总时
间，由劳动时间 L_t、闲暇时间 l_t 和健康投资时间 H_t 三部分组成。HK_t 是指第

t 期健康人力资本的存量，既与上一期的健康人力资本存量 HK_{t-1} 和折旧率 δ_H 有关，还与本期的健康人力资本投资量 $Y_t(M_t, H_t)$ 有关。健康人力资本投资是健康生产的过程，假设符合经典的柯布—道格拉斯生产函数特征，与健康生产的产品数量 M_t 和投入的时间 H_t 有关，用 α、β 分别表示这两个要素的相对重要性。

4.2.2 健康内生的个体劳动力供给模型均衡条件

根据拉格朗日定理得到个体效用函数关于 C_t, M_t, l_t 的一阶优化均衡条件：

$$U_{C_t} = \frac{\partial U_t}{\partial C_t} = \lambda_t \tag{4-6}$$

$$U_{M_t} = \frac{\partial U_t}{\partial M_t} = \lambda_t P_t \tag{4-7}$$

$$U_{l_t} = \frac{\partial U_t}{\partial l_t} = \lambda_t W_t \tag{4-8}$$

λ_t 表示财富值的边际效用，是指每增加 1 元钱的收入所带来个体效用量的增加。如果将（4-6）式代入（4-7）式中可以得到均衡条件下的健康人力资本的价格为：

$$U_{M_t}/U_{C_t} = MRS[(C_t, M_t, l_t)] = P_t \tag{4-9}$$

（4-9）式说明均衡条件下消费者的健康产品和其他产品的边际替代率等于健康产品的相对价格 P_t（假设其他产品的价格为 1）。一旦等号不成立将偏离均衡状态，如果健康产品的边际效用大于其他产品的边际消费倾向，说明投资到健康产品给消费者带来的满足感要大于其他产品，个体会增加健康产品的投资（或消费），减少其他产品的消费，直到健康产品的边际效用等于其他产品的边际消费倾向。反之，如果健康产品的边际效用小于其他产品的边际消费倾向，将会减少健康产品的投资（或消费），直到其他产品的边际消费倾向等于健康产品的边际消费倾向。

对健康生产函数（4-5）式进行进一步处理，假定满足柯布—道格拉斯规模报酬不变假设，即 $\alpha + \beta = 1$，分别求取健康生产函数关于健康产品和健康时间的偏导数：

$$Y_{M_t} = \frac{\partial Y_t}{\partial M_t} = \alpha A M_t^{\alpha-1} H_t^{1-\alpha} \tag{4-10}$$

$$Y_{H_t} = \frac{\partial Y_t}{\partial H_t} = (1 - \alpha) A M_t^{\alpha} H_t^{-\alpha} \qquad (4 - 11)$$

（4－10）式表示健康人力资本的边际产品效应，即每增加一单位健康产品的投入所带来健康人力资本的增加量。（4－11）式表示健康人力资本的边际时间效应，即每增加一单位时间的投入所带来健康人力资本的增加量。将（4－10）式除以（4－11）式可以得到（4－12）式，说明了健康生产过程中投入的健康产品和健康时间价值的相对重要性。

$$\frac{Y_{M_t}}{Y_{H_t}} = \frac{\partial Y_t / \partial M_t}{\partial Y_t / \partial H_t} = \frac{\alpha H_t}{(1 - \alpha) M_t} \qquad (4 - 12)$$

结合消费者效用最大化的均衡条件（4－6）式、（4－7）式、（4－8）式有：

$$\frac{Y_{M_t}}{Y_{H_t}} = \frac{U_{M_t}}{U_{H_t}} = \frac{U_{M_t}}{U_{l_t}} = \frac{P_t}{w_t} = \frac{\alpha H_t}{(1 - \alpha) M_t} \qquad (4 - 13)$$

（4－13）式说明均衡条件下健康投资所需的健康产品和健康时间之比等于其价格之比（w_t 可视为健康时间投资的影子工资）。

（4－9）式和（4－13）式说明个体的最优健康人力资本投资的决定受到健康产品的价格、用于健康时间投资的影子工资价格以及健康生产效率等因素的影响，它们的变动会引起健康人力资本投资最优量发生变化。控制其他条件保持不变的前提条件下，健康状况好的个体单位时间内的生产效率高，更容易在劳动力市场中找到工作，小时工资率的上升导致每一单位时间用在市场劳动上获得的边际效应高于用在健康维护时间的产出。因此，决策个体就会增加劳动力供给时间，减少健康维护时间。老年人的健康折旧的速度较快，如果用于劳动力供给时间增加，健康维护时间减少后，健康状况开始下降，单位时间的劳动产出下降，工资率也出现下降，理性决策者此时会增加健康维护时间，减少劳动力供给时间。只有当健康时间的边际效用等于劳动力供给时间的边际效用时，每一单位时间分配到健康和劳动上面所获得的效用相等，决策个体此时获得效用最大化。

4.2.3 健康状况对个体劳动力供给的影响机制分析

从收入预算约束（4－2）式求解得出 M_t 的表达式，从个体时间约束（4－3）

式求解得出 H_t 的表达式，分别代入健康生产函数（4-5）式求得健康人力资本的投资函数（假定满足柯布—道格拉斯规模报酬不变假设，即 $\alpha + \beta = 1$），然后代入健康人力资本存量关系式：

$$HK_t = (1 - \delta_H) HK_{t-1} + Y_t(M_t, H_t)$$

$$HK_t - (1 - \delta_H) HK_{t-1} = AM_t^\alpha H_t^\beta$$

$$HK_t - (1 - \delta_H) HK_{t-1} = A \left[\frac{(1 + r_t) I_{t-1} - I_t + W_t L_t - C_t}{P_t^M} \right]^\alpha (T_t - L_t - l_t)^{1-\alpha}$$

$$(4 - 14)$$

本书的研究关注点为个体如何配置劳动时间和健康时间，以弥补老年人因年龄或其他原因带来的健康折旧，也就是假定保持健康人力资本存量 HK_t 不变，使其为外生变量，老年人上一期的健康状况越好，本期所需要的健康人力资本投资量就越少，用于健康投资的时间 H_t 就越少。假定闲暇时间和总时间固定的情况下，健康时间和劳动时间是替代关系，那么用于劳动的时间 L_t 就会越多。因此，从健康时间的投资效应来看，老年人的健康状况越好，用于健康投资的时间需求就越少，用于劳动力供给的时间就越多。另外，维持老年人的健康状况在某一固定水平，除了要投入健康时间之外，还需要投入健康产品。老年人的健康状况越好，所需要投资的健康产品就越少，健康产品的购买需要消耗的劳动收入也较少，那么所需要花费的劳动时间就越少。因此，从健康产品的投资效应角度来看，老年人的健康状况越好，用于健康投资的产品需求就越少，对劳动收入的消耗就越少，老年人的劳动力供给时间就会越少。因此，老年人的健康状况越好，从健康时间的投资效应角度来看会使劳动力供给时间增加，但从健康产品的投资效应角度来看会使劳动力供给时间减少。个体的健康状况对劳动力供给时间存在健康时间投资效应和健康产品投资效应，那么在不同的阶段，这两个效应的外在表现有何差异呢？下面我们通过健康状况与劳动时间函数的推导过程来论证健康时间投资效应和健康产品投资效应的相对大小。

下面针对（4-14）式进一步推导老年人的现有健康人力资本存量 HK_{t-1} 和劳动力供给时间 L_t 之间的关系式，为了简化分析，假定老年人需要保持健康人力资本 HK_t 不变，使其为外生变量，健康人力资本折旧率 δ_H、贴现率 r_t、工资率 W_t、其他产品的消费 C_t、健康产品的价格 P_t^M、总时间 T_t、闲暇时间 l_t 等变量均为外生变量，对（4-14）式进行简化处理得到（4-15）式：

$$m - n\,HK_{t-1} = \left(\frac{aL_t - b}{c - L_t}\right)^{\alpha}(c - L_t) \qquad\qquad (4-15)$$

求解（4-15）式可得：

$$L_t = c\,(m - nHK_{t-1})^{1/\alpha} + \frac{b}{a + (m - n\,HK_{t-1})^{1/\alpha}} \qquad\qquad (4-16)$$

令 $(m - n\,HK_{t-1})^{1/\alpha} = X$，由于 $0 < \alpha < 1$，则 $1/\alpha > 1$，另外假设 $m > 0$，$n > 0$，那么 $X(HK_{t-1})$ 是减函数。（4-16）式进一步简化为如下：

$$L_t = cX + \frac{b}{a+X} = c(a+X) + \frac{b}{a+X} - ac \geq 2\sqrt{bc} - ac \qquad\qquad (4-17)$$

根据完全平方基本不等式的单调性，当 $X \in \left(0, \sqrt{\dfrac{b}{c}} - a\right)$ 时，$L_t(X)$ 为减函数；$X \in \left(\sqrt{\dfrac{b}{c}} - a, +\infty\right)$ 时，$L_t(X)$ 为增函数，又根据前面的定义 $X(HK_{t-1})$ 为减函数，还有复合函数的单调性特征可以得出，$L_t[X(HK_{t-1})]$ 函数的左半部为增函数，右半部为减函数，也就是说当健康状况较低时，提升健康状况会增加劳动力供给时间；随着健康状况的改善，越过某一阈值后，再提升健康状况却会导致劳动力供给时间减少。结合现实的经济意义解释为：当个体健康状况处于较低水平时，如果个体的健康条件得到改善会刺激其提供更多的劳动力供给时间，体现的是健康时间的投资效应（或者说健康时间的投资效应大于健康产品的投资效应，总效应反映出来的是健康时间的投资效应）；当个体健康状况上升到一定的水平后，继续改善健康状况会导致劳动力供给时间减少，体现的是健康产品的投资效应（或者说健康产品的投资效应大于健康时间的投资效应，总效应反映出来的是健康产品的投资效应）。他们之间的关系类似于经典的劳动—闲暇模型中劳动和闲暇之间的替代效应和收入效应，可以借鉴个体劳动力供给曲线向后弯曲的经典模型来解释健康状况和劳动力供给时间的关系，如图 4-1 所示，当健康状况水平低于 HK_{t-1}^* 时，个体的健康状况越好，劳动力供给时间会增加；继续改善健康状况，当健康状况高于 HK_{t-1}^* 时，个体健康状况越好，劳动力供给时间会减少。

健康内生的个体劳动力供给模型说明了以下问题：第一，健康作为人力资本的一种重要形式，会提升个体的保留工资率，从而会降低个体的劳动力参与程度。第二，从市场工资率的决定来看，健康人力资本会内生地影响市场工资率水平，从而健康状况提升会促进劳动力参与，增加劳动时间。因为

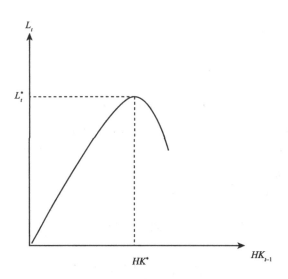

图 4 - 1　健康状况对劳动力供给时间的影响关系

个体健康状况越好，劳动力市场中给出的工资率报酬越高，个体参与劳动的意愿越强，劳动时间的配置越多。第三，个体健康状况直接对个体效用函数起作用，个体健康状况越好，个体获得的直接效用水平越高。老年人健康状况的维护时间会挤占劳动时间，从直接效用的角度，老年人健康状况越好，劳动力供给会越少。另外，个体健康状况越好，可以提供更多的劳动时间获取收入，以获得间接效用的提升（但个体提供劳动的过程可能会损害健康，导致健康的直接效用较少），从间接效用的角度，老年人健康状况越好，劳动力供给会越多。因此，老年人的健康状况与劳动力供给的关系就是健康状况对个体效用函数的直接效用和间接效用共同作用的结果。第四，个体健康状况对劳动力供给会产生健康时间投资效应和健康产品投资效应。健康时间投资效应会导致个体用劳动时间替代健康时间，健康状况越好，劳动力供给时间会越多；健康产品投资效应是从健康产品投资影响劳动收入从而影响劳动时间的配置，健康状况越好，劳动力供给时间会越少。当个体健康状况较低时，体现出来的是健康时间投资效应；随着个体的健康状况的改善，超过某一阈值后，体现出来的是健康产品投资效应。

因此，健康状况通过改变个体的效用水平而对劳动力供给行为所产生的影响方向存在不确定性，包括影响劳动力参与和劳动时间两个方面的机制。首先，健康状况影响劳动力参与的影响机制是通过改变保留工资率和健康收入效应来影响劳动力参与率。既存在通过提高个体的健康人力资本，提高个体的保留工资率，从而降低个体的劳动力参与率；也有可能个体健康状况越好，会提高劳动参与率，通过提供更多的劳动以增加收入来间接增加个体的效用水平。其次，健康状况影响劳动时间的影响机制是通过健康时间投资效应和健康产品投资效应共同起作用。当健康状况较低水平时，体现出来的是健康时间投资效应，健康状况较好者，所需健康时间投资较少，用劳动时间替代健康时间，从而劳动时间增加；当健康状况改善并超过某一阈值，体现出来的是健康产品投资效应，健康状况较好者，所需健康产品投资较少，对劳动收入的需求降低，从而劳动力供给时间减少。那么，老年人的健康状况对劳动力供给的影响作用的方向及大小存在不确定性，有必要通过实证分析予以检验。

4.3　健康内生的家庭劳动力供给模型

个体劳动力供给模型中的决策主体只有一个，在家庭的决策框架下，个体在实现自身效用最大化的过程中还会受到其他决策家庭成员的影响，决策单位由一个扩展至多个家庭成员；此外，家庭成员的健康消费和生产会通过影响家庭时间的配置从而影响到其他家庭成员的劳动力供给行为，例如家庭成员患病后，导致个体因患病而不能工作减少了家庭收入，会刺激其他家庭成员增加劳动力供给；也有可能因患病后需要其他家庭成员的照料而放弃劳动力供给。为了简化分析，本章的家庭成员健康状况对劳动力供给的影响模型以老年夫妻两个决策主体为例，分析一方配偶的健康风险冲击对另一方配偶的劳动力供给的影响。家庭效用函数是关于每个家庭成员的闲暇和整个家庭消费的函数（Blundell 等，2016）。按照 Blundell 等（2016）的模型思路，我们并不限定家庭效用函数在家庭消费和每个家庭成员的闲暇配置中是可分离的。不可分离的效用意味着当个体和配偶共享闲暇时，个体将会享受更多的闲暇效用（闲暇互补效应）。

本章的家庭劳动力供给模型中，健康风险冲击是假定某个家庭成员患有慢性病，代表受疾病影响个体的负向工资冲击，因为他或她的劳动生产率会下降。负向的工资冲击将会减少家庭收入。如 Blundell 等（2016）的研究所示，其中一方配偶收入的下降导致另一方配偶的劳动力供给增加，以弥补收入损失，保持消费平滑。这一影响机制在已有的文献中被称为"增加工人效应"（Lundberg，1985；Stephens，2002）。因此，本章的研究假设当一方配偶患病时，另一方配偶的劳动力供给可能会增加。遭受健康风险冲击的某个家庭成员，可能还需要其他家庭成员的照料帮助。因而正处在市场劳动中的其他家庭成员可能会选择退出劳动力市场或减少劳动力供给时间来照顾患病的老年人，本章将其界定为"照料效应"（Lundberg，1985；Stephens，2002）。

与经济冲击相比，与健康相关的冲击比如某个家庭成员患慢性病，会对另一方配偶的劳动力供给产生其他的附加影响效应，主要体现在以下三个方面：第一，健康风险冲击会减少配偶的预期寿命，因为家庭会最大化其生命周期的效用，一方配偶的预期死亡率的变化将会改变家庭预期的消费和闲暇选择模式，比如家庭消费，尤其是耐用消费品的边际效用可能下降。这一最佳家庭消费水平的变化意味着夫妻之间可能需要通过改变劳动力供给行为来实现消费的平滑性。第二，假设夫妻之间的闲暇效用是不可分割的，假设当一方配偶遭遇健康风险冲击时，另一方配偶的劳动力供给和闲暇时间的配置只会产生很小的增加或减少，近似认为是没有影响的。不可分割性或互补性是指一方配偶的闲暇效用函数是另一方配偶闲暇时间的函数。因此，夫妻双方更偏好于一起享受闲暇时光，进而影响他们的劳动力供给决策（Michaud等，2011）。在这种情况下，家庭可能会选择放弃更多的收入，同时降低未受疾病影响配偶的劳动力供给。对于配偶患慢性病的健康风险，这种不可分离性也可能与上述预期寿命的下降有关。第三，当一方配偶遭遇健康风险冲击，另一方配偶可能因为照料对方导致减少了劳动力供给时间，如 Ettner（1995）、Johnson 等（2006）、Heger（2014）等学者的研究中提出来的照料效应。上述讲到的这三个影响机制可能超过家庭对消费平滑性的期望，因此配偶遭遇健康风险冲击对另一方的劳动力供给的总体影响作用是不确定的。

当一方配偶遭受健康风险冲击可能导致另一方永久性离开劳动力市场，从家庭的角度来看会减少家庭成员的劳动力供给。健康状况对自身的退休行为近年来也受到一些学者的关注，如 Bound 等（1999）、French（2005）。本章的研究并不聚焦在老年人的退休决策以及相关的收入影响等，事实上根据中国健康与退休的微观调查数据中受访者对"退休"的理解存在差异性，退休后也存在重返劳动力市场的情况，农村劳动者没有明显的退休现象，导致"退休"并不能覆盖全体老年人的样本。本章聚焦的问题是当一方配偶遭遇健康风险冲击时，对另一方配偶的劳动力参与和劳动时间变化，即劳动力供给的粗放边际效应（Extensive Margin）和集约边际效应（Intensive Margin）两个角度来考察一方患病对另一方劳动力供给的影响①。另外，本章的研究并不区分劳动力供给的短期性减少还是永久性的退休。

4.3.1　健康内生的家庭劳动力供给模型假设及约束

本章构建一个家庭决策框架下的老年夫妻双方健康维护时间、市场劳动时间的配置模型，以解释当一方配偶（不区分丈夫或妻子）处于健康不佳状态时，另一方配偶的劳动力供给行为。在介绍模型之前，先对模型作一些基本假设：一是假设老年人的家庭结构由核心成员夫妻构成，不考虑代际之间的家庭成员相互影响。二是健康状况是指老年人在某一时间点的健康人力资本，是一个存量概念；健康维护活动是指对老年人的健康人力资本投资，是一个流量概念。三是理论上健康维护活动包括时间的投入和金钱的投入。时间的投入包括患病的一方配偶因病休养的时间，以及另一方配偶给予的照料服务时间；金钱的投入是指购买的医疗保健品或雇佣他人来照料患病的配偶。本书的模型假设不考虑健康维护活动的金钱投入，仅关注夫妻双方的时间投入。四是个体和家庭成员只能在给定的健康人力资本存量水平下分配时间和其他资源进行健康人力资本投资来改善健康状况，当前的健康人力资本投资活动只会对后期的健康人力资本存量有改善作用。五是影响健康人力资本存量的因素除了健康维护活动外，还有两个因素会影响老年人的健康人力资本存量：第一个因素是随着年龄的增长导致老年人的身体机能衰退，身体活动能力下降；第二个因素是离散的、随机的健康风险冲击，如疾病、意外事故等。本章模型假设一方配偶遭遇的健康风险冲击是第二个因素，即随机的疾病风险冲击。六是当一方配偶的健康遭遇风险时，家庭有两个独立但相关的

---

① 劳动经济学中关于劳动供给包括劳动供给的广度和深度，广度可以理解为粗放边际（Extensive Marginal），指劳动力参与；深度可以理解为集约边际（Intensive Marginal），指劳动时间。

选择：第一个是健康人力资本投资的规模；第二个是健康人力资本生产的方式。健康人力资本投资的规模取决于对未来更高的预期健康人力资本存量需求和对未来预期的健康人力资本存量的给定增量成本。健康人力资本生产的方式是配偶选择配置更多的照料时间以帮助对方尽快恢复健康（照料效应），或是选择参与更多的市场劳动赚取更多的收入来雇佣更有效率的照料服务（增加工人效应）。

假设患病的老年个体为 i，处于健康的另一方配偶为 j。老年夫妻双方的时间配置包括市场劳动时间、健康维护时间、家务劳动时间、闲暇时间 4 个部分，假设老年夫妻双方的家务劳动时间是固定的，需要配置的剩余 3 个要素的时间。假定患病一方配偶时间要素包括市场劳动时间 T_1^i、健康维护时间（疾病休养时间）T_2^i 和闲暇时间 T_3^i；另一方配偶的时间要素包括市场劳动时间 T_1^j、健康维护时间（照料对方时间）T_2^j 和闲暇时间 T_3^j。家庭收入由个体 i 和个体 j 的劳动收入以及家庭非劳动收入 I_0 组成。患病老年个体 i 的健康维护需求取决于其上一期的健康人力资本存量水平和本期能够投资健康的时间和金钱，假定健康的金钱投入外生的情况下，患病老年个体 i 的健康维护需求由健康投资时间来决定，而可供投资的健康时间是会受到整个家庭时间的约束。因此，患病老年个体 i 的健康维护需求可以看作是家庭时间配置的约束。健康维护还可以通过不同的健康生产方式来实现，既可以通过配偶 j 提供照料服务，也可以通过购买照料服务来实现。那么家庭健康生产过程就是关于个体 i 的健康维护时间（疾病休养时间）T_2^i 和配偶 j 的健康维护时间（照料对方时间）T_2^j 的函数。

家庭效用函数：$U = U(C^i, C^j, T_3^i, T_3^j, M)$ （4 – 18）

个体时间约束：$T_1^i + T_2^i + T_3^j = T^i$ （4 – 19）

$$T_1^j + T_2^j + T_3^j = T^j \quad\quad\quad\quad\quad （4 – 20）$$

家庭预算约束：$I = I_0 + W^i T_1^i + W^j T_1^j - C^i - C^j$ （4 – 21）

家庭健康生产函数：$M = M(T_2^i, T_2^j)$ （4 – 22）

（4 – 18）式中 U 表示家庭效用函数，是关于患病老年个体 i 的消费 C^i 和闲暇时间 T_3^i，健康的另一方配偶 j 的消费 C^j 和闲暇时间 T_3^j，以及家庭健康人力资本 M 的函数。时间约束方面包括个体 i 和 j 的时间约束，均由市场劳动时间、健康维护时间和闲暇时间三部分组成。家庭预算约束由非劳动收入 I_0、

个体 i 的劳动收入 $W^i T_1^i$、个体 j 的劳动收入 $W^j T_1^j$、个体 i 和 j 的消费 C^i 和 C^j 构成。不考虑家庭健康生产的金钱投入，仅考虑健康时间的投资，家庭健康生产函数由个体 i 和个体 j 的健康维护时间来决定。

假设家庭健康生产函数满足严格拟凹性，也就是健康维护服务关于自身及配偶的健康维护时间的一阶偏导数 $\dfrac{\partial M}{\partial T_2^i} > 0$，$\dfrac{\partial M}{\partial T_2^j} > 0$，二阶偏导数 $\dfrac{\partial^2 M}{\partial (T_2^i)^2} < 0$，$\dfrac{\partial^2 M}{\partial (T_2^j)^2} < 0$，$\dfrac{\partial^2 M}{\partial T_2^i \partial T_2^j} \geqslant 0$。说明当个体 i 患病时，个体 i 的健康生产函数的边际时间价值不会随着配偶 j 的照料服务时间的增加而递减。为了比较分析配偶 j 直接为患病个体 i 提供照料服务时间和从市场购买照料服务或产品的差异性，引入配偶 j 对患病个体 i 的健康维护时间的效率参数 β，假设有效的照料服务时间为 $T_2^{j*} = \beta T_2^j$，可以对（4 – 22）式中的照料服务时间 T_2^j 进行相应的修正。

4.3.2 健康内生的家庭劳动力供给模型均衡条件

联立（4 – 19）—（4 – 22）式可以消除家庭收入 I、个体 i 的健康维护时间 T_2^i、配偶 j 的闲暇时间 T_3^j，使得消费者最大化模型只受到健康维护时间的约束。我们可以构建如下的拉格朗日方程：

$$L = C(I_0 + W^i T_1^i + W^j T_1^j, T^j - T_1^j - T_2^j) - \lambda [M_0 - M(T^i - T_1^i, \beta T_2^j)] \quad (4 – 23)$$

根据效用函数最大化的一阶条件可得如下均衡条件：

$$\frac{\partial L}{\partial T_1^i} = \frac{\partial C}{\partial I} W^i - \lambda \frac{\partial M}{\partial T_2^i} = 0 \quad\quad\quad (4 – 24)$$

$$\frac{\partial L}{\partial T_1^j} = \frac{\partial C}{\partial I} W^j - \frac{\partial C}{\partial T_3^j} = 0 \quad\quad\quad (4 – 25)$$

$$\frac{\partial L}{\partial T_2^j} = \lambda \beta \frac{\partial M}{\partial T_2^{j*}} - \frac{\partial C}{\partial T_3^j} = 0 \quad\quad\quad (4 – 26)$$

$$\frac{\partial L}{\partial \lambda} = -[M_0 - M(T^i - T_1^i, \beta T_2^j)] = 0 \quad\quad\quad (4 – 27)$$

（4 – 24）式说明个体 i 的时间分为劳动时间和健康维护时间，当每单位时间投入到市场劳动和健康维护活动所得到的边际产出相等时，实现家庭效用最大化。（4 – 25）式和（4 – 26）式说明了配偶 j 的劳动时间、对个

体 i 的疾病照料时间、家务劳动时间之间的配置均衡条件。联立（4-24）式、（4-25）式、（4-26）式可以把老年夫妻双方时间分配的最优化条件得出如下列表达式：

$$\frac{\partial M}{\partial T_2^i} \bigg/ \frac{\partial M}{\partial T_2^j} = \frac{W^i}{W^j/\beta} \qquad (4-28)$$

（4-28）式说明个体 i 和配偶 j 的健康维护时间投入的边际产量之比等于他们的修正效率工资之比。

联立（4-24）式、（4-25）式、（4-26）式构建微分方程组，可以更系统地分析老年夫妻双方时间分配决策的比较静态关系，对方程组中一些主要变量的数值符号进行定性预测分析，下面分别对这些变量的变化方向进行定性解释。

（1）必要的健康维护服务活动 M

如果个体 i 因患病或其他意外伤害导致健康不佳，需要进行必要的健康维护活动，那么个体 i 和配偶 j 都需要投入健康维护服务的时间。个体 i 的健康维护是指因病休养恢复健康所需要的时间；配偶 j 是对个体 i 的照料服务时间或者通过参与市场劳动换取更有"效率"的照料服务产品。此时家庭决策模式下老年夫妻双方的劳动力供给行为具有不同的特点，个体 i 因健康不佳需要休养会直接减少自身的劳动力供给时间；但是对于配偶 j 来说，劳动力供给时间的变化具有不确定性，既有可能因照料个体 i 而减少劳动力供给时间，我们称为"照料效应"，也有可能因个体 i 健康不佳不能赚取收入导致家庭收入减少，需要配偶 j 付出更多的市场劳动时间以赚取收入，我们称之为"增加工人效应"。劳动力供给时间是增加还是减少取决于这两个效应的相对大小。

（2）个体 i 的工资率 W^i

如果个体 i 的劳动工资率 W^i 较高，从家庭效用最大化的角度出发，个体 i 应该配置更多的市场劳动时间，配偶 j 应配置更多的家庭劳动时间和健康维护时间。但是当个体 i 患病时，因个体 i 的工资率较高，家庭经济损失较大，配偶 j 会减少自身的劳动力供给时间转而增加对个体 i 的健康维护服务时间，让个体 i 尽快恢复健康状况转而投入到市场劳动中去。

（3）配偶 j 的工资率 W^j

如果配偶 j 的工资率 W^j 较高，说明配偶 j 对家庭收入的相对贡献大，会

对个体 i 的时间配置产生影响，个体 i 会减少劳动力供给时间转为增加因患病带来的健康维护时间。配偶 j 的健康维护时间（对个体 i 的照料服务）将会减少。随着配偶 j 工资率 W^j 的上升，会同时带来替代效应和收入效应，替代效应是指用更多的市场劳动时间来替代照料服务时间；收入效应是指工资率上升到一定程度转为会照料、陪伴患病的个体 i 显得更为重要，反而会减少劳动时间，这一特征和经典劳动—闲暇模型中工资率对劳动和闲暇之间的时间配置影响的替代效应和收入效应是类似的。

（4）配偶 j 健康维护服务的效率系数 β

如果配偶 j 对患病个体 i 提供的健康维护服务更有效率，个体 i 将会投入更多的市场劳动时间以弥补配偶对其的健康维护服务时间的投入。但是，配偶 j 可能不会增加健康维护服务时间，甚至可能会减少健康维护服务时间。因为配偶 j 投入到健康维护服务的每一单位时间是高效的，意味着机会成本较高，应该投入到市场劳动活动中。因此，配偶 j 的健康维护服务的效率系数 β 对配偶 j 劳动时间的影响方向是不确定的，可能增加，也可能会减少。

4.3.3　健康状况对家庭劳动力供给的影响机制分析

Berkowitz 等（1976）、Parsons（1977）和 Lambrinos（1981）的研究结果都发现夫妻双方其中有一方配偶患病，对另一方配偶的劳动力供给的影响机制是不确定的，因为同时存在增加工人效应和照料效应。增加工人效应是指一方配偶患病会导致家庭收入减少，导致另一方配偶会增加劳动力供给。而照料效应是指一方配偶患病会导致另一方放弃市场劳动转为照料患者，从而劳动力供给减少。总效应是增加工人效应和照料效应的叠加，因此一方配偶患病对另一方配偶劳动力供给的影响存在不确定性。

本书为了分析夫妻之间患病对另一方劳动力供给的影响机制，参照 Berkowitz 等（1976）、Parsons（1977）和 Lambrinos（1981）等学者的理论模型，设计老年夫妻之间健康风险冲击下的劳动力供给模型。假设个体 i 患病，以配偶 j 的劳动力供给模型为目标函数进行分析。假设 W^j 表示配偶 j 的市场工资率，它是独立于市场劳动时间的。W^{j*} 表示配偶 j 的家务劳动时间边际价值，也可以理解为配偶 j 的保留工资率。只有 $W^j > W^{j*}$ 配偶 j 才会选择参与市场劳动，否则会选择照料患病个体 i 或从事家务劳动。保留工资率 W^{j*} 是与配偶 j 市场劳动时间 T_1^j、配偶 j 对患病者 i 的照料时间 T_3^j 成正比，并严格外生的。假定家庭收入是关于个体 i 和配偶 j 工资率及非劳动收入的函数，如（4-29）式所示：

$$F = W^i(T - H) + W^j T + I_0 \tag{4-29}$$

（4-29）式中 W^i 表示患病个体 i 的市场工资率，T 是可以利用的总时间，H 是因病需休养的时间，W^j 是另一方配偶 j 的市场工资率，I_0 为非劳动收入。只有市场工资率高于个体 j 的保留工资率（当市场劳动时间为零时最高的家庭工资率），个体 j 才会参与市场劳动。因此，只有当 $W^j = W^{j*}$ 时，个体 j 的效用达到最大化。为了简化分析，我们假设 $W^{j*}(L,H,F)$ 是关于个体 j 的市场劳动时间 L 的线性函数。假设均衡的市场劳动时间为 L_0，它与（$W^j - W^{j*}$）成正比，也与 $W^{j*}(L,H,F)$ 曲线斜率的倒数成正比。因此，我们可以从保留工资率 W^{j*} 的角度分析家庭环境因素的变化对个体 j 市场劳动时间的影响。当保留工资率 W^{j*} 增加会导致个体 j 的市场劳动时间减少，反之，保留工资率 W^{j*} 减少，会导致个体 j 市场劳动时间增加。如果非劳动收入是外生变量，那么个体 i 患病对个体 j 的保留工资的影响效应的全微分方程可以写为（4-30）式：

$$\mathrm{d}W^{j*} = \frac{\partial W^{j*}}{\partial H}\mathrm{d}H + \frac{\partial W^{j*}}{\partial F}\frac{\partial F}{\partial H}\mathrm{d}H = \frac{\partial W^{j*}}{\partial H}\mathrm{d}H + \frac{\partial W^{j*}}{\partial F}\left[\frac{\partial W_H^j}{\partial H}(T - H) - W_H\right]\mathrm{d}H$$

$$\tag{4-30}$$

保留工资率的净效应和劳动力供给效应是不确定的，第一项 $\frac{\partial W^{j*}}{\partial H}\mathrm{d}H$ 是保留工资率对健康维护时间的微分，可以定义为照料效应，它是大于 0 的，说明个体 i 患病后导致配偶 j 的保留工资率上升，健康维护时间增加，那么配偶 j 用于市场劳动的供给时间就会减少。第二项是 $\frac{\partial W^{j*}}{\partial F}$ $\left[\frac{\partial W_H^j}{\partial H}(T - H) - W_H\right]\mathrm{d}H$ 是保留工资率通过收入间接影响健康维护的微分，可以定义为增加工人效应，它是小于 0 的，说明个体 i 患病后导致配偶 j 的保留工资率下降，配偶 j 会增加市场劳动供给时间。因为个体 i 的健康风险冲击，由于患病的照料需求和其他健康维护需求增加，导致配偶 j 的保留工资率上升，从而劳动力供给时间减少。与此同时，潜在收入的减少导致配偶 j

的保留工资率降低，从而劳动力供给时间增加。因此，保留工资率对健康的总体效应是上升还是下降，直接导致劳动力供给时间减少或增加，要看照料效应和增加工人效应的相对大小。

如果非劳动收入不是外生变量，说明个体 i 患病后因健康保险或其他转移性收入而增加非劳动收入，个体 i 的健康风险冲击会因为家庭非劳动收入得到一定程度的缓解，那么（4 - 30）式可以进一步修正为（4 - 31）式：

$$dW^{j*} = \frac{\partial W^{j*}}{\partial H}dH + \frac{\partial W^{j*}}{\partial F}\left[\frac{\partial W_H^j}{\partial H}(T - H) - W_H + \frac{\partial I_0}{\partial H}\right]dH \qquad (4 - 31)$$

如果非劳动收入为内生变量，则 $\frac{\partial I_0}{\partial H} > 0$，那么相比于（4 - 30）式，（4 - 31）式中保留工资率的总效应的绝对值会增加，或者说由于疾病的转移支付影响，个体 i 的健康风险冲击对配偶 j 的劳动力供给的影响作用增加。事实上，如果疾病的转移支付作用 $\frac{\partial I_0}{\partial H}$ 增加，家庭的经济收入风险降低，配偶 j 将会减少劳动力供给时间。如果家庭的疾病转移支付作用增加到与因个体 i 患病导致配偶 j 劳动力供给时间增加带来的收入增加相等时 $\left[\frac{\partial I_0}{\partial H} = \frac{\partial W_H^j}{\partial H}(T - H) - W_H\right]$，这时个体 i 患病对配偶 j 劳动力供给的影响只剩下第一项 $\frac{\partial W^{j*}}{\partial H}dH$，此时疾病的转移支付刚好抵消了个体 i 患病导致的家庭收入损失，增加工人效应为 0，只剩下了照料效应，个体 i 患病导致配偶 j 的劳动力供给时间减少。

疾病转移支付变量的引入增加了个体 i 的健康风险冲击对配偶 j 劳动力供给影响的复杂性。事实上，因疾病转移支付变量的引入，导致个体 i 患病后对家庭收入的减少量起到一定程度的替代和缓解作用，会减少配偶 j 的劳动力供给时间，增加了配偶 j 在家花费更多的时间来照料患病者 i。

4.4　理论分析小结

本章构建的老年健康对劳动力供给影响的理论模型包括个体和家庭两个维度，劳动力供给包括劳动力参与和劳动时间配置两个方面。健康对劳动力参与的影响是通过改变保留工资率和健康收入效应来影响劳动力参与。既存在通过提高个体的健康人力资本，提高个体的保留工资率，从而降低个体的劳动力参与率；也有可能有个体健康状况越好，会提高劳动力参与率，通过提供更多的劳动以增加收入来间接增加个体的效用水平。健康对劳动时间的影响是通过健康时间和健康产品两个投资要素来影响劳动力供给时间。本章控制住市场工资率、健康产品价格、本期的健康状况、贴现率、总时间、闲暇时间等因素后，以上一期的健康人力资本（个体健康状况）为核心解释变量，以当期的劳动力供给时间为解释变量来推导理论模型。本章的理论分析发现个体健康状况对劳动力供给的影响不是简单的线性关系，当健康状况较低时，随着健康状况的提升，劳动力供给时间会增加。这主要是由于健康状况较好者，维护良好的健康水平所需的健康时间投资需求较少，总时间既定的前提下，劳动时间和健康时间是替代关系，那么劳动时间会增加，体现出来的是健康时间的投资效应。健康状况进一步提升超过某一阈值，随着健康状况的提升，劳动力供给时间却会减少，其原因是健康状况较好者，维护良好的健康水平所需的健康产品需求较少，健康产品消费减少，对劳动收入的需求降低，导致劳动力供给时间减少，体现出来的是健康产品的投资效应。

老年人的健康状况对配偶的劳动力供给影响作用主要体现在两个方面：第一，老年人因健康不佳不能参与劳动，患病会带来的家庭经济收入的损失，既有购买医疗保健产品的直接经济成本，也有因患病不能工作带来间接的机会成本。另一方处于健康良好状况的配偶可能会增加劳动力供给（如果已经退休在家，可能会重新进入劳动力市场，或者已处于劳动力市场中则会增加劳动时间），本章将其界定为"增加工人效应（Added Worker Effect）"。第二，健康状况不佳的老年人，可能也需要配偶的照料帮助；因而正处在市场劳动中的配偶会选择退出劳动力市场或减少劳动力供给时间来照顾患病的老年人，本章将其界定为"照料效应（Caregiver Effect）"。老年人的健康状况对配偶的劳动力供给的影响作用取决于增加工人效应和照料效应的绝对值大小，如果增加工人效应大于照料效应，总效应体现为增加工人效应，配偶的劳动力供给会增加；如果增加工人效应小于照料效应，总效应体现为照料效应，配偶的劳动力供给会减少。

4.5 研究假设

4.5.1 老年人健康对自身劳动力供给影响的研究假设

（1）老年人健康对自身劳动力参与影响的假设

本章关于个体健康状况对自身劳动力供给的理论机制分析结果说明，健康对劳动力参与的影响是通过改变保留工资率和健康收入效应来影响劳动力参与。既存在通过提高个体的健康人力资本存量水平，提高个体的保留工资率，从而降低个体的劳动力参与率；也有可能个体的健康状况越好，会提高劳动力参与率，通过提供更多的劳动以增加个体收入来间接增加个体的效用水平。因此，本书提出关于老年人的健康状况对自身劳动力参与影响的研究假设：

假设 1：老年人的健康状况会对自身的劳动力参与产生影响，健康通过保留工资率和收入效应对老年人的劳动力供给产生影响。

假设 1 说明老年人的健康状况对自身的劳动力参与影响存在不确定性，与其自身的健康存量水平、收入状况等因素有关，因此，实证分析过程中，需要将老年人的健康存量水平和收入状况进行控制后分析老年人的健康状况对自身劳动力参与的实际影响作用。

（2）老年人健康对自身劳动时间影响的假设

个体健康状况对自身劳动力供给时间的影响是通过健康人力资本投资的时间和产品两个要素要影响劳动力供给时间。老年人的健康状况对劳动力供给的影响不是简单的线性关系，当个体健康状况较低时，随着健康状况的提升，劳动力供给时间会增加，这主要是由于健康状况较差者，当健康状况改善后：一方面需要占用的健康维护时间减少，可用于劳动供给的时间增加（健康时间效应）；另一方面劳动供给时间的增加，可以获得更多的劳动收入，用于改善劳动者健康状况，健康状况改善后，可以提供更多的劳动供给时间（健康产品效应）。健康时间效应体现出来的健康状况对劳动力供给的影响是直接效应，健康产品体现出来的健康状况对劳动力供给的影响是间接效应，这两个效应共同作用下，随着健康状况的改善，劳动力供给时间增加。当个体健康状况进一步提升并超过某一阈值，随着健康状况的提升，劳动力供给时间却会减少，这主要是因为健康状况较好者，当健康状况改善后：一方面可以把健康时间看作是劳动供给的机会成本，理论界将其称为"保留工资率"，健康状况越高，说明保留工资率越高，个体提供市场劳动的时间会减少（健康时间效应）；另一方面健康状况较好者，需要购买的健康产品需求减少，从而对劳动供给时间的引致需求减少（健康产品效应）。当个体的健康状况处于较好状况时，健康时间效应和健康产品效应体现出来的都是健康状况改善后，反而会减少劳动力供给。健康时间效应体现出来的健康状况对劳动力供给的影响是直接效应，健康产品体现出来的健康状况对劳动力供给的影响是间接效应，这两个效应共同作用下，随着健康状况的改善，劳动力供给时间减少。因此，我们提出关于老年人健康状况对自身劳动力供给时间影响的研究假设：

假设2：老年人的健康状况会对自身的劳动时间产生影响，健康通过时间和产品两个投资要素的改变来影响老年人的劳动时间。

假设2说明老年人的健康状况对自身劳动力供给的影响效应，同时存在健康时间效应和健康产品效应，健康时间效应是指健康时间与劳动供给时间之间的替代关系，对劳动力供给的影响是一种直接的效应，而健康产品效应对是通过健康人力资本带来的收入效应从而影响劳动力供给行为，对劳动力供给的影响是一种间接效应，同时还可能会存在健康人力资本增加—劳动力供给增加—收入增加—可购买的健康产品增加—健康人力资本增加—劳动力供给增加的一个螺旋式的双向因果关系。在实证分析过程中，需要考虑健康状况和劳动供给之间的双向因果关系带来的内生性问题。

假设2说明老年人的健康状况对自身劳动力供给的影响效应，与老年人的健康初始状况有关。当健康初始状况较低时，健康状况改善后，会导致劳动力供给增加；一旦健康初始状况超过某一阈值，健康状况改善后，会导致劳动力供给减少。那么，在实证研究的过程中，需要识别老年人初始健康状况水平以及健康状况的动态变化过程，因此，需要借助动态追踪数据来进行实证研究，并控制老年人的初始健康状况，每一个时期的健康状况的变化情况。

（3）老年人健康对自身劳动力供给影响异质性假设

本章的理论分析已经说明老年人的健康状况会对自身劳动力供给（包括劳动力参与和劳动时间）产生影响，同时第3章的现状分析表明老年人的健康状况和劳动供给行为具有明显的群体异质性，不同性别、年龄、城乡老年人的健康状况和劳动力供给行为具有较大的群体差异性，有必要分组进行异质性分析。因此，我们提出关于老年人健康状况对自身劳动力供给影响的异质性研究假设：

假设 3：老年人的健康状况对自身劳动力供给的影响存在城乡、年龄、性别的差异。

假设 3 说明老年人的健康状况对自身劳动力供给的影响存在群体异质性。中国存在明显的城乡二元经济，城镇老年人的收入、健康行为和习惯、医疗卫生资源配置情况、养老金保障等情况都优于农村老年人，城镇老年人的非农就业机会要比农村老年人大，农村老年人长期从事农业劳动，可能存在一定的劳动惯性，虽然年岁已高，仍不愿脱离农业劳动，也有可能缺乏养老金保障和收入预算约束，不得以"无休止劳动"，因此针对老年人的健康与自身劳动力供给的影响在转型期间的中国应具有明显的城乡异质性。

理论界根据年龄将超过 60 岁的人口界定为老年人，随着社会经济的发展和营养健康条件的改善，老年人的预期寿命延长，大量的老年人寿命可以延长到 70—80 岁，少数老年人甚至延长到 90—100 岁。因此，本书有必要根据年龄对老年人进行群体划分，区分不同年龄层次老年人的健康状况初始水平，以及随着年龄增长健康状况的折旧快慢存在差异性，不同年龄阶段的老年人的就业机会、劳动生产效率均存在明显的差异性。因此，在实证分析过程中，应将老年人划分为不同年龄的群体分析老年人健康状况对劳动力供给影响的异质性。

受到传统性别文化以及劳动分工的影响，男性和女性在家务劳动、市场劳动等领域存在明显的性别分工，老年人群体更是如此，女性老年人可能更适合抚育孙子女，从而缺少从事市场劳动的机会；男性老年人的市场劳动生产效率更高，可能更适合市场劳动。同时还有一些传统观念的影响，男性老年人更适合从事家庭以外的劳动，女性老年人可能更适合从事家庭劳动。因此，本书在实证研究过程中，应区分不同性别老年人的健康状况对劳动力供给影响的异质性。

4.5.2 老年人健康对配偶劳动力供给影响的研究假设

（1）老年人健康对配偶劳动力供给影响的假设

家庭劳动力供给决策空间下，老年人患病后，家庭成员可能会放弃劳动力供给,从而投入更多的时间来照料患病的老年人(照料效应);也有可能会增加更多的劳动力供给时间以赚取更多的收入来购买健康产品或雇人来照料(增加工人效应)。本章在家庭劳动力供给分析中选取和老年人健康状况影响最为密切的配偶劳动力供给行为进行分析,不考虑代际之间的劳动力供给行为影响。因此,我们提出关于老年人健康状况对配偶劳动力供给影响的研究假设:

假设4:老年人患病后会对配偶的劳动力供给产生影响,老年人患病通过照料效应和增加工人效应影响配偶的劳动力供给行为。

假设4中关于照料效应的理论假设是建立在家庭成员利他性和闲暇互补的理论基础上。老年人患病后,配偶为其尽快康复,对其提供照料,总时间一定的前提下,照料时间增加,劳动力供给时间会减少。增加工人效应的理论假设建立在夫妻之间劳动生产效率的差异以及照料服务的社会化市场化理论基础上,老年人患病后,如果配偶的劳动生产效率较高,那么他(她)会选择参加更多的市场劳动,以换取更多的市场化的照料服务,出现老年人患病后,其配偶的劳动力供给时间增加的局面。老年人患病后,其配偶的劳动力供给行为同时受到照料效应和增加工人效应的影响,如果照料效应大于增加工人效应,总效应体现出来的是照料效应,说明老年人患病后,配偶的劳动力供给会减少;如果增加工人效应大于照料效应,总效应体现出来的是增加工人效应,说明老年人患病后,配偶的劳动力供给会增加。

(2)老年人健康对配偶劳动力供给影响异质性假设

中国传统家庭的性别分工以及男女老年人之间劳动生产效率的差异,男性老年人更擅长于从事市场劳动,女性老年人更擅长于从事疾病照料活动。如果分别是丈夫或妻子患病,对另一方配偶的劳动力供给影响效应可能会存在较大的差异性。因此,我们提出关于老年人健康状况对配偶劳动力供给影响的性别异质性研究假设:

假设5:老年人患病对配偶劳动力供给的影响可能存在性别的异质性,当丈夫患病对妻子的劳动力供给的影响程度与妻子患病对丈夫的劳动力供给可能是有差异的。

假设5是建立在老年夫妻之间存在明显的性别分工,男性老年人可能更适合市场劳动,如果老年妻子患病,男性老年人会选择提供更多的市场劳动,从市场上购买照料服务,因为男性老年人的照料劳动效率低于其市场劳动效率。反之，如果丈夫患病，女性老年人会选择照料患病的配偶，放弃市场劳动，劳动供给时间减少，因为女性老年人的照料劳动效率高于其市场劳动效率。当然这是初步的理论假设，随着妇女解放和家庭观念开放，不同家庭的性别分工可能还存在异质性，有必要采用新的调查数据验证该理论假设。

老年人是患病率高发的群体，患病严重程度差异性较大，如果患病程度较轻，对其健康的影响程度不大，可以正常地进行市场劳动；如果患病程度严重，连日常生活自理都很困难，更不用说进行市场劳动。因此患病的严重程度会对配偶的劳动力供给行为的影响程度可能会有一定程度的差异性。因此提出关于老年人健康状况对配偶劳动力供给影响的患病严重程度的异质性研究假设：

假设 6：老年人患病对配偶劳动力供给的影响程度可能存在患病严重程度的异质性，患病严重者对配偶劳动力供给的影响程度可能要高于患病较轻者。

假设 6 说明不同的疾病对老年人的健康状况的损害程度存在差异性，对配偶劳动力供给的影响程度也有异质性，或者说患的是同一类疾病，轻症和重症患者对配偶劳动力供给的影响程度都是有异质性的。一方面可以从照料效应解释，不同的患病程度需要配偶付出的照料时间是不同的，从而对劳动力供给时间的影响也是不同的；另一方面还可以从增加工人效应解释，不同的患病程度需要配偶花钱进行购买的照料服务是不同的，所需要投入的劳动供给时间来获取劳动收入也是有差异性的。

以上 6 个理论假设是建立在理论模型、现状分析和前人的经验研究的基础之上的，转型时期中国老年人的健康状况对自身以及其他家庭成员劳动力供给的实际影响程度如何，有必要借助大型追踪调查的微观家庭数据和采用更科学的实证分析得出更可靠的实证结论。

第 5 章

老年人健康状况对自身劳动力
供给的影响

5.1 引　言

通过第 3 章的老年人劳动力供给现状分析,我们可以发现,当前中国劳动力市场上老年劳动者的规模庞大,2015 年 60 岁以上的老年就业人口多达 5957 万,占 60 岁以上老年人口的 26.83%。第 3 章现状分析结果表明中国老年人的总体健康状况较好,超过 8 成的老年人自评健康状况良好,日常生活不需要别人照料,相反还能积极参与劳动,既能积极投身到市场劳动中赚取收入,缓解养老金压力,也能为子代分担家务劳动、照料孙辈,使子女能全身心地投入到工作中,提高子辈的劳动供给时间和效率。本章关注的是老年人的市场劳动情况,了解这些仍然活跃在劳动力市场的老年人的健康状况对自身劳动力供给行为影响。本章的研究主要分为两个维度进行分析:劳动力参与决策和劳动时间配置行为,进一步加深对中国老年人劳动力供给行为的特征认识。本章聚焦的问题是老年人的健康是否会对劳动力供给行为产生影响,这种影响是通过什么样的机制产生的,健康状况对老年人劳动力参与决策和劳动力供给时间产生了什么样的影响。本章以个体劳动力供给决策理论为基础,以大样本的调查数据为基础,对老年人的健康状况对劳动力供给的影响进行实证研究。

影响老年人的劳动力供给决策的诸多因素中,健康状况始终是一个重要的变量。现有的大多数经验研究发现老年人随着年龄的增长健康水平出现下降，导致劳动力供给水平下降，但也有研究发现老年人的健康状况下降后，降低了健康人力资本，会降低其保留工资率，反而会增加劳动力供给水平。因而老年人的健康状况对劳动力供给的影响方向并不明确。因此，有必要通过实证研究进一步地明确老年人的健康状况对劳动力供给的影响作用。

第 4 章的理论分析表明健康状况对老年人的劳动力供给存在着以下几个作用机制：第一，老年人的健康状况可能是其劳动力供给的积极因素，因为身体和认知均处于健康状况的老年人可以选择更长的时间工作，如果是处于退休状态的老年人还可以选择重新进入劳动力市场。而当老年个体的身体虚弱或不适时不得不工作 1 小时，老年人可能会出现劳动的负效用，而且老年人的劳动边际负效应会随着健康状况的恶化而增加。第二，健康状况较好的老年人可能会有更大的闲暇边际效用，因而良好的健康状况会成为劳动力供给的负面影响因素。因为老年个体为了享受更多的闲暇时间可能会尽快地放弃工作。第三，健康状况不佳的老年人选择继续工作的原因，可能是为了获得必要的资金用于支付未来不确定的疾病风险产生的医疗费用，为未来可能产生的医疗费用储存更多的钱，导致健康状况较差的老年人劳动力供给水平仍居高不下。因此，健康状况对老年人劳动力供给的影响存在模糊性。

本章通过对中国老年人健康状况对劳动力供给的实证研究为现有的研究提供更多的实证参考，旨在量化研究健康状况是否以及在多大程度上影响中国老年人的劳动力供给水平。

5.2　实证方法

5.2.1　老年人健康对劳动力参与影响的实证方法

老年人的劳动力参与行为是一个二元选择的过程，理论界主要采用 Logit 模型和 Probit 模型来估计劳动力参与决策方程（Blundell 等，1999）[1]，Logit 模型要求累积分布函数服从逻辑分布（Logistic Distribution），Probit 模型要求

① Blundell R. , MaCurdy, T. Labor Supply：A review of approaches [A]. In Ashenfelter O, Card D eds. , Handbook of Labor Economics [C]. New York：North – Holland，1999（3）：1559 – 1695.

累积分布函数服从标准的正态分布（Normal Distribution），老年人的健康状况和劳动力供给等变量基本符合正态分布假设，因而本章以 Probit 模型为例来估计健康状况对老年人劳动力参与的影响。在个体劳动力供给决策框架下假设老年人是追求效用最大化的理性人，可以用随机效用模型来解释老年人的劳动力参与决策的过程，假设老年人参与劳动的个体效用函数如下：

$$U_{it} = E\{Y_{it} \mid X_{it}, \varepsilon_{it}\} = g(\theta X_{it}, \varepsilon_{it}) \tag{5-1}$$

（5-1）式说明老年个体 i 的效用是关于劳动力参与 Y_{it} 的数学期望，劳动力参与行为 Y_{it} 是关于自变量 X_{it} 的条件期望，$X_{it} = (D_{it}, H_{it})$ 说明自变量是由健康状况 H_{it}（本章选取自评健康状况作为指标）和其他特征变量 D_{it} 来决定。函数 $g(\theta X_{it}, \varepsilon_{it})$ 将老年个体可观测到变量 X_{it} 和不可观测到的随机误差项 ε_{it} 映射到可观测到的劳动力参与状况 Y_{it}。假设影响老年个体 i 劳动力参与决策的一系列可观测变量 X_{it} 的估计系数为向量 θ，随机误差项 ε_{it} 服从标准的正态分布。

假设老年人参与市场劳动时 $Y_{it} = 1$，说明选择参与劳动的效用大于不参与劳动的效用，劳动力参与决策的概率模型可以表示为：

$$
\begin{aligned}
P(Y_{it} = 1 \mid X_{it}) &= P(U_{it}^a > U_{it}^b) \\
&= \{(\theta_a X_{it} + \varepsilon_{it}) - (\theta_b X_{it} + \varepsilon_{it}) > 0 \mid X_{it}\} \\
&= P(\theta X_{it} + \varepsilon_{it} \mid X_{it}) \\
&= F(\theta X_{it} + \varepsilon_{it})
\end{aligned}
\tag{5-2}
$$

模型（5-2）说明老年人的劳动力参与决策是在性别、年龄、受教育程度、健康状况、个人收入、家庭收入等一系列特征变量的影响下的二元选择模型，假设其累积分布函数满足标准的正态分布，则（5-2）可以写成 Probit 模型的基本形式：

$$P(Y_{it} = 1 \mid X_{it}) = F(X_{it}, \theta) = \emptyset(X_{it}, \theta) = \int_{-\infty}^{\theta X_{it}} \emptyset(t) dt \tag{5-3}$$

（5-3）式说明个体 i 劳动力参与的概率（$Y_{it} = 1$）是关于一系列特征变量 X_{it} 的累积分布函数 $\emptyset(X_{it}\theta)$，假设它是满足标准的正态分布的累积分布函数，则可以表示成 Probit 模型的标准形式 $\int_{-\infty}^{\theta X_{it}} \emptyset(t) dt$。

5.2.2 老年人健康对劳动时间影响的实证方法

劳动力供给时间是针对已经参与劳动的个体进行的研究，也可以理解为劳动力参与的条件期望。因而在观测数据中只能收集到处于参与劳动状态下的劳动力供给时间，未参与劳动者的供给时间（或称之为潜在的劳动力供给时间，是因为市场工资率低于保留工资率，个体选择不参与劳动）是无法观测到的，如果将未参与劳动的个体劳动时间为 0，直接选取劳动时间进行估计会存在样本选择性偏误。因而利用观测数据中的劳动力供给时间直接进行估计是有偏的，现有的研究一般采取 Heckman 两阶段估计法来处理样本选择性偏误。首先，估计简化的劳动力参与模型，通过计算得到逆米尔斯比率；其次，将逆米尔斯比率作为一个自变量进入劳动力供给时间模型，从而对劳动力供给时间估计方程中的样本选择性偏误进行修正。

Heckman（1979）的研究认为原有的劳动力供给模型仅仅研究的是已经参与市场劳动的老年人的劳动力供给时间，那些没有参与市场劳动的老年人并不能观察到其劳动力供给时间，而已经参与市场劳动的老年人样本并不是一个随机选择的过程，会给估计带来选择性偏误。因此，当老年人的期望工资率水平高于市场工资率时，老年人才会选择参与劳动，直接对老年人的劳动力供给时间进行估计会忽略不参与劳动的老年人的劳动时间影响。为了解决这个问题，本章使用劳动力供给研究中广泛使用的 Heckman 两阶段估计方法。

（1）Heckman 第一阶段估计方程

老年人的劳动力参与方程采取 Probit 回归进行估计，因变量为老年人的劳动力参与决策，如果选择参与劳动，取值为 1；否则取值为 0。劳动力参与方程式用来解释老年人的劳动力参与选择过程，模型估计得到逆米尔斯比率。

$$P = (Z_{it} = 1 \mid w_{it}) = \emptyset(w_{it}\theta) = \int_{-\infty}^{\theta w_{it}} \emptyset(t)\,dt \qquad (5-4)$$

（5-4）式说明个体 i 劳动力参与的概率$(Z_{it}=1)$是关于工资率 w_{it} 的累积分布函数 $\emptyset(w_{it}\theta)$，假设它是满足标准的正态分布的累积分布函数，则可以表示成 Probit 模型的标准形式 $\int_{-\infty}^{\theta w_{it}} \emptyset(t)\,dt$。

（2）Heckman 第二阶段估计方程

解释变量为老年人每年提供的工资性劳动的小时数，只是对已经参与市场劳动的老年人进行分析，将第一阶段估计得出的逆米尔斯比率作为劳动力供给方程的一个自变量进行模型估计。如果逆米尔斯比率估计结果在统计上显著，说明存在样本选择性偏误；反之则不存在选择性偏误。选取参与市场劳动的老年人劳动力供给时间方程的估计方法采取普通最小二乘法。

$$E(Y_{it} \mid Z_{it} = 1) = E(\beta X_{it} + \mu_{it} \mid \theta w_{it} + \varepsilon_{it} > 0)$$

$$= E(\beta X_{it} + \mu_{it} \mid \varepsilon_{it} > -\theta w_{it})$$

$$= \beta X_{it} + E(\mu_{it} \mid \varepsilon_{it} > -\theta w_{it})$$

$$= \beta X_{it} + \rho \sigma_\mu \lambda(-\theta w_{it}) \tag{5-5}$$

（5-5）式中劳动力参与方程的误差项 ε_{it} 和劳动时间方程的误差项 μ_{it} 的数学期望均假设为 0，并对劳动力参与方程的误差项 ε_{it} 的标准差进行标准化为 1。由于 $\rho \sigma_\mu \lambda(-\theta w_{it})$ 是非线性的，如果直接采用最小二乘法对模型（5-5）进行估计，因遗漏非线性的 $\rho \sigma_\mu \lambda(-\theta w_{it})$ 项目，会产生不一致估计。根据逆米尔斯比率的定义 $\lambda(-\theta w_{it}) = \dfrac{\varphi(-\theta w_{it})}{1 - \phi(-\theta w_{it})}$，$\varphi(-\theta w_{it})$ 是标准正态分布的概率密度函数，$\phi(-\theta w_{it})$ 是对应的累积分布函数，逆米尔斯比率可以通过（5-4）式求得。如果 $\rho = 0$，说明 Y_{it} 和 Z_{it} 是相互独立，劳动力参与决策 Z_{it} 的选择过程不会对劳动时间 Y_{it} 产生影响；如果 $\rho > 0$，说明 Y_{it} 和 Z_{it} 是正相关，此时选择参与劳动的劳动时间决定的条件期望 $E(Y_{it} \mid Z_{it} = 1)$ 比无条件期望 $E(Y_{it})$ 要大；如果 $\rho < 0$，说明 Y_{it} 和 Z_{it} 是负相关，则条件期望 $E(Y_{it} \mid Z_{it} = 1)$ 小于无条件期望 $E(Y_{it})$。也就是说，如果 $\rho = 0$，就说明不存在样本选择性偏误，反之则存在选择性偏误。实证研究中一般是采用似然比检验原假设 $\rho = 0$。

5.3　数据来源及变量选择

5.3.1　数据来源

本章利用的数据来源于中国健康与养老追踪调查数据（China Health and Retirement Longitudinal Study，CHARLS）2011—2015 年纵向数据。CHARLS 是专门针对 45 岁及以上的中老年人的健康和养老问题进行的抽样调查，从 2011 年开始进行全国性的入户调查，每两年进行一次追踪调查，并定期向学术界公开调查数据，2011 年初步调查样本量为 1.7 万个，后期对大多数样本进行回访和追踪，还有少数样本因迁移、联系不上或死亡等有所删减，同时也在逐步增加新的调查样本，2015 年调查样本量增至 2.1 万个。根据前文中对老年人年龄的界定标准，保留 60 岁及以上的研究样本。

5.3.2　变量选择

根据前人的研究成果对影响老年人劳动力供给行为的变量进行筛选。实证研究变量分为几类：被解释变量、核心解释变量和控制变量。被解释变量是指老年人的劳动力供给行为，包括劳动力参与决策和劳动时间的供给；核心解释变量是指老年人的健康状况；控制变量是指其他可能会引起老年人劳动力供给行为变化的变量，包括人口学特征变量、家庭特征变量、经济学特征变量。

5.3.2.1　被解释变量

（1）劳动力参与

劳动力参与是指参与经济活动人口，包括就业人口和失业人口，是用来衡量人们参与经济活动的指标。就业人口和失业人口都是活跃在劳动力市场的人口，就业人口是指调查时正处于就业状态的人口，失业人口是指具有就业能力和就业意愿，正在搜寻工作，但尚未找到工作的状态的人口[①]。微观调查数据对就业现状的调查可以较好进行，但对于就业意愿就需要通过一些规范的方式来询问。中国健康和养老调查数据在调查老年人的劳动力参与决策时主要由以下 4 个问题构成：首先询问调查对象"过去的一年是否从事 10 天以上有酬劳的工作（包括务农、经商等活动）"，如果调查对象回答为"是"，可以认为是参与劳动；如果回答"否"则继续询问"过去的一周是否工作了 1 小时以上（不含家务劳动、志愿劳动等无酬劳的工作）"，如回答"是"，可认为是参与劳动；回答"否"则继续询问"你是否正处于临时休假或在职培训中"，如回答"是"，可以认为是参与劳动；回答"否"则继续询问"是否能在确定的时间内或者 6 个月内回到原来的工作岗位"如回答"是"，可以认为是参与劳动；回答"否"则认为是不参与劳动。综合以上调查问题，调查对象只有 4 个问题均回答为否，才认为是没有参与劳动，只要

---

① 罗纳德·G. 伊兰伯格，罗伯特·S. 史密斯. 现代劳动经济学：理论与公共政策（第十版）[M]. 刘昕，译. 中国人民大学出版社，2019：175.

其中有一个问题回答为"是",均可认为是参与劳动。从劳动力参与的定义来看,可能还会遗漏那些不符合以上调查问题的情况,如有就业意愿但仍没有找到工作的调查者。基于数据的可得性以及劳动力参与率的定义,本章仍采用这4个调查问题来代表劳动力参与率指标。

(2)劳动力供给时间

中国健康与养老追踪调查数据对劳动供给时间的调查分为以下几个方面:农业劳动时间、非农劳动时间、正式雇佣的劳动时间、家庭经营活动时间、兼职劳动时间。本章拟从城乡两个类别来反映老年人的市场劳动时间情况,主要是对前面三类劳动时间进行考虑。因为家庭经营活动时间和兼职劳动时间的核算可能存在时间的重叠计算,以及家庭经营活动与家务劳动之间也存在重叠和交叉,因此本章不予考虑这一部分劳动力供给时间的影响,而是对每个调查对象涉及的前面三类劳动力供给时间按年为单位加总核算出年工作小时数。

5.3.2.2 核心解释变量

本章重点关注老年人的自评健康状况对自身劳动力供给行为的影响,并利用日常生活自理能力指标进行稳健性检验。经验研究表明自评健康状况是一个较好反映老年人综合健康状况的测量指标,不仅可以让我们了解到一些无法通过客观健康指标观测到的因素,还可以反映出老年人对自身健康的预测作用,因此被很多学者的经验研究证明是综合反映老年人健康状况的较好指标。当然自评健康状况也存在老年人对健康标准的主观认识差异,以及研究对象为了从事更多或更少的市场劳动而故意高估或低估自身健康状况等局限性(田艳芳,2010;解垩,2015),因此本书利用日常生活自理能力指标替代自评健康状况进行稳健性分析,以对其局限性进行弥补。

CHARLS数据中对老年人的自评健康状况调查有5个程度变量,分别为很好、好、一般、差和很差。参照 Carole A. Green(2006)研究中对自评健康变量的处理方法,将自评健康状况等级为"很好""好""一般"的合并为健康(=1),自评健康状况等级为"差"和"很差"的合并为不健康(=0)。日常生活自理能力包括吃饭、穿衣、洗澡、起床、上厕所、大小便控制6个维度,测量的程度有4个衰减程度:没有困难、有困难但能完成、有困难但需要别人帮组、无法完成。其中只要有一个及以上日常生活项目不能独自完成，就界定日常生活自理能力为 0，否则为 1。

5.3.2.3　控制变量

现有的经验研究表明老年人的劳动力参与意愿不仅仅是受健康状况影响的单一因果关系，而是受到个体人口学特征变量、家庭特征变量、经济学特征变量等复杂因素共同影响的结果。人口学特征变量是指年龄、性别、婚姻状况、受教育程度等；家庭特征变量是指家庭人口规模和结构、家务劳动需求和孙子女照料需求、与家庭成员的同住状况等；经济学特征变量是指个体劳动收入、医疗保障和养老保障以及其他非劳动收入、家庭总收入等。本章在探究健康状况对老年人的劳动力供给的因果关系过程，需要对以上特征变量进行控制。

（1）人口学特征变量

年龄。Gustman 等（1986）提出的劳动—闲暇选择的生命周期理论模型中假设个体年轻时投入的人力资本会随着年龄的增长出现折旧和损耗，减少了闲暇的机会成本，因此在年龄较大的阶段会占用更多的闲暇时间，减少劳动时间的投入。因此，本章的研究从理论上预期年龄对老年人劳动力供给影响系数为负数。中国健康与养老追踪调查数据是针对 45 岁及以上中老年人进行的社会调查，根据前文对老年人年龄的界定，本书选取 60 岁及以上老年人作为研究对象。

性别。老年人的性别差异会影响到劳动力供给行为。性别带来的生理和心理的差别，由此引申出来了不同的社会行为、社会分工。首先，性别的生理性差异会带来就业领域差异性。男性老年人的身体更为强壮，相对于女性从事重体力劳动具有一定的优势，如建筑业和制造业。但老年男性对于工作的持久专注力方面不及女性，因此女性更擅长从事一些专注力集中的细致工作，如家政服务、办公室工作等。其次，在传统的社会性别分工方面，男性扮演着"养家糊口"的重要角色，在老年阶段的男性也有明显的"男权主义"色彩，不甘于"老无所用"，积极参与市场劳动。女性的社会角色更适合承担家务劳动及照料活动。从女性生命周期的历程来看，老年阶段的女性更倾向于为家庭事务操劳，让青年人专注于市场劳动，以解除其后顾之忧。因此，本章研究预期老年男性相比于女性市场劳动力供给的水平更高。

婚姻。经验研究发现，处于劳动年龄阶段（15—64 岁）的已婚女性因其抚育儿女带来的工作—家庭冲突，导致已婚女性的劳动力参与程度低于未婚女性，而已婚男性为了减少配偶劳动力参与率下降导致的收入损失，劳动力参与率会高于未婚男性（增加工人效应，Added Worker Effect）。如果这个趋势继续下去，婚姻对不同性别的老年人的劳动力参与率的影响存在差异，可以预期已婚老年女性的劳动力参与率会低于其他婚姻状况者；已婚老年男性的劳动力参与率会高于其他婚姻状况者，但其具体影响作用还有待实证检验。中国健康与养老追踪调查数据中关于婚姻的调查一共分为 5 类：已婚且在一起生活、已婚但分居、未婚、离异、丧偶。针对老年人群体来说，婚姻主要通过影响彼此间的照料、情感交流等，从而影响劳动力供给行为。本书将婚姻状况合并为两类：第一类是在婚，是指已婚且在一起生活；其他状况合并为不在婚。

受教育程度。老年个体接受教育的时间一般处于青少年阶段，青少年积累的人力资本存量会对老年阶段获取工作机会的概率产生影响。从人力资本的劳动力供给的选择机制分析，受教育程度越高的老年人的劳动力供给程度会越高。因此，本章的研究可以预期受教育程度对老年劳动力供给行为存在正向的激励作用。中国健康与养老调查数据中受访者的受教育程度一共有文盲、小学、……、博士 11 个等级。考虑到中国教育发展的历史进程，1977 年恢复高考，1995 年开始强制实施九年义务教育，本章的研究对象为随访期间 60 岁以上的老年人，出生年份在 1950 年前后，20 世纪 50—70 年代他们接受基础教育的条件较差，受教育程度普遍较低。根据数据的实际情况，本章的研究将小学及以下作为对照组，分析初中及以上受教育程度的老年人的健康状况对劳动力供给的影响。

城乡户籍。中国现阶段具有明显的城乡二元经济特征，城镇的社会经济发展水平较高，提供的就业机会和工资水平、工作环境等方面均优于农村。与此同时，城镇劳动力市场的竞争程度比农村更激烈，就业的门槛也要高于农村。同时，还有因城乡差异带来的其他社会经济水平的差异性进一步影响劳动力供给行为，如医疗卫生资源配置的不公平，导致城镇老年人的健康状况可能比农村老年人要好，在就业市场的机会可能要大于农村老年人；中国社会保障的城乡差距较大，尤其是养老保险待遇水平，农村老年人拥有养老保险的比例较低，待遇水平不高，导致农村老年人为了弥补老年预算约束，不得不坚持劳动，甚至带病劳动。因此，本章研究预期农村老年人的劳动力供给水平要高于城镇。

（2）家庭特征变量

家庭人口数量。中国传统的联合家庭制度（如子代和亲代同住；孙代、子代和亲代三代同住的联合家庭）在保障老年人的社会和经济安全起到积极作用。成年子女在经济上和情感上都扮演着对老年人的代际支持作用。随着社会经济的快速发展，快速城镇化以及青年夫妻单独生活的更高愿望，传统的联合家庭制度正在快速受到侵蚀。根据原国家卫生和计划生育委员会发布的《中国家庭发展报告（2015 年）》研究显示，中国家庭规模日趋小型化，家庭人口平均规模为 3.35 人，其中农村家庭平均规模为 3.56 人，城镇家庭平均规模为 3.07 人。2 人、3 人家庭成为社会家庭的主要类型，分别占调查样本的 21.9% 和 31.7%，与此同时单亲家庭、空巢家庭不断涌现。老年人与子代同住的比例不到一半，老年人的照料主要靠自己和配偶，对子女的依赖性逐渐降低。传统家庭网络的碎片化和年轻一代的迁移流动性加剧，老年人可能无法得到年轻一代的时间照料以及金钱和情感的支持，面临着身体、经济上的不安全感。为了降低未来养老金和医疗费用支出的不确定性风险，家庭规模的日渐核心化导致对子女的依赖性降低，从而老年人的劳动力供给倾向增加。因此，本章研究预期家庭人口规模越小，抗风险能力越差，为降低未来的不确定性风险支出老年人的劳动力供给会越多，家庭人口数对老年人劳动力供给的影响系数预期为负数。

家庭少儿抚养人口数。老年人和成年子女之间既存在子代对亲代的赡养、照料等金钱、时间和情感的支持，也存在亲代对子代进行家务劳动、照料孙子女的反向代际支持。国际上的劳动年龄统计口径中将 0—14 岁年龄段的人口归为少儿抚养人口，属于社会净消费群体，要家庭给予健康、营养、教育等人力资本的投资，还需要家庭给予时间照料。中国由于传统文化因素和社会经济发展趋势变化，隔代抚养的现象较为常见，老年人向成年子女提供代际支持最重要的内容就是照顾孙子女。老年人为照料孙子女耗费了大量的时间，会减少其从事劳动力供给的时间。因此，本章研究预期家庭少儿抚养人口数越多，老年人的劳动力供给越少，家庭少儿抚养人口数对老年人劳动力供给的影响系数预期为负数。

居住安排。家庭人口数和居住安排共同来影响老年人的照料时间、金钱和情感支持，因此老年人是否和子女同住也是影响其劳动力供给决策的重要因素。本书预期老年人与子女同住会减少劳动力供给。中国健康和养老追踪调查问卷中关于老年人的居住模式，分别为与老年人居住在家里、在同一个院子（公寓、小区）或在相邻的院子（公寓、小区）、在同一个村子（社区）、在本县/市/区的其他村（社区）、其他县/市/区的其他村（社区）、国外等情况。本书将老年人至少居住在一个子女的家里界定为与子女同住；其他居住情况合并为其他居住情况。

（3）经济学特征变量

个体劳动收入。第2章提出的个体劳动力供给决策模型得出，只有市场工资率水平高于个体的保留工资率水平，才会选择参与劳动，否则不参与劳动。在经验研究中，保留工资率是不可观测变量，个体劳动收入仅仅反映已经参与劳动个体的收入，无法反映未参与劳动者的保留工资率。为了避免内生性的影响，本章在研究老年人的劳动力供给行为过程中，在劳动力参与模型中不纳入个体劳动收入变量，仅在劳动时间模型中纳入个体劳动收入变量。针对已经选择参与劳动的老年个体，工资性收入越高，劳动时间供给会越多，因此本章研究预期个体劳动收入对劳动力供给时间是正向影响的。

医疗保险。随着年龄的增加，老年人的健康状况下降，发生疾病风险的概率上升，参加医疗保险可以降低老年人的健康风险、减少个人及家庭的医疗费用支出，健康的身体有助于老年人在劳动力市场中争取更多的就业机会。因而，本章实证研究预期参加医疗保险对老年人的劳动力供给有正向的影响作用。中国健康与养老追踪调查问卷中关于老年人的医疗保险的调查问题为"您是否参与了医疗保险"，然后分别对城镇职工医疗保险、城镇居民医疗保险、新型农村合作医疗保险、商业医疗保险等9类医疗保险进行询问。本章研究不考虑老年人参加的医疗保险类别不同带来的劳动力供给的异质性，仅分析是否参加医疗保险导致的劳动力供给行为的差异性。

养老保险。养老保险是指劳动者在退休年龄前缴纳养老保险费用，在达到法定退休年龄后定期领取养老保险金。养老保险制度有效地保障了老年人基本生活需求，可以为其提供稳定可靠的生活来源。从老年人劳动的预算约束动机来看，养老保险收入放松了老年人的收入预算约束，会对老年人的劳动力供给产生负向激励作用，因此本章实证研究预期拥有养老保险金对老年劳动力供给为负向影响。中国健康与养老追踪调查数据对随访者的养老保险的调查分别询问了城镇职工的养老保险、城镇居民的养老保险、新型农村养老保险、商业养老保险等类别，本章不对参加养老保险的类别进行区分，仅关注是否拥有养老保险金对劳动力供给的影响差异性。

其他非劳动收入。从经济理论上看，非劳动力收入对劳动力供给的降低有关，非市场劳动时间（如闲暇时间）是一种正常的商品，非劳动收入越高，对闲暇的时间需求增加，从而减少对劳动时间的投入。因此，理论上预期非劳动收入会对劳动力供给的影响作用是负向的。

家庭总收入。家庭总收入状况是影响老年人劳动力供给的重要因素，老年人继续参加劳动一个重要的原因是家庭经济状况不宽裕，通过劳动赚取收入补贴家用。家庭总收入较高的家庭，老年人的经济压力较小，劳动力参与率会越低，反之，家庭总收入较低的家庭，劳动参与率会越高。因此本章预期家庭总收入越高，对老年人劳动力供给行为有负向的影响。中国健康与养老追踪调查数据对家庭总收入的调查包括随访者、配偶以及其他家庭成员的劳动收入、转移支付收入等，根据随访者从事职业的差异性又包括雇佣劳动的工资性收入及转移支付收入、农业经营性收入、个体经营获取的收入、政府给予的转移支付等。本章将所有家庭成员收入类别进行加总得到家庭总收入。

5.4　描述性统计分析

下面对本章选取的变量进行描述性统计分析，考虑到中国典型的二元经济特征，农村老年人的经济收入、养老金待遇、医疗卫生状况均不及城镇老年人，因此本章分别对总样本、农村和城镇的分样本进行简要的描述性统计分析（见表 5 - 1）。

表 5 - 1　　　老年人健康状况与劳动力供给的描述性统计

变量	总体		农村		城镇	
	均值	标准差	均值	标准差	均值	标准差
被解释变量						
劳动参与（以不参与为对照）	0.516	0.499	0.614	0.487	0.231	0.421
年工作小时	1846.589	1493.715	1722.847	1454.462	2161.371	1546.678

续表

变量	总体		农村		城镇	
	均值	标准差	均值	标准差	均值	标准差
核心解释变量						
自评健康（以不健康为参照）	0.441	0.496	0.420	0.494	0.502	0.500
日常活动能力受限（有一个以上不能完成为参照）	0.672	0.469	0.657	0.475	0.721	0.448
控制变量						
年龄（平均数）	68.531	7.067	68.428	7.063	68.812	7.051
男性（以女性为参照）	0.498	0.500	0.488	0.499	0.527	0.499
在婚（不在婚为参照）	0.751	0.433	0.744	0.436	0.772	0.419
农村（以城镇为参照）	0.744	0.436				
初中及以上教育（以小学及以下教育为参照）	0.200	0.399	0.114	0.318	0.465	0.498
15岁以下的小孩数量（平均值）	1.452	1.029	1.762	1.503	1.363	1.475
家庭人口数（平均值）	2.365	0.986	2.685	0.864	2.078	1.236
与子女同住（以不与子女同住为参照）	0.576	0.491	0.607	0.489	0.445	0.499
上一年个体劳动收入（单位：万元）	1.662	1.561	1.530	1.419	2.094	1.788
医疗保险（以没有医疗保险为参照）	0.917	0.276	0.949	0.221	0.823	0.381
养老保险（以没有养老保险为参照）	0.607	0.488	0.416	0.486	0.733	0.493
上一年非劳动收入（单位：万元）	0.505	1.256	0.412	1.053	0.852	1.475
上一年家庭总收入（单位：万元）	8.387	7.198	7.235	6.328	9.653	7.869
样本数量	25055	25055	18638	18638	6417	6417

资料来源：中国健康与养老追踪调查。

中国60岁及以上的老年人中有超过一半的比例仍继续从事有报酬性的劳动，农村老年人的劳动力参与率明显高于城镇（农村61.4% VS 城镇23.1%），但从劳动时间的分布来看，农村老年人的平均年工作小时数要低于城镇（农村 1722.847 小时 VS 城镇 2161.371 小时）。与城镇老年人相比，农村老年人的劳动力参与率要高但年平均劳动时间较少，主要是与农村老年人养老金等非劳动性收入低，需通过劳动来赚取收入弥补预算的约束。但农业劳动具有阶段性的特点，并非像城镇企业工作时间比较固定，所以农村老年人的年平均劳动时间要比城镇要少。老年人的整体健康状况较好，老年人的自评健康状况为很好和好的比例达到 44.1%（数据处理过程中将自评健康状况为"很好"和"好"等级合并为"健康"，将"一般""差"和"很差"等级合并为"不健康"），农村老年人的自评健康状况等级为"健康"比例要低于城镇（农村 42.0% VS 城镇 50.2%）。但是在日常活动能力受限方面，有 65.7% 的农村老年人日常活动方面是没有障碍的，而城镇老年人的这一比例为 72.1%，说明城镇老年人的自评健康状况要好于农村，城镇失能老年人占城镇老年人的比例低于农村老年人。

控制变量方面，总体样本的平均年龄为 68.531 岁，70 岁以下的老年人是样本中的主要群体，农村老年人组别和城镇老年人组别之间的年龄差异不明显。男性老年人占总体样本的 49.8%，农村的男性老年人比例要比城镇少（农村 48.8% VS 城镇 52.7%）。大部分的老年人都是已婚且和配偶同住（占比为 75.1%），农村老年人的在婚比例比城镇老年人要低（农村 74.4% VS 城镇 77.2%）。中国老年人的受教育程度普遍偏低，只有 20% 的老年人接受过初中及以上的教育，农村老年人接受初中及以上教育程度明显比城镇要低（农村 11.4% VS 城镇 46.5%）。平均每个老年家庭需要照料的少儿人口为 1.452，农村老年人的这一比例高于城镇（农村 1.762 VS 城镇 1.363）。平均每个老年家庭的人口数为 2.365，农村老年家庭的平均人口数要多于城镇（农村 2.685 VS 城镇 2.078）。有 57.6% 的老年人与子女同住，农村老年人与子女同住的比例要高于城镇（农村 60.7% VS 城镇 44.5%）。在经济学特征方面，农村老年人的劳动收入、非劳动收入、家庭总收入均明显低于城镇老年人，农村老年人的医疗保险参保率要高于城镇老年人，农村老年人参与养老保险的比例要比城镇低。

描述性统计结果初步发现如下：①农村老年人的劳动力参与率高于城镇，已经参与劳动的老年人中，农村老年人的年平均劳动时间要比城镇老年人少。②农村老年人的自评健康状况要比城镇差，但城镇失能老年人的比例比农村多。③城乡老年人的人口学特征差异集中体现在受教育程度方面，农村老年人的受教育程度明显比城镇低。④城乡老年人的经济学特征差异方面，农村老年人的劳动收入、非劳动收入、家庭总收入均低于城镇老年人。⑤城乡老年人的家庭特征差异方面，农村老年人的家庭人口规模、与子女同住的比例、需要照料的少儿人口方面均比城镇要多。

5.5 回归结果

5.5.1 自评健康状况对劳动力参与的估计结果

自评健康状况对老年人劳动力参与存在明显的正向影响，自评健康等级越高的老年人劳动力参与率更高，农村老年人的自评健康状况对劳动力参与反应程度比城镇老年人更敏感（见表5-2）。自评健康状况为"很好"和"好"等级比"一般""差"和"很差"等级的老年人劳动力参与率平均要高8.6%，且在1%的水平上显著；农村子样本之间的自评健康状况差别带来的劳动力参与率的变动更为明显，自评健康状况为"很好""好"等级要比"一般""差""很差"等级的农村老年人劳动力参与率高9.6%，而城镇子样本之间自评健康状况为"很好""好"等级比"一般""差"和"很差"等级的劳动力参与率高5.1%。

表5-2　　自评健康状况对老年人劳动力参与的 Probit 估计

变量	总体	农村	城镇
自评为健康（以不健康为参照）	0.086 *** (0.006)	0.096 *** (0.007)	0.051 *** (0.011)
年龄	-0.023 *** (0.001)	-0.025 *** (0.001)	-0.017 *** (0.001)
男性（以女性为参照）	0.139 *** (0.006)	0.131 *** (0.007)	0.158 *** (0.012)
在婚（不在婚为参照）	0.068 *** (0.007)	0.093 *** (0.008)	-0.025 (0.015)
农村（以城镇为参照）	0.370 *** (0.008)		

续表

变量	总体	农村	城镇
初中及以上教育（以小学及以下教育为参照）	0.093 ***	0.055 ***	0.132 ***
	(0.008)	(0.011)	(0.012)
15 岁以下的小孩数量	− 0.019 ***	− 0.015 ***	− 0.060 ***
	(0.005)	(0.005)	(0.002)
家庭人口数	− 0.135 ***	− 0.128 ***	− 0.185 ***
	(0.008)	(0.007)	(0.011)
与子女同住（以不与子女同住为参照）	− 0.276 **	− 0.307 ***	− 0.245 **
	(0.136)	(0.136)	(0.113)
医疗保险（以没有医疗保险为参照）	0.002	0.021	− 0.029 **
	(0.011)	(0.016)	(0.014)
养老保险（以没有养老保险为参照）	0.009	0.006	− 0.057 ***
	(0.006)	(0.007)	(0.011)
上一年非劳动收入（单位：万元）	− 0.129 ***	0.069	− 0.157 ***
	(0.026)	(0.055)	(0.048)
上一年家庭总收入（单位：万元）	− 0.001	0.001	− 0.006 ***
	(0.001)	(0.001)	(0.002)
常数项	1.671 ***	2.132 ***	1.345 ***
	(0.036)	(0.042)	(0.066)
样本量	25055	18638	6417
LR chi^2	4456.58	4961.23	4038.17
Prob > chi^2	0.0002	0.0001	0.0005
Pseudo R^2	0.313	0.257	0.138

注：为便于经济学解释估计系数已经通过边际效应处理，即数值变量每增加 1 个单位或分类变量由 0 变为 1 时，老年人的劳动力参与率的变动情况。（ ）是稳健性的标准误，*，**，*** 分别表示估计系数在 10%、5%、1% 的水平上显著。

其他控制变量方面也有不同的特征体现。老年人平均年龄每增加 1 岁会导致劳动力参与率下降 2.3%，且在 1% 的水平上显著，说明随着老年人的年龄增长，身体机能和工作能力均呈现下降趋势，因此劳动力参与率是下降的。老年男性的劳动力参与率平均要比女性高 13.9%，城镇老年人的性别差异更为明显，达到 15.8%，农村仅为 13.1%，说明男性老年人的劳动生产率高于女性，为了家庭收入最大化，更多的老年男性选择参与市场劳动，老年女性选择料理家务、照料孙子女等非报酬性的家庭劳动。农村老年人大多从事的是农业劳动，其劳动力的竞争性程度要比城镇劳动力市场低，在劳动力市场中处于劣势的老年女性在城镇中获得的就业机会更少，因此城镇老年人的性别差异比农村要大。总体上来看，婚姻状况对老年人的劳动力参与影响是正向的，已婚且和配偶同住的老年人比其他婚姻状况老年人的劳动力参与率要高 6.8%；农村的在婚老年人比不在婚者的劳动力参与率高出 9.3%，但城镇的在婚老年人比不在婚者的劳动力参与率还要低 2.5%，但这一结果在统计学上并不显著。受教育程度与老年人的劳动力参与率变化呈现正相关，接受初中及以上教育的老年人劳动力参与比小学及以下老年人的劳动力参与率要高 9.3%，农村老年人因受教育程度带来的劳动力参与率差异为 5.5%，而城镇老年人接受过初中及以上教育者比小学及以下者要高 13.2%，说明城镇劳动力市场的专业化程度更高，受教育程度越高的老年人"干中学"的效率更高，在劳动力市场中处于竞争优势。

家庭中有 15 岁以下儿童需要照料对老年人劳动力参与呈现负向影响，每增加 1 个少儿照料会导致老年人的劳动力参与率下降 1.9%，农村老年人因增加 1 个少儿照料导致劳动力参与率下降 1.5%，城镇老年人劳动力参与率下降 6.0%。首先，家庭的少儿照料需求（大多数是孙子女）使不少老年人不得不放弃赚取劳动收入的机会；其次，农业劳动具有阶段性的特征，少儿照料对农村老年人劳动力参与的挤出效应不及城镇老年人。城镇劳动力市场对工作时间的要求比较固定，城镇老年人很难兼顾少儿照料和工作。家庭人口数越多，老年人的劳动力参与率越低，每增加 1 个家庭成员会导致老年人的劳动力参与率下降 13.5%，城镇老年人家庭成员数的增加对劳动力参与率减少的影响程度比农村更大。这也是符合理论预期的，家庭规模越大，抗风险能力越强，老年人的预防性劳动力参与概率越低。与子女同住的老年人的劳动力参与率比不同住者要低 27.6%，农村老年人与子女同住者比不同住者劳动力参与率要低 30.7%，而城镇老年人的这一差异为 24.5%，说明老年人与子女同住可以得到子女金钱和情感支持，会降低劳动参与率。

总样本和农村子样本的老年人是否参加医疗保险和养老保险对老年人的劳动力参与没有显著的影响，只有城镇子样本老年人参加医疗保险和养老保险者对劳动力参与表现出明显的负向激励，这可能与现阶段农村医疗保险待遇偏低，养老保险参与率偏低等低水平的社会保障现状有关，非劳动收入和家庭收入对老年人劳动力参与的估计中也只有城镇组在统计学上显著，说明经济特征因素对农村老年人的劳动力参与决策影响不显著，或是因为农村老年人之间的收入差异还不够显著性地影响到劳动力参与决策。

5.5.2　自评健康对劳动时间的估计结果

中国老年人的自评健康状况对劳动时间存在显著的正向影响，对城镇老年人的影响程度明显比农村老年人高。本章通过 Heckman 两阶段估计方法研究健康状况对老年人平均每年工作小时数的影响（见表 5 - 3）。无论是总样本还是农村群组和城镇群组的逆米尔斯率的估计值均在 1% 的水平上显著。总样本的似然比检验原假设 $\rho = 0$，总样本在 5% 的水平上显著性地拒绝原假设，农村群组在 1% 的水平上显著性拒绝原假设，城镇群组在 5% 的水平上显著性地拒绝原假设，说明总样本、城镇群组和农村群组均存在样本选择性偏误，进行 Heckman 估计是必要的。

表 5 - 3　　　　自评健康状况对老年人劳动时间的 Heckman 两阶段估计

变量	总体		农村		城镇	
	第一阶段	第二阶段	第一阶段	第二阶段	第一阶段	第二阶段
自评为健康（以不健康为参照）	0.096 ***	454.715 **	0.095 ***	321.758 *	0.074 ***	586.145 **
	(0.030)	(218.342)	(0.036)	(184.203)	(0.024)	(273.361)
年龄	- 0.093 ***	- 51.275 **	- 0.093 **	- 42.430 *	- 0.092 ***	- 66.092 **
	(0.003)	(25.262)	(0.003)	(25.146)	(0.005)	(32.419)
男性（以女性为参照）	0.669 ***	529.022 *	0.712 ***	490.167 *	0.545 ***	632.327 *
	(0.031)	(289.495)	(0.038)	(273.068)	(0.057)	(365.486)
在婚（不在婚为参照）	0.0005	- 34.153	0.096 **	- 24.0067	- 0.258 ***	- 59.579
	(0.0368)	(82.381)	(0.043)	(109.351)	(0.070)	(89.892)
农村（以城镇为参照）	0.571 ***	- 23.615	—	—	—	—
	(0.035)	(31.954)				
初中及以上教育（以小学及以下为参照）	0.088 **	47.647	0.074	72.844	0.096 ***	128.572 ***
	(0.037)	(87.968)	(0.050)	(54.237)	(0.035)	(43.044)
15 岁以下的小孩数量	- 0.019 ***	- 32.623	- 0.015 **	- 26.825	- 0.060 ***	- 41.072
	(0.005)	(58.873)	(0.005)	(43.127)	(0.002)	(52.695)
家庭人口数	0.125 ***	203.365	0.108 ***	315.078	0.148 ***	283.685
	(0.008)	(312.623)	(0.007)	(328.267)	(0.011)	(304.152)

续表

变量	总体		农村		城镇	
	第一阶段	第二阶段	第一阶段	第二阶段	第一阶段	第二阶段
与子女同住（以不与子女同住为参照）	-0.106*** (0.046)	-203.576** (112.328)	-0.117** (0.052)	-235.087** (115.256)	-0.092*** (0.038)	-263.821 (197.245)
上一年个体劳动收入（单位：万元）	—	189.653*** (65.357)	—	217.325*** (69.723)	—	165.237*** (63.254)
医疗保险（以没有医疗保险为参照）	-0.003 (0.053)	-18.411 (14.017)	0.121 (0.082)	-14.689 (17.554)	-0.137** (0.070)	-23.894 (49.819)
养老保险（以没有养老保险为参照）	-0.102*** (0.031)	67.298 (87.698)	-0.094** (0.038)	-12.426 (81.391)	-0.119** (0.055)	62.659 (69.684)
上一年非劳动收入（单位：万元）	-0.127*** (0.026)	-203.505 (315.128)	0.065 (0.052)	-182.325 (297.438)	-0.153*** (0.046)	-225.852 (304.269)
上一年家庭总收入（单位：万元）	-0.001 (0.001)	-769.853 (693.452)	0.002*** (0.001)	-923.137 (725.321)	-0.005*** (0.002)	-863.529 (708.236)
常数项	4.430*** (0.199)	4280.458** (2049.132)	4.753*** (0.237)	1967.368 (2215.776)	4.883*** (0.382)	13464.95 (12631.59)
样本量	25055	12103	18638	7741	6417	3362
λ	752.685*** (284.823)		788.602*** (299.298)		520.489*** (213.533)	
ρ	0.475*** (0.136)		0.325*** (0.103)		0.516*** (0.195)	
σ	1584.297		1433.109		3520.491	
LR Test Prob.	0.0187		0.0095		0.0213	

注：第一阶段是简单的劳动力参与模型，第二阶段是对劳动时间的估计。（ ）是稳健性的标准误，*，**，*** 分别表示估计系数在10%、5%、1%的水平上显著。

劳动时间的估计结果主要体现在第二阶段，是对已经进入劳动力市场的老年个体的劳动时间估计。在控制其他因素不变的前提下，自评健康状况为"很好""好"等级比"一般""差"和"很差"等级的老年人年平均工作小时要多454.715小时，城镇老年人中自评健康状况为"很好""好"等级的比"一般""差"和"很差"等级的年平均工作时间要多586.145小时，而农村老年人群组中这一差异仅为321.758小时。这一估计结果和美国学者Green（2006）对美国65岁以上老年人自评健康状况对年平均工作时间的估计结果有明显的差异。他的研究发现，已经进入劳动力市场的老年人健康状况越差反而劳动供给时间越长，Green 将其解释为健康状况不好的老年人的劳动时间较长是为了获得雇主提供医疗保险待遇。但是中国的大多数雇主都不会为年长的工人提供医疗保险待遇，反而会在劳动力市场中遴选身体健康状况较好的老年人（即使在聘用年长老年人的过程中存在"辩解性偏误"，健康状况不好的老年人为了获得工作机会向雇主声称健康状况较好，也会因不能坚持长久的工作时间而被雇主辞退）。已经加入到报酬性市场劳动活动中的老年人身体素质要比未参与劳动的老年个体要好。自评健康状况处于"很好""好"等级的老年人出勤率较高，而处于"一般""差"和"很差"健康等级的老年人可能因病休假等原因导致劳动时间要低。城镇老年人大多数从事的是雇佣劳动，有较严格的工作时间要求；而农村老年人大多数从事的是农业劳动，具有季节性、阶段性等特征，对工作时间的要求不严格，因此自评健康状况对城镇老年人劳动时间的影响程度要比农村老年人大。

影响老年人劳动时间的人口学特征变量方面，只有年龄、性别因素对全样本、农村群组、城镇群组在统计学上是显著的，婚姻状况、城乡户籍对劳动时间的影响不显著，受教育程度对全样本和城镇群组的劳动时间影响是显著的，但对农村群组的影响不显著。老年人的年龄平均每增长 1 岁会导致年平均劳动时间减少 51.275 小时，而农村老年人因年龄平均每增长 1 岁带来的年平均劳动时间减少为 42.430 小时，城镇老年人减少 66.092 小时。男性老年人比女性老年人年平均劳动时间要多 529.022 小时，农村男性老年人比农村女性老年人年平均劳动时间要多 490.167 小时，城镇男性老年人比城镇女性老年人年平均劳动时间要多 632.327 小时。该估计结果一方面说明男性老年人的平均自评健康状况要比女性老年人好，可以坚持较长的工作时间；另一方面说明男性老年人的平均劳动生产效率高于女性老年人，男性老年人单位时间获取的劳动报酬要比女性老年人要高，因此男性老年人配置在市场劳动的时间要比女性老年人多。已婚且和配偶同住的老年人要比其他婚姻状况的老年人年平均劳动时间要少 34.153 小时，但在统计学上不显著。农村和城镇的在婚老年人的年平均劳动时间都比不在婚老年人要少，均为通过统计学检验，说明那些已经参与市场劳动的老年人不会因为是否有配偶的陪伴而改变劳动时间的配置，婚姻状况对老年人劳动时间的影响存在着两个实证观点：一是婚姻状况主要影响的是夫妻之间的陪伴和交流，配偶之间存在共同闲暇效应，夫妻双方共同享受闲暇比单方享受闲暇带来的效用更大。因此，已婚且与配偶同住的老年人会比其他婚姻状况的老年人的劳动力供给时间要少。二是婚姻也意味着责任和负担，已婚且和配偶同住的老年人，家庭责任感更强，劳动力供给时间会更多。婚姻状况对老年人劳动力供给的影响是这两种效应相互交织在一起，导致婚姻状况对老年人劳动力供给时间的影响不显著，具体影响机制还有待检验。受教育程度对全样本和农村群组的影响不显著，初中及以上受教育程度的城镇老年人会比小学及以下老年人的年平均劳动时间多 128.572 小时。由于中国老年人群体的整体受教育程度较低，80%的老年人的受教育程度为小学及以下，初中和小学文化程度均处于基础教育阶段，人力资本之间的差异性不明显，由此带来的劳动报酬差异性不显著，从而对劳动时间的影响也不显著。接受初中及以上教育程度的城镇老年人年平均劳动时间多，可能与其就业部门大多数为正规就业部门，劳动时间安排较为严格，因而劳动时间会明显多于小学及以下教育程度的农村老年人。

家庭特征变量方面，家庭人口规模、15 岁以下儿童数量对劳动时间的影响不显著，与子女同住对城镇群组老年人的劳动时间没有显著的影响，对全样本和农村群组老年人有明显的负向影响。家庭人口规模会影响到老年人的经济和情感支持。前面的实证研究发现家庭人口数量会对劳动力参与有明显的负向影响，但对于已经决定参与市场劳动的老年个体，并不会因为家庭成员给予的经济支持和感情慰藉增加而减少劳动时间。15 岁以下的儿童数量主要影响的是老年人对孙子女的照料行为，前面的研究发现它对老年人的劳动力参与决策有负向影响，但对于已经参与市场劳动的老年人，孙子女的照料可能已经有了其他家庭成员来负责照料，对其劳动力供给时间的影响作用并不显著。与子女同住的老年人比不同住者年平均劳动时间会减少 203.576 小时，农村老年人与子女同住者比不同住者减少 235.087 小时，与子女是否同住对城镇老年人的劳动时间没有显著影响。与子女同住可以获得子女经济和情感的支持，全样本和农村群组的老年人市场劳动供给时间会减少，但城镇老年人的劳动时间没有明显变化，可能与其从事的为正规部门雇佣劳动有关，工作时间有严格规定，因而对其影响不显著。

影响老年人劳动力供给时间的经济学特征变量方面只有个体劳动收入是显著的，个体非劳动收入和家庭总收入对老年人劳动力供给时间的影响没有通过显著性检验。是否拥有医疗保险和养老保险对老年人的劳动力供给时间的影响也不显著。个体年平均劳动收入每增加 1 万元，会引起老年人的年平均劳动时间增加 189.653 小时，农村老年人群组的年平均劳动时间增加 217.325 小时，城镇老年人群组的年平均劳动时间增加 165.237 小时。个体劳动收入的增加会同时带来收入效应和替代效应，收入效应是指随着收入的增加，老年人会增加对闲暇的消费需求，从而减少劳动供给时间；替代效应是指收入增加后，老年人单位时间获取收入的水平增加，闲暇的机会成本上升，转而会减少闲暇时间增加劳动力供给时间。老年人的劳动收入对劳动时间影响的实证估计结果来看，说明替代效应大于收入效应，老年人的劳动收入增加会导致劳动力供给时间增加。个体非劳动收入、家庭总收入对老年人劳动时间产生负向影响，但在统计学上不显著。这是符合理论预期的，因为个体非劳动收入和家庭总收入仅体现出收入效应，非劳动收入越高，会增加对闲暇的需求，减少劳动力供给时间。是否参加养老保险和医疗保险对已经参加报酬性劳动的老年人劳动力供给时间的影响不显著。从理论上看养老保险和医疗保险是对老年人防范疾病风险、平滑消费行为的制度安排，参加养老保险和医疗保险的老年人抗风险能力强，会导致老年人的劳动力供给时间减少，可能是由于所选取的实证数据原因，表 5 - 1 的描述性统计分析结果表明中国老年人的医疗保险参加的广度高，参保覆盖率超过 90%，但是医疗保障的深度不够，抵抗疾病风险的水平尚未达到理想水平。另外，中国老年人的养老保险覆盖率仅为 60%，尤其是中国农村老年人的养老保险覆盖率更低，大多数农村老年人缺少基础养老金，城镇老年人中也只有在正规部门就业的群体才拥有养老金，那些已经参加养老保险的城镇老年人的养老保障待遇水平并不高，难以形成对劳动力供给时间的负向激励。

5.5.3　小结

本章通过分析自评健康状况对老年人劳动力供给行为的影响，分别从劳动力参与（劳动力供给的广度）和劳动时间（劳动力供给的深度）两个层面进行分析，研究发现在控制其他影响因素的前提下，自评健康状况为"很好""好"等级老年人比"一般""差""很差"等级的劳动力参与率要高 8.6%，年平均劳动力供给时间要多 454.715 小时。自评健康状况对老年人的劳动力供给行为影响存在城乡差异，自评健康状况为"很好""好"等级的农村老年人比"一般""差""很差"等级的老年人劳动力参与率要高9.6%，年平均劳动供给时间多321.758小时；城镇老年人中自评健康状况为很好、好等级的比一般、差、很差等级的劳动力参与率高5.1%，年平均劳动供给时间多586.145小时。农村老年人因自评健康状况差别带来的劳动力参与率的影响程度要比城镇大，但对于已经参与劳动的老年个体中农村群组中健康状况对劳动时间影响程度却比城镇要小。

5.6　稳健性检验

回归估计结果选取的老年人健康状况指标是自评健康状况，但考虑到老年人对自身健康评价的主观认识差异，以及可能存在老年人自评健康过程中故意高估或低估带来的"辩解性偏误"，需对初步估计的实证研究结果进行稳健性检验。本章采取的稳健性检验是通过将自评健康状况指标更换为日常生活自理能力指标（Activities of Daily Living，ADL）。中国健康和养老追踪调查问卷中关于ADL的调查包括吃饭、穿衣、洗澡、起床、上厕所、大小便控制6个维度，本章在数据处理时将6项日常生活自理能力合并为只要有一项以上不能独立完成界定为日常生活自理能力障碍，反之为不存在日常生活自理能力障碍。日常生活自理能力受限经过合并处理后变为一个0和1的虚拟变量，1表示所有的日常活动均能独立完成，0表示有一项以上不能独立完成。日常生活自理能力是一个较为客观的健康状况指标，可以弥补自评健康状况指标的主观评价的不足。

5.6.1　日常生活自理能力对劳动力参与的估计结果

日常生活自理能力对老年人的劳动力参与行为有明显的正向影响，日常生活自理能力越好，劳动力参与越高，对农村老年人的影响程度要比城镇老年人高。日常生活自理能力（ADL指数）作为老年人的健康状况的客观测量指标对其劳动力参与的Probit估计结果见表5-4。在控制其他影响因素不变的情况下，日常生活自理能力没有障碍比有一项以上活动障碍的老年人的劳动力参与率要高8.8%。农村老年人群组中日常生活自理能力没有障碍者比有一项以上日常生活自理能力障碍者的劳动力参与率高 10.8%；城镇老年人群组中日常生活自理能力没有障碍比有一项以上活动能力障碍者的劳动参与率高 2.2%。这一估计结果说明日常生活自理能力受到限制的老年人健康状况较差，在劳动力市场中获取工作的机会较少，劳动力参与率较低。农村老年人大多数是从事重体力劳动，对身体素质的要求较高，日常生活自理能力存在障碍的农村老年人难以继续从事农业劳动，但城镇老年人的工作环境对身体素质的要求不及农村，城镇老年人因健康状况下降导致劳动力参与降低程度要比农村老年人低。日常生活自理能力对老年人劳动力参与的估计结果与选取自评健康状况指标研究其对劳动力参与的影响效果相比，估计系数的正负没有变化；总样本和农村群组的估计系数增大，城镇群组的估计系数减小，因此，本章选取自评健康状况指标的初步估计结果较为稳健。

表 5 – 4　　日常生活自理能力对老年人劳动力参与的 Probit 估计

变量	总体	农村	城镇
日常生活自理能力受限（有一个以上不能完成为参照）	0.088 *** (0.007)	0.108 *** (0.008)	0.022 *** (0.004)
年龄	- 0.022 *** (0.001)	- 0.024 *** (0.001)	- 0.016 *** (0.001)
男性（以女性为参照）	0.121 *** (0.007)	0.110 *** (0.008)	0.151 *** (0.013)
在婚（不在婚为参照）	0.068 *** (0.008)	0.091 *** (0.009)	- 0.027 (0.018)
农村（以城镇为参照）	0.337 *** (0.009)		
初中及以上教育（以小学及以下为参照）	0.102 *** (0.010)	0.067 *** (0.014)	0.130 *** (0.013)
15 岁以下的小孩数量	- 0.024 *** (0.005)	- 0.032 *** (0.005)	- 0.019 ** (0.002)
家庭人口数	- 0.092 *** (0.013)	- 0.116 *** (0.015)	- 0.065 *** (0.010)
与子女同住（以不与子女同住为参照）	- 0.132 *** (0.048)	- 0.145 *** (0.052)	0.089 ** (0.042)

续表

变量	总体	农村	城镇
医疗保险（以没有医疗保险为参照）	0.003 (0.011)	0.012 (0.016)	-0.015 (0.012)
养老保险（以没有养老保险为参照）	-0.003 (0.006)	0.015 (0.011)	-0.023 * (0.013)
上一年非劳动收入（单位：万元）	-0.121 *** (0.025)	-0.065 (0.051)	-0.154 *** (0.048)
上一年家庭总收入（单位：万元）	-0.004 *** (0.001)	-0.002 ** (0.001)	-0.006 *** (0.002)
常数项	1.589 *** (0.041)	2.017 *** (0.048)	1.265 *** (0.074)
样本量	25055	18638	6417
LR chi^2	4326.45	4782.36	4125.42
Prob > chi^2	0.0012	0.0009	0.0026
Pseudo R^2	0.407	0.325	0.197

注：为便于经济学解释，估计系数已经进行边际效应处理，即数值变量每增加1个单位或分类变量由0变为1时，老年人的劳动力参与率的变动情况。（）是稳健性的标准误，*，**，*** 分别表示估计系数在10%、5%、1%的水平上显著。

在人口学控制变量的估计系数方面，年龄对劳动力参与率的影响仍旧是负向的，随着年龄增加，老年人健康状况下降，劳动力参与率呈现下降趋势。男性老年人的劳动力参与率比女性老年人明显要高，不管是总样本，还是农村群组和城镇群组均是如此。已婚且和配偶同住的老年人比其他婚姻状况老年人的劳动力参与率要高，但城镇群组的影响不显著。接受初中以上文化程度比小学及以下文化程度老年人的劳动力参与率明显要高，总样本、农村群组、城镇群组均是如此。这些估计结果和表5-2采取自评健康状况指标的估计结果基本上是一致。

在家庭控制变量方面，有15岁以下少儿照料比没有少儿照料的老年人劳动力参与率要低，说明隔代照料行为会挤占老年人的市场劳动供给时间。家庭人口数越多，老年人的劳动力参与率越低，与子女同住会降低老年人的劳动力参与率，但城镇群组的影响不显著，说明家庭人口数越多，老年人获得家庭成员的金钱支持和情感沟通越多，参与市场劳动的概率越低，城镇群组的影响不显著可能与城镇老年人有养老金保障，经济处于独立状态，对子女或其他家庭成员的经济依赖性不强，是否与家庭成员同住以及家庭人口数量对其影响不显著。采用日常生活自理能力的客观健康指标对老年人劳动力参与估计中的家庭特征变量的估计系数与采取自评健康状况主观健康指标相比区别不大。

在经济学特征变量方面，非劳动收入和家庭总收入对老年人劳动力参与行为的影响都是负向的，老年人的非劳动收入和家庭总收入越多，对闲暇的消费能力越高，闲暇时间增加，劳动供给时间减少，因而会降低劳动力参与率。是否参加医疗保险和养老保险对老年人的劳动力参与行为的影响不显著，可能与现阶段我国的社会保障水平实行的是低水平、广覆盖的发展模式，医疗保障和养老保障的深度不够，还未对老年人的劳动力参与行为产生实质性的影响有关。采用日常生活自理能力指标对老年人劳动力参与的实证估计结果中的经济学特征变量与采取自评健康状况指标的估计结果区别不大。

5.6.2 日常生活自理能力对劳动时间的估计结果

中国老年人的日常生活自理能力对劳动时间存在显著的正向影响，对城镇老年人的影响程度明显比农村老年人高。采取日常生活自理能力（ADL 指数）作为健康指标替代自评健康状况，采用 Heckman 两阶段估计方法以解决样本选择性偏误，得到日常生活自理能力对老年人劳动时间的估计结果（见表 5－5）。日常生活自理能力没有障碍比有一项以上日常生活自理能力有障碍的老年人年平均劳动时间要多 656.715 小时，城镇老年人没有障碍的老年人比有一项以上日常生活自理能力障碍者的年平均劳动时间要多 537.168 小时，农村老年人这一差别为 367.812 小时。日常生活自理能力对劳动时间影响的估计结果与采取自评健康状况指标相比，共同之处在于老年人健康状况下降（如自评为不健康、有一项以上活动不能自理）都会带来劳动时间的减少；不同之处为日常生活自理能力障碍带来的劳动时间减少的幅度要比自评健康状况下降带来的劳动时间减少幅度大。这一特征在全样本、农村群组中均有所有体现。但是城镇群组的老年人因日常生活自理能力障碍带来的劳动时间减少幅度比采取自评健康状况指标要小。

表 5 - 5   日常生活自理能力对老年人劳动时间的 Heckman 两阶段估计

变量	总体		农村		城镇	
	第一阶段	第二阶段	第一阶段	第二阶段	第一阶段	第二阶段
日常生活自理能力受限（有一个以上不能完成为参照）	0.149 *** (0.033)	656.715 ** (328.342)	0.174 *** (0.045)	367.812 * (203.131)	0.171 ** (0.080)	537.168 * (209.618)
年龄	-0.057 *** (0.003)	-118.328 *** (45.384)	-0.084 *** (0.004)	-96.535 *** (28.814)	-0.048 *** (0.006)	-135.984 ** (34.489)
男性（以女性为参照）	0.421 *** (0.031)	845.436 * (345.703)	0.601 *** (0.043)	627.902 ** (319.178)	0.556 *** (0.069)	987.218 (813.023)
在婚（不在婚为参照）	-0.123 *** (0.037)	34.567 (115.441)	0.068 * (0.041)	130.910 (153.611)	-0.274 *** (0.085)	-283.845 (897.684)
农村（以城镇为参照）	-0.029 (0.037)	-542.173 ** (271.289)	—	—	—	—
初中及以上教育（以小学及以下为参照）	0.057 (0.037)	414.887 (528.956)	0.085 (0.061)	176.319 (157.235)	-0.292 *** (0.068)	-190.417 (147.684)
15 岁以下的小孩数量	-0.012 ** (0.005)	-128.321 (358.625)	-0.016 *** (0.006)	-189.326 (435.127)	-0.073 *** (0.005)	-97.328 (63.213)
家庭人口数	0.132 *** (0.009)	203.365 (312.623)	0.145 *** (0.011)	187.054 (325.103)	0.148 *** (0.011)	269.325 (312.237)
与子女同住（以不与子女同住为参照）	-0.132 *** (0.051)	-335.695 ** (168.724)	-0.146 ** (0.069)	-286.105 ** (142.236)	-0.125 *** (0.042)	-403.821 ** (197.245)
上一年个体劳动收入（单位：万元）	—	428.269 *** (163.427)	—	321.603 *** (114.515)	—	561.327 *** (136.254)
医疗保险（以没有医疗保险为参照）	-0.022 (0.057)	-133.382 (478.423)	0.137 (0.098)	-66.995 (277.082)	-0.145 * (0.087)	-49.635 (606.257)
养老保险（以没有养老保险为参照）	-0.112 *** (0.031)	621.902 (902.335)	-0.050 (0.043)	-40.184 (115.943)	-0.233 *** (0.068)	383.319 (940.487)
上一年非劳动收入（单位：万元）	-0.136 *** (0.032)	-512.307 (712.832)	0.098 (0.063)	-235.863 (316.426)	-0.158 *** (0.052)	-368.256 (361.425)
上一年家庭总收入（单位：万元）	-0.006 (0.005)	-816.532 (796.256)	-0.003 (0.002)	-936.137 (725.321)	-0.006 *** (0.003)	-763.836 (715.329)

续表

变量	总体		农村		城镇	
	第一阶段	第二阶段	第一阶段	第二阶段	第一阶段	第二阶段
常数项	2.152 *** (0.202)	9839.931 (9691.163)	3.971 *** (0.269)	4456.089 (3723.329)	4.573 *** (0.456)	4830.507 (9456.723)
样本量	25055	13592	18638	6571	6417	3267
λ	702.984 *** (305.536)		674.913 *** (257.785)		563.627 *** (209.389)	
ρ	0.455 *** (0.124)		0.627 *** (0.216)		0.396 *** (0.134)	
σ	7016.984		1714.038		3618.425	
LR Test（ρ = 0）Prob.	0.0216		0.0128		0.0304	

注：第一阶段是简单的劳动力参与模型，第二阶段是对劳动时间的估计。（ ）是稳健性的标准误，*，**，*** 分别表示估计系数在 10%、5%、1% 的水平上显著。

在人口学特征变量对劳动时间的影响方面，高年龄的老年人的劳动时间影响程度明显小于低年龄的老年人，这一差别在城镇群组的表现得尤为突出，可能与城镇劳动力市场相比于农村劳动力市场对劳动时间的要求正式，年龄越大的老年人，健康状况下降，难以继续支撑较长的劳动时间。男性老年人的年平均劳动时间要比女性老年人多，但城镇群组的劳动时间性别差异不显著。婚姻状况对老年人劳动时间的影响在统计学上不显著。对于已经参与劳动老年人，城镇老年人的年平均劳动时间要大于农村老年人。受教育程度对老年人的劳动时间的影响不显著。采取日常生活自理能力指标测量健康状况与选用自评健康状况相比，人口学特征变量对劳动时间的影响方向大致不变，影响程度加大了，部分变量的估计系数变得不显著。

在家庭特征变量对劳动时间的影响方面，是否有 15 岁以下儿童需要照料对老年人的劳动时间没有显著的影响，家庭人口规模大小对劳动时间的影响也不显著，与子女同住会显著减少老年人的劳动时间，这一差别在城镇群组的表现尤为突出。对于已经选择参与劳动的老年人，家庭因素对其劳动时间的影响不大，但子女的经济和情感支持还是会对其劳动力供给时间有明显的负向激励。

在经济学特征变量对劳动时间的影响方面，个体劳动收入增加会明显增加老年人劳动时间，老年人的年平均劳动收入每增加 1 万元会导致年平均劳动时间增加 428.269 小时，农村老年人增加 321.603 小时，城镇老年人增加 561.327 小时。研究结果说明个体劳动收入对老年人的劳动时间存在明显的替代效应，老年人会用劳动时间来替代闲暇时间。个体非劳动收入和家庭总收入对老年人的劳动时间没有明显的影响，说明已经选择参与劳动的老年个体，并不会因非劳动收入和家庭收入的变化而影响劳动时间，收入效应并不显著。参加医疗保险会降低老年人劳动时间，但这一作用并不显著，是否参加养老保险对老年人劳动时间影响不显著，说明医疗保险和养老保险这两种针对老年人的抗风险制度安排尚未对劳动力供给时间配置发挥实质性的影响，可能与保障的深度不够有关。

5.7　异质性分析

影响老年人劳动力供给决策的因素中，性别和年龄是有着非常显著的影响因素。不同性别老年人的身体素质和对疾病风险的承受能力存在差异性，导致不同性别老年人因健康状况的差异带来劳动力参与和劳动时间配置存在着异质性。不同年龄组的老年人，生理机能的衰老速度和劳动生产效率存在差异性，不同年龄组的老年人因健康状况的差异性对劳动力参与和劳动时间的影响存在异质性。本章分别从性别和年龄两个方面分析自评健康状况对老年人劳动力供给影响的异质性。

5.7.1　不同性别老年人健康对劳动力供给影响的异质性分析

男性老年人的健康状况对劳动力参与率影响程度比女性老年人要高。首先，本章对城镇和农村的两个子样本内部进一步细分为男性和女性两个亚系群组，分析城镇和农村地区不同性别老年人因自评健康状况下降导致的劳动力供给变化是否具有差异性，以进一步揭示老年人劳动力供给行为的影响机制。表 5-6 报告了自评健康状况对老年人劳动力参与的分样本估计结果，共分为农村男性、农村女性、城镇男性、城镇女性四个群组。自评健康状况为"很好""好"等级与"一般""差""很差"等级的老年人劳动力参与率差距最大的是农村男性老年人群组，接下来分别是农村女性、城镇男性、城镇女性老年人。总体来说，自评健康状况下降导致的劳动力参与率绝对下降程度农村大于城镇，男性大于女性。

表 5 - 6　自评健康对老年人劳动力参与的 Probit 估计（分城乡、分性别）

变量	农村		城镇	
	男性	女性	男性	女性
自评为健康（以不健康为参照）	0.102 *** (0.009)	0.088 *** (0.010)	0.065 *** (0.017)	0.032 ** (0.014)
年龄	-0.026 *** (0.001)	-0.023 *** (0.001)	-0.019 *** (0.001)	-0.014 *** (0.001)
在婚（以不在婚为参照）	0.093 *** (0.012)	0.097 *** (0.012)	0.024 (0.025)	0.026 (0.017)
初中及以上教育（以小学及以下教育为参照）	0.049 *** (0.012)	0.082 *** (0.023)	0.132 *** (0.017)	0.129 *** (0.015)
15 岁以下的小孩数量	-0.014 ** (0.007)	-0.065 *** (0.012)	-0.023 ** (0.010)	-0.039 *** (0.011)
家庭人口数	-0.007 (0.005)	-0.032 *** (0.006)	-0.019 *** (0.008)	-0.075 *** (0.013)
与子女同住（以不与子女同住为参照）	-0.352 *** (0.125)	-0.218 * (0.136)	-0.263 ** (0.131)	-0.186 (0.128)
医疗保险（以没有医疗险为参照）	0.027 (0.021)	0.024 (0.023)	0.046 (0.021)	0.006 (0.021)
养老保险（以没有养老险为参照）	0.005 (0.010)	0.007 (0.010)	-0.051 *** (0.017)	-0.065 *** (0.021)
上一年非劳动收入（单位：万元）	-0.95 (0.055)	-0.32 (0.028)	-0.218 *** (0.049)	-0.105 ** (0.051)
上一年家庭总收入（单位：万元）	-0.002 (0.001)	-0.001 (0.001)	-0.005 *** (0.002)	-0.008 *** (0.002)
常数项	1.687 *** (0.052)	2.138 *** (0.056)	1.982 *** (0.087)	1.795 *** (0.073)
样本量	7955	8165	2693	2239

续表

变量	农村		城镇	
	男性	女性	男性	女性
LR chi^2	3368.42	4125.73	4658.31	4125.36
Prob > chi^2	0.0013	0.0021	0.0018	0.0025
Pseudo R^2	0.325	0.417	0.258	0.359

注：为便于经济学解释，估计系数已经进行边际效应处理，即数值变量每增加1个单位或分类变量由0变为1时，老年人的劳动力参与率的变动情况。（）是稳健性的标准误，＊，＊＊，＊＊＊分别表示估计系数在10%、5%、1%的水平上显著。

在农村群组老年人内部的劳动力参与性别差异方面，自评健康状况下降后男性老年人会降低10.2%的劳动参与率，而女性老年人下降的劳动力参与率为8.8%。事实上从表5-1中关于样本的描述性统计表中就可以发现农村男性老年人本来的劳动力参与率也是最高的，该群体的平均劳动力参与率为68.71%；农村女性老年人的平均劳动力参与率仅为54.40%，自评健康状况下降导致的农村男性老年人和农村女性老年人劳动力参与率相对减少的比率分别为14.85%和16.18%。城镇群组老年人之间的劳动力参与率性别差异方面，自评健康状况下降后城镇男性老年人劳动力参与率会下降6.5%，城镇女性老年人的劳动力参与率下降3.2%；而表5-1中说明城镇男性老年人的平均劳动力参与率为28.88%，城镇女性老年人的平均劳动力参与率为16.41%，因自评健康状况下降导致的城镇男性老年人和城镇女性老年人劳动力参与率相对减少的比率分别为22.51%和19.50%。因自评健康状况下降导致老年人劳动力参与率变动的相对比例大小依次为城镇男性、城镇女性、农村女性、农村男性。

因此，老年人自评健康状况下降后，会导致劳动力参与率下降，不同群体具有一定的差异性，劳动力参与率下降的绝对比率最高的是农村男性老年人，然后是农村女性、城镇男性、城镇女性；劳动力参与率下降的相对比率最高的是城镇男性，然后是城镇女性、农村女性和农村男性。

在其他控制变量方面，随着年龄的增长，老年人的劳动力参与率呈现下降趋势，农村男性老年人速度下降最快，然后是农村女性、城镇男性、城镇女性。已婚且和配偶同住的农村老年人劳动参与率显著比不在婚者要高，婚姻状况对城镇老年人的影响不显著。受教育程度对城乡四个群组老年人的影响都很显著，因受教育程度导致劳动力参与率差别最大的是城镇男性老年人，其次是城镇女性、农村女性、农村男性。需要照料 15 岁以下的孙子女的老年人的劳动力参与率明显比没有孙子女照料的老年人要低，农村女性老年人因照料孙子女而降低的劳动力参与率最低，然后是城镇女性、城镇男性、农村男性。这也和现实中担负孙子女照料任务最多的是农村女性老年人的家庭分工现象是一致的，然后依次是城镇女性老年人、城镇男性老年人、农村男性老年人。家庭人口规模越大，对城镇女性老年人的劳动力参与率影响最大，后面依次是农村女性老年人、城镇男性老年人，家庭人口规模对农村男性老年人的劳动力参与影响不显著。是否与子女同住对农村男性劳动力参与率的影响最大，后面依次是城镇男性老年人、农村女性老年人，是否与子女同住对城镇女性老年人的影响不显著。是否参加医疗保险对 4 个群组的老年人劳动力参与率的影响都不显著。是否参加养老保险对城镇女性老年人的劳动力参与率影响最大，然后是城镇男性老年人，对农村老年人的影响不显著。上一年的非劳动收入对城镇男性老年人影响最大，然后是城镇女性老年人，对农村老年人的影响不显著。家庭总收入对城镇女性老年人影响最大，然后是城镇男性老年人，对农村老年人影响不显著。

　　男性老年人的自评健康状况对劳动时间影响程度比女性老年人要高。本章进一步分析自评健康状况对老年人劳动时间影响的城乡和性别差异（见表 5－7）。自评健康状况为"很好""好"等级比"一般""差""很差"的城镇男性老年人的年平均劳动时间要多 691.34 小时，是 4 个群组中影响最明显的，后面依次是城镇女性老年人、农村男性老年人、农村女性老年人。表 5－1 描述性统计分析说明已经参与劳动的老年人中城镇老年人的劳动时间要比农村老年人多，城镇男性老年人年平均劳动供给时间为 2202.55 小时，因自评健康状况下降导致劳动时间下降相对占比为 31.38%；城镇女性老年人年平均劳动供给时间为 2075.11 小时，劳动时间下降的相对比例为 22.43%；农村男性老年人的劳动供给时间为 1783.02 小时，下降的劳动时间相对占比为 24.76%；农村女性老年人平均劳动供给时间为 1594.83 小时，劳动时间下降的相对占比为 19.13%。因此，自评健康状况下降导致老年人劳动时间减少的相对占比的大小依次是城镇男性、农村男性、城镇女性、农村女性。

表 5 –7　　　　　自评健康状况对老年人劳动时间的 Heckman
第二阶段估计（分城乡、分性别）

变量	农村		城镇	
	男性	女性	男性	女性
自评为健康（以不健康为参照）	414.497***	305.092*	691.436***	465.497**
	(186.487)	(178.019)	(238.666)	(241.487)
年龄	–53.922***	–32.162*	–72.808***	–60.922**
	(21.103)	(18.405)	(31.127)	(31.103)
在婚（以不在婚为参照）	–12.617	–110.407	–96.387	–12.617
	(101.576)	(109.843)	(93.648)	(106.576)
初中及以上教育（以小学及以下为参照）	107.479**	79.677	78.601*	187.479***
	(94.854)	(101.405)	(48.668)	(49.854)
15 岁以下的小孩数量	–38.019	–65.642	–25.175	75.618
	(41.005)	(40.385)	(53.623)	(54.265)
家庭人口数	215.365	425.075	196.236	295.673
	(336.287)	(348.025)	(304.156)	(308.235)
与子女同住（以不与子女同住为参照）	–162.523*	–256.824**	–205.536	283.139
	(101.327)	(116.526)	(186.725)	(198.257)
上一年个体劳动收入（单位：万元）	256.662***	186.324**	179.035***	142.657**
	(72.235)	(73.469)	(65.417)	(63.215)
医疗保险（以没有医疗保险为参照）	–33.957	–97.030	–77.214	–35.957
	(97.637)	(116.179)	(89.385)	(107.637)
养老保险（以没有养老保险为参照）	28.854	107.541	361.033	42.054
	(106.161)	(329.399)	(770.006)	(114.128)
上一年非劳动收入（单位：万元）	–203.085	–165.505	–231.216	196.031
	(296.346)	(284.236)	(304.257)	(296.318)
上一年家庭总收入（单位：万元）	–823.315	–996.034	–1025.725	–796.236
	(781.864)	(736.213)	(982.051)	(873.502)
常数项	3570.359	–6215.128	8123.471	3570.359
	(3528.837)	(14985.67)	(17143.48)	(3528.837)
样本量	3615	4126	1705	1657
λ	261.454**	307.541***	380.448***	476.325***
	(128.337)	(126.049)	(137.142)	(142.056)
ρ	0.181***	0.235***	0.427***	0.335**
	(0.065)	(0.072)	(0.186)	(0.163)
σ	1443.808	2073.541	1916.586	1854.279
LR Test（$\rho=0$）　Prob	0.0132	0.0215	0.0186	0.0315

注：（ ）是稳健性的标准误，＊，＊＊，＊＊＊分别表示估计系数在 10%、5%、1% 的水平上显著。

　　因此，老年人自评健康状况下降后会导致劳动供给时间减少，不同群体具有一定的差异性，劳动供给时间减少的绝对数最高的是城镇男性老年人，然后是城镇女性、农村男性、农村女性；劳动供给时间减少的相对比率最高的是城镇男性，后面依次农村男性、城镇女性、农村女性。

　　其他控制变量方面，随着年龄增长，老年人的年平均劳动时间呈现降低的趋势，降低幅度最大的群组是城镇男性老年人，后面依次是城镇女性老年人、农村男性老年人、农村女性老年人。婚姻状况对 4 个群组老年人的劳动时间影响都不显著。接受初中及以上教育的老年人的年平均劳动时间明显多于小学及以下，这一差距影响最明显的是城镇女性老年人，后面依次是农村男性老年人、城镇男性老年人，受教育程度对农村女性老年人的影响没有通过统计学检验。是否照料孙子女、家庭人口规模对 4 个群组老年人的年平均劳动时间没有显著的影响。是否与子女同住只对农村老年人有显著的负向影响，对城镇老年人影响不显著，与子女同住的农村女性老年人比不与子女同住者的年平均劳动时间要少 256.824 小时，而农村男性老年人的这一差距为 162.523 小时。上一年个体劳动收入越高，会显著增加 4 个群组老年人的年平均劳动时间，劳动收入提升后，闲暇时间的机会成本上升，用更多的劳动时间替代闲暇时间，体现的是替代效应。个体劳动收入对劳动时间影响幅度最大的群组是农村男性老年人，后面依次是农村女性老年人、城镇男性老年人、城镇女性老年人。个体非劳动收入、家庭总收入对 4 个群组老年人的劳动时间影响不显著，说明收入效应尚未对老年人的劳动时间产生显著作用。是否参加医疗保险和养老保险对 4 个群组的劳动时间影响均不显著，说明抵抗疾病风险和收入预算约束的社会保障制度尚未充分发挥对未来风险的抗冲击作用。

5.7.2　不同年龄老年人健康对劳动力供给影响的异质性分析

　　年龄是影响老年人劳动力供给的重要因素，对处于不同年龄阶段的老年人的影响存在异质性。前面的初步回归估计结果已经说明老年人随着年龄的增长，劳动力参与率、劳动力供给时间均会明显降低。本章下面的研究针对不同年龄段的老年人分析自评健康状况对劳动力供给影响的差异性。根据本书前面关于老年人的年龄界定标准分为低龄老年人（60—69 岁）、中龄老年人（70—79 岁）、高龄老年人（80 岁以上）。从表 5 - 1 关于数据的描述性统计分析可知，老年样本关于年龄和劳动力参与率的分布是不均衡的，低龄老年人口数量是最多的，劳动力参与率也是最高的；其次是中龄老年人；高龄老年人数量最少，劳动力参与率最低。其原因：一方面，与老年人的预期寿命有关，年龄越高死亡率越高，因此抽样人群数量越少；另一方面，年龄越高身体机能和劳动生产效率下降，劳动力参与率也降低。

农村低龄老年人的自评健康状况对劳动力参与率影响程度比中高龄老年人要小。但城镇低龄老年人的自评健康状况对劳动力参与的影响程度要大。表 5 - 8 是对总样本进行分城乡、分年龄组进行分样本估计劳动力参与率结果。先看农村群组内部的劳动力参与率的年龄异质性估计结果，自评健康状况为"很好""好"等级比"一般""差""很差"等级的农村中龄老年人（70—79 岁）的劳动力参与率要高 11.3%，而低龄老年人（60—69 岁）、高龄老年人（80 岁以上）的这一差距分别为 9.1% 和 8.8%。由表 5 - 1 关于农村老年人劳动力参与率的年龄分布的描述性统计分析可知，农村低龄老年人的劳动力参与率为 74.02%，农村中龄、高龄老年人的劳动力参与率分别为46.56% 和 18.57%。农村低龄老年人的劳动力参与率降低的相对占比为12.30%，中龄、高龄老年人劳动力参与率降低的相对占比分别为 24.27% 和47.39%。这一研究发现大致和 Benjamin 等（2003）、谭娜等（2013）的研究结论是基本一致的，中国农村老年人存在"无休止劳动""带病坚持劳动"等现象。农村低龄老年人虽然健康状况下降但还是坚持劳动，过分忽视健康状况的变化，劳动力参与率因健康状况下降而变动较小。随着年龄的增长，身体素质、体能和劳动生产效率都出现下降，健康状况下降时，越来越多的农村老年人无法再继续坚持"带病劳动"，因而农村老年人随着年龄增长，健康状况下降对劳动力参与的相对影响程度逐渐增加。

表 5 - 8　　自评健康对老年人劳动参与的 Probit 估计（分城乡、分年龄）

变量	农村			城镇		
	60—69 岁	70—79 岁	80 岁 +	60—69 岁	70—79 岁	80 岁 +
自评为健康（以不健康为参照）	0.091*** (0.008)	0.113*** (0.015)	0.088*** (0.023)	0.062*** (0.016)	0.034** (0.017)	0.030* (0.017)
男性（以女性为参照）	0.130*** (0.009)	0.150*** (0.015)	0.078*** (0.024)	0.173*** (0.017)	0.159*** (0.018)	0.034* (0.020)

续表

变量	农村			城镇		
	60—69 岁	70—79 岁	80 岁 +	60—69 岁	70—79 岁	80 岁 +
在婚（以不在婚为参照）	0.103 *** (0.011)	0.081 *** (0.016)	0.058 ** (0.024)	− 0.018 (0.023)	− 0.035 * (0.021)	− 0.032 * (0.019)
初中及以上（以小学及以下为参照）	0.051 *** (0.012)	0.074 *** (0.026)	0.021 (0.061)	0.150 *** (0.016)	0.112 *** (0.018)	0.041 ** (0.020)
15 岁以下的小孩数量	− 0.013 *** (0.005)	− 0.021 ** (0.007)	− 0.008 ** (0.004)	− 0.092 *** (0.010)	− 0.075 *** (0.013)	− 0.051 *** (0.011)
家庭人口数	− 0.113 *** (0.011)	− 0.176 *** (0.015)	− 0.086 *** (0.016)	− 0..265 *** (0.021)	− 0.214 *** (0.025)	− 0.102 *** (0.018)
与子女同住（以不与子女同住为参照）	− 0.224 ** (0.118)	− 0.318 *** (0.115)	− 0.189 * (0.110)	− 0.286 *** (0.098)	− 0.206 *** (0.084)	− 0.128 * (0.074)
医疗保险（以没有医疗保险为参照）	− 0.046 ** (0.020)	− 0.021 (0.030)	− 0.032 (0.045)	− 0.049 ** (0.022)	− 0.035 (0.023)	− 0.014 (0.020)
养老保险（以没有养老保险为参照）	− 0.006 (0.009)	− 0.005 (0.015)	− 0.002 (0.022)	− 0.071 *** (0.017)	− 0.046 *** (0.017)	− 0.003 (0.017)
上一年非劳动收入（单位：万元）	0.055 (0.042)	0.061 (0.045)	0.034 (0.041)	− 0.185 *** (0.052)	− 0.132 *** (0.054)	− 0.086 * (0.051)
上一年家庭总收入（单位：万元）	0.002 (0.002)	− 0.003 (0.002)	− 0.001 (0.002)	− 0.011 *** (0.003)	− 0.007 ** (0.003)	− 0.004 (0.003)
常数项	1.473 *** (0.098)	2.713 *** (0.196)	1.355 *** (0.287)	1.518 *** (0.191)	1.446 *** (0.238)	1.418 *** (0.224)
样本量	10375	4495	1250	2970	1550	412
LR chi^2	3638.24	4215.36	2685.35	4635.07	4035.26	3165.42
Prob > chi^2	0.0031	0.0042	0.0024	0.0125	0.0103	0.0096
Pseudo R^2	0.236	0.403	0.168	0.359	0.258	0.302

注：为便于经济学解释，估计系数已经通过边际效应处理，即数值变量每增加 1 个单位或分类变量由 0 变为 1 时，老年人的劳动力参与率的变动情况。（）是稳健性的标准误，*，**，*** 分别表示估计系数在 10% 、5% 、1% 的水平上显著。

城镇老年人群组中，低龄老年人自评健康状况为"很好""好"等级者比"一般""差"和"很差"等级者劳动力参与率要高 6.2%，城镇中龄、高龄老年人因自评健康状况下降导致的劳动力参与率下降的比例分别为 3.4% 和 3.0%。由表 5 − 1 中城镇老年人劳动力参与率的年龄分布描述性统计分析可知，城镇低龄老年人的劳动力参与率为 30.54%，城镇中龄和高龄老年人的劳动力参与率分别为 13.67% 和 5.88%。城镇低龄老年人因自评健康状况下降导致的劳动力参与率减少的相对占比为 20.30%，城镇中龄和高龄老年人因自评健康状况下降导致劳动力参与率减少的相对占比分别为 24.87% 和 51.02%，也就是说正处在劳动力市场工作的城镇老年人一旦身体感觉不舒适，有 1/5 左右的低龄老年人会选择休假或者退出劳动力市场，城镇中龄和高龄老年人的这一比例分别为 1/4 和一半以上。这一比例和前面的农村老年人相比明显偏高，说明城镇老年人的自评健康状况对劳动力供给的影响程度比农村老年人要高。

总之，自评健康状况对老年人的劳动力参与率影响程度存在年龄群组和城乡之间的差异性，农村低龄老年人的自评健康状况对劳动力参与率的影响程度要比中高龄老年人小，但城镇低龄老年人的自评健康状况对劳动力参与率的影响程度要比城镇中龄、高龄老年人大。老年人的自评健康状况下降后对劳动力参与率的绝对影响程度由高到低排序分别为农村的中龄老年人、农村的低龄老年人、农村的高龄老年人、城镇的低龄老年人、城镇的中龄老年人、城镇的高龄老年人。自评健康状况对劳动力参与率的相对影响程度由高到低的排序分别为城镇的高龄老年人、农村的高龄老年人、城镇的中龄老年人、农村的中龄老年人、城镇的低龄老年人、农村的低龄老年人。

低龄老年人的自评健康状况对老年人劳动时间影响要比中高龄老年人高，城镇群组的影响程度比农村群组高。下面进一步分析自评健康状况对老年人劳动力供给时间的城乡和年龄差异（见表 5 - 9）。自评健康状况"很好""好"等级比"一般""差""很差"等级的农村低龄老年人年平均劳动时间要多 509.497 小时；而农村的中龄老年人的这一差距为 324.652 小时；自评健康状况降低对农村高龄老年人劳动时间的影响不显著。城镇群组中因自评健康状况下降导致城镇低龄老年人的年平均劳动时间减少 612.249 小时，城镇中龄老年人年平均劳动时间减少 552.063 小时，对城镇高龄老年人的影响不显著。随着年龄的增长，老年人的健康状况出现下降的趋势，对低龄老年人劳动时间的绝对数量的影响是最大，然后分别是中龄、高龄老年人。表 5 - 1 的描述性统计分析结果说明不同年龄组别老年人的平均年劳动时间的分布也是有差异，农村低龄老年人年平均劳动时间为 1735.87 小时，农村中龄、高龄老年人劳动时间分别为 1694.26 小时和 1573.01 小时；城镇低龄老年人的年平均劳动时间为 2172.33 小时，城镇中龄、高龄老年人劳动时间分别为 2491.16 小时和 2040.43 小时。由此可以换算出农村低龄老年人因健康状况下降导致劳动供给时间变动的相对占比为 29.35%，农村中龄老年人劳动时间下降的相对占比分别为 19.16%，农村高龄老年人的劳动时间变化在统计学上不显著，城镇低龄和中龄老年人因健康状下降导致的劳动供给时间变动的相对占比分别为 28.18% 和 22.16%，高龄城镇老年人的劳动时间变化在统计学上不显著。高龄老年人因健康状况降低对劳动时间变动不显著的原因可能是高龄老年人的抽样数量较少，劳动力参与率较低，以参与劳动为条件概率的劳动时间的高年龄老年人组别因样本数量较少，存活下来的高年龄组老年人数量不多，导致估计实证估计结果在统计学上不显著。

表 5 – 9　　　　自评健康状况对老年人劳动时间的 Heckman
第二阶段估计（分城乡、分年龄）

变量	农村			城镇		
	60—69 岁	70—79 岁	80 岁 +	60—69 岁	70—79 岁	80 岁 +
自评为健康（以不健康为参照）	509.497 *** (186.213)	324.652 * (182.365)	213.515 (179.058)	612.249 *** (275.136)	552.063 ** (274.325)	304.497 (276.316)
男性（以女性为参照）	656.214 *** (287.465)	578.336 ** (288.518)	493.861 (287.312)	825.327 *** (365.481)	623.369 * (358.625)	524.231 (361.256)
在婚（以不在婚为参照）	– 39.617 (106.576)	– 25.045 (102.326)	– 18.165 (103.058)	– 92.063 (113.512)	– 52.805 (92.327)	– 34.231 (189.525)
初中及以上（以小学及以下为参照）	107.479 * (64.854)	83.235 (61.337)	56.384 (60.213)	186.329 *** (48.854)	107.528 ** (47.513)	89.225 * (47.038)
15 岁以下的小孩数量	– 43.214 (51.062)	– 25.537 (50.962)	18.136 (23.126)	– 86.254 (55.216)	– 51.702 (54.962)	– 36.348 (54.068)
家庭人口数	498.032 (326.254)	326.413 (325.306)	118.236 (216.319)	308.055 (296.168)	275.281 (295.326)	228.306 (203.315)
与子女同住（以不与子女同住为参照）	– 412.628 *** (116.324)	– 286.375 ** (112.416)	– 193.045 * (113.726)	– 342.268 * (195.218)	– 275.065 (188.321)	– 201.311 (187.411)
上一年个体劳动收入（单位：万元）	276.368 *** (66.537)	211.538 *** (65.318)	186.521 *** (64.287)	252.605 *** (59.256)	192.305 *** (60.235)	128.323 ** (58.412)
医疗保险（以没有医疗保险为参照）	– 36.526 (17.633)	– 21.305 (19.214)	33.056 (24.357)	– 52.498 (45.186)	– 32.054 (43.216)	– 15.256 (40.145)

续表

变量	农村			城镇		
	60—69 岁	70—79 岁	80 岁 +	60—69 岁	70—79 岁	80 岁 +
养老保险（以没有养老保险为参照）	- 26. 485 (75. 324)	28. 320 (106. 161)	35. 428 (136. 233)	128. 314 * (80. 035)	105. 411 (81. 225)	67. 613 (78. 863)
上一年非劳动收入（单位：万元）	- 265. 316 (296. 348)	- 186. 241 (288. 254)	- 143. 535 (289. 211)	- 426. 258 (301. 269)	- 308. 261 (295. 037)	- 268. 326 (288. 423)
上一年家庭总收入（单位：万元）	- 986. 326 (726. 358)	- 855. 047 (721. 046)	- 631. 488 (703. 254)	- 1035. 231 (715. 238)	- 738. 634 (714. 802)	- 589. 935 (711. 624)
常数项	4258. 034 (3521. 362)	2357. 529 (2215. 768)	1681. 321 (2186. 435)	11285. 12 (12136. 57)	9084. 359 (8838. 421)	8958. 236 (7963. 365)
样本量	4535	2309	897	1749	975	238
λ	712. 638 *** (281. 238)	689. 365 *** (275. 311)	587. 421 ** (262. 428)	596. 382 *** (214. 532)	512. 304 ** (211. 985)	468. 312 ** (208. 133)
ρ	0. 473 *** (0. 132)	0. 321 *** (0. 105)	0. 286 *** (0. 097)	0. 561 *** (0. 201)	0. 478 ** (0. 195)	0. 396 ** (0. 192)
σ	1548. 236	1492. 131	1106. 092	3537. 491	3120. 725	2613. 282
LR Test ($\rho = 0$) Prob.	0. 0103	0. 0215	0. 0186	0. 0225	0. 0308	0. 0417

注：（ ）是稳健性的标准误，＊，＊＊，＊＊＊分别表示估计系数在 10% 、5% 、1% 的水平上显著。

总之，自评健康状况对老年人的劳动力供给时间的影响存在群组的差异性，城镇老年人群组的影响程度要比农村群组大，低龄老年人群组要比中龄、高龄老年人群组影响程度大。老年人健康状况下降后对劳动力参与率的绝对影响程度的由高到低排序分别为城镇的低龄老年人、城镇的中龄老年人、农村的低龄老年人、农村的中龄老年人；相对影响程度由高到低的排序分别为农村低龄老年人、城镇低龄老年人、城镇中龄老年人、农村中龄老年人。自评健康状况变动对高龄老年人的劳动力供给时间的影响在统计学上不显著。

5.8 结　　论

本章的研究发现中国老年人的健康状况改善显著提升了劳动力供给水平，包括提升了老年人的劳动力参与和劳动时间，有力地支持了第 4 章提出的第一个和第二个研究假设，说明老年人的健康状况对自身的劳动力供给有明显的正向促进作用，随着营养健康状况的改善，老年人的劳动力供给水平得到较大的提升，越来越多的老年人参与到市场劳动中，为家庭和社会作出自身的贡献。本章的研究结果在主观健康测量指标（自评健康状况）和客观健康测量指标（日常活动能力水平）的估计结果大体是一致的。

　　本章讨论了影响健康和劳动力供给之间因果关系实证研究中的两个问题：辩解性偏误和选择性偏误。针对第一个问题，本章以自评健康状况作为老年人健康状况的主要测量指标，并辅助以日常活动能力水平指标进行稳健性检验；为了解决第二个问题，本章采用了 Heckman 两阶段的估计方法，该模型适用于被解释变量为二元选择变量在实证估计过程中带来的偶然断尾现象，当市场工资率低于随访者的期望工资率，老年人将选择不工作，无法观测到不参与劳动者的劳动时间，造成了劳动时间方程的偶然断尾和样本选择问题，可以采用 Heckman 两阶段估计方法有效解决这一问题。

　　本章还对自我报告的健康状况对劳动供给影响的不同群组的异质性进行了讨论。本章的研究结果说明，自评健康状况对解释中国老年人的劳动力参与行为选择存在城乡差异性，相比于城镇老年人，农村老年人对健康风险的承受力更差，较差的自评健康状况显著降低了他们继续参加劳动的可能性；但在自评健康状况对劳动供给时间影响的城乡差异方面，较差的自评健康状况对城镇老年人劳动时间减少的绝对数量大于农村。本章还对城镇和农村群组进一步细分性别和年龄亚组进行异质性讨论，首先，较差的自评健康状况对老年人劳动力供给降低存在城乡和性别的差异，劳动力参与率下降程度最明显的是农村男性老年人；劳动力供给时间减少最明显的是城镇男性老年人。其次，自评健康状况下降后对老年人劳动力供给的减少作用还存在城乡和年龄的差异，劳动力参与率下降最明显是农村中龄老年人，劳动时间下降最明显的是城镇低龄老年人。综合以上结论，自评健康状况下降后对老年人劳动力供给行为影响程度具有差异性，对农村老年人的影响大于城镇老年人、对男性老年人的影响大于女性老年人、对中低龄老年人的影响大于高龄老年人。该研究结论正面回应了第 4 章提出的第三个研究假设，老年人的健康状况对劳动力供给行为的影响存在的城乡、性别、年龄的异质性。

　　老年人的健康状况对劳动力供给的影响存在城乡差异，对农村老年人的影响程度要比城镇高，原因主要在于：城乡老年人从事的具体劳动性质对身体健康的要求不同。农业劳动是以体力劳动为主，对身体素质的要求更高，老年人的身体健康衰退又很快，一旦身体不适，可能就要减少农业劳动。这一研究发现说明农村老年人相比于城镇老年人更依赖于体力劳动，而老年人又是疾病的高发群体，疾病风险对体力劳动者的冲击更为直接和明显。

老年人的健康状况对劳动力供给的影响存在性别差异，对老年男性的影响程度要高于老年女性。这一结论的重要意义在于，对中国老年男性的健康投资能给家庭和社会带来更显著的经济收益，对于我们加深认识老年男性在家庭中的经济地位，具有重要的政策指导意义，说明中国老年家庭分工方面仍然支持"男主外，女主内"的传统家庭分工模式。但其内涵有了一些新的变化，老年男性更偏好于从事市场劳动，而老年女性更适合料理家务、照料孙子女。

老年人的健康状况对劳动力供给存在年龄差异性，对低龄老年人的影响程度比高龄老年人高。不同年龄阶段老年人从事劳动性质存在一定的差异性。低龄老年人从事体力劳动的比例高，高龄老年人从事脑力劳动的比例高，因此，健康状况对低龄老年人劳动力供给的影响程度会比高龄老年人要高。

第6章

老年人健康状况对配偶劳动力
供给的影响

6.1 引 言

老年人在遭遇健康风险时，不仅会影响自身的劳动力供给行为，还会影响其配偶或其他家庭成员的劳动力供给行为。老年人的健康状况变化对配偶的劳动力供给影响存在两个方面的效应：一是增加工人效应（Added Worker Effect），老年人健康状况下降时，自身劳动力供给减少，家庭收入减少，导致另一方配偶的劳动力供给增加，一方面是为了补贴家用，另一方面增加的收入可以通过购买的方式聘请其他人来照料生病的配偶；二是照料效应（Caregiver Effect），当老年人的健康状况恶化时，另一方配偶可能会减少劳动力供给，转而对患病者进行照料。从理论上分析老年人的健康恶化时，对配偶的劳动力供给的影响既存在反向的增加工人效应，也存在正向的照料效应，总效应取决于这两个效应的相对大小，有必要通过实证研究的方式来揭示老年人健康恶化与配偶劳动力供给的影响作用及机理。

研究老年人的健康状况对配偶的劳动力供给决策的影响存在两个难题：第一个是数据的适用性问题。老年人健康恶化时通常前往医院进行救治，医院在治疗过程中可以收集到大量健康状况恶化的老年个体，但这些数据只是患病老年个体的信息，缺乏其家庭成员的信息，不能满足实证研究的需要。为了解决第一个难题，我们可以将老年人的劳动力供给行为置于家庭劳动力供给决策框架下，大型的纵向家庭调查数据通过夫妻关系的匹配后可以很好地实现这个目标。第二个难题是老年人健康状况对配偶劳动力供给之间因果关系的识别，较难识别老年个体在患病时对配偶劳动力供给行为的净影响。因为婚姻的匹配并不是随机事件，可观测到的因素和不可观测到的因素都会影响到夫妻关系的匹配，这些特征也会对夫妻之间的健康状况和劳动力供给行为产生影响。个体的固定效应以及个体的健康状况变化可能与自身以及配偶的劳动力供给行为有关，也就是说个体的健康状况对自身以及配偶的劳动力供给之间的影响不是严格外生的。为了解决第二个难题，我们采用疾病诊断结果作为一个实质性的、未预料到的、严格外生的健康冲击。由于老年人的劳动力供给行为或工作偏好不大可能直接或间接影响另一方配偶患病的可能性，因此我们可以将诊断出的某一慢性疾病结果建立起老年人自身健康冲击对另一方配偶劳动力供给行为的因果联系。

由于存在以上难题，只有少数研究关注了一方配偶的健康状况对另一方劳动力供给的影响，并且经验证据结论存在不一致性。如，Parson（1977）和 Charles（1999）的研究发现如果丈夫遭遇健康风险冲击，妻子将会增加劳动力供给；当妻子遭遇健康风险冲击，丈夫却会减少劳动力供给。与之相反，Berger 等（1984）的研究却发现配偶之间的健康风险冲击和劳动力供给存在很小或不显著的影响。Hollenbeak 等（2011）的研究发现当配偶健康状况下降，妻子的劳动力供给会减少，但是丈夫的劳动力供给没有显著影响。Coile（2004）的研究发现在配偶面临健康风险时丈夫的劳动力供给会有轻微的增加，妻子的劳动力供给没有显著影响。综上所述，现有的研究关于配偶的健康风险冲击对另一方配偶的劳动力供给影响效应并没有达到清晰和一致的认识。

本章的研究为一方配偶的健康风险冲击对另一方配偶的劳动力供给决策提供新的证据。与现有的研究相比，本书采用大样本的微观调查数据（来自 CHARLS 的全国性老年人健康和就业的调查数据），选取的健康风险冲击测量指标也不同于现有的研究，如 Garcia Gomez（2013）利用急性病的住院治疗作为健康风险冲击指标，但是个体可能在住院前其健康状况就已经下降，导致对于是否住院与健康状况下降之间的因果关系尚不清楚。相反，本书采用的是个体的疾病诊断作为个体突发的、外来的健康冲击。个体及其配偶不大可能在疾病诊断前就调整其劳动力供给行为。通过量化个体在遭遇健康风险冲击后的收入下降及其家庭收入的下降，还可以找到非正规照料的机会成本。

　　除了采用外生性的健康风险冲击指标以外，本书还采用了匹配和差中差估计相结合的方法来控制观测者和非观测者的异质性。首先，使用粗化精确匹配（Coarsened Exact Matching，CEM）方法使处理组（研究对象的配偶诊断出患有胃部疾病或其他消化系统疾病）和控制组（研究对象的配偶没有诊断出胃部疾病或其他消化系统疾病）达到基本相似（通过匹配保持其他特征变量一致，只有健康风险冲击的差异）。其次，采用个体固定效应的差中差估计方法进行稳健性检验，研究数据和估计方法的可靠性，保证了因果推断的稳健性，并保证了研究结论的可靠性。

6.2　实证方法

6.2.1　粗化精确匹配

　　为了平衡处理组和控制组的协变量差异，采用粗化精确匹配方法（Coarsened Exact Matching，CEM），它是一种多维度精确匹配的估计方法，采取把连续变量分成不连续的区间或把分类变量合并后分成更少的粗分类后生成新的各个单元。

　　CEM 匹配方法创建了一组具有相同匹配变量粗化值的特征向量，它还通过修正处理组和控制组的不匹配观测值，将匹配数据限制在共同经验支持的区域。例如，对每个 J 特征向量，CEM 匹配方法可以得到一个估计权重 $n_t^j/n_c^j \times N_c/N_t$ 用于对匹配后的控制组的观测值重新赋予权重，并平衡处理组和控制组之间关于匹配变量的经验分布差异[①]。然后，在有关劳动力参与、劳动时间的回归分析中引入这些匹配权重。因为 CEM 将匹配后的处理组权重设为 1，故可

---

　　①　匹配后的控制组的权重等于具备 j 特征向量的处理组样本 n_t^j 除以控制组样本量 n_c^j 的比值乘以匹配后的控制组样本量与处理组样本量的比值，匹配后处理组样本量的权重为 1，没有处理的样本量的权重为 0。

以将其估计结果解释为处理组的平均处理效应（Average Treatment Effects on the Treated，ATET）。

由于 CEM 匹配方法要求匹配变量通过粗分类后实现精确匹配，随着匹配变量的增加会带来匹配维度的增加，也会降低处理组和控制组之间实现匹配的概率。因此，较为理想情况是找到一组相对较小的匹配变量，这些变量足以控制处理组和对照组之间的可观察的差异，同时也能减少处理组和控制组之间不匹配个体的数量。

本书选取的匹配变量集包括研究对象的个人和家庭特征变量，但配偶的特征变量不包括在匹配变量集里面。被选为匹配变量个体的个人和家庭特征是个体在配偶胃病或其他消化系统疾病诊断前后劳动力市场结果（如劳动力参与情况、劳动时间）的直接决定因素。因此，依据这些变量进行匹配，可以控制对个人劳动力市场结果中不可观测数据带来的偏误。

本书采用的个体匹配变量包括调查年份、年龄（每 5 岁作为一个年龄区间）、受教育程度（分为未上过学、小学、初中、高中、大学及以上 5 类）、民族类别（分为汉族、少数民族 2 类）、城乡（分为城镇、农村 2 类）、居住的省份。家庭匹配变量包括家庭拥有的小孩数量（分为没有小孩、1 个、2 个、3 个及以上 4 类）、是否有孙子女需要照料（分为是、否 2 类）、家庭上一年的收入（按照 5 分位数分为前 20%、20%—40%、40%—60%、60%—80%、80% 以上 5 类）、个人上一年的收入占家庭收入的百分比（分为低于 50%、50% 以上 2 类）。为了控制个体在配偶患胃病或其他消化系统疾病前对劳动力市场的依赖性，本书引入了其劳动力参与状况的一阶和二阶滞后项。

表 6-1 中的第 4、5、9、10 列报告的是处理组和控制组的男性和女性子样本，第 4、5 列表示男性，第 9、10 列表示女性。匹配后的处理组和引入 CEM 权重匹配后的控制组的特征较为相似，当引入匹配权重后，这两个匹配样本组别的向量特征几乎没有差异。但并不是所有的处理组中的研究个体都能够与控制组的个体进行匹配。处理组中有 152 个男性（占 13.4%）、191 个女性（占 18.6%）不能在控制组中找到匹配的个体。

表 6-1　　　　　　　　　　　　　　　　样本的描述性统计

	男性					女性				
	匹配前的样本			匹配后的样本		匹配前的样本			匹配后的样本	
	处理组	控制组	标准化差异	处理组	控制组	处理组	控制组	标准化差异	处理组	控制组
	(1)	(2)	(3)	(4)	(5)	(6)	(7)	(8)	(9)	(10)
年龄	68.365	65.221	0.3012	68.329	68.233	68.211	62.994	0.5392	68.084	67.928
最高教育程度										
未接受过正规教育	0.2431	0.2382	0.0071	0.2391	0.2391	0.2881	0.2262	0.0941	0.2731	0.2731
小学	0.4278	0.4251	0.0038	0.4443	0.4443	0.4092	0.4087	0.0004	0.4205	0.4205
初中	0.1471	0.1579	0.0203	0.1315	0.1315	0.1884	0.2179	0.0531	0.1731	0.1731
高中	0.1129	0.1091	0.0058	0.1087	0.1087	0.0864	0.0915	0.0496	0.0968	0.0968
大学及以上	0.0691	0.0697	0.0024	0.0764	0.0764	0.0279	0.0557	0.1036	0.0365	0.0365
配偶确诊患病的年份										
2011	0.7567	0.7782	0.0141	0.7617	0.7617	0.7286	0.8129	0.1052	0.7485	0.7485
2013	0.1351	0.1265	0.0235	0.1296	0.1296	0.1485	0.1046	0.0659	0.1356	0.1356
2015	0.1082	0.0953	0.0328	0.1087	0.1087	0.1229	0.0825	0.0428	0.1159	0.1159
个体劳动参与	0.5725	0.5883	0.0213	0.5812	0.5812	0.4574	0.4603	0.0681	0.4584	0.4584
个体每年工作小时	1897.9	1736.3	0.0782	1865.4	1865.4	1739.2	1689.4	0.0315	1721.4	1721.4
个体收入	22335	21837	0.0643	22048	22048	19878	17965	0.0425	18646	18646
配偶劳动参与	0.4132	0.4028	0.0191	0.4273	0.4273	0.5617	0.5723	0.0681	0.5691	0.5691
配偶每年工作小时	1693.5	1537.2	0.0328	1568.3	1568.3	1862.7	1785.5	0.0403	1816.5	1816.5
配偶收入	18989	16925	0.0527	17356	17356	23517	21619	0.0613	22375	22375
子女的数量										
0	0.2921	0.1958	0.1592	0.1291	0.1291	0.0782	0.2412	0.3203	0.0691	0.0691
1	0.2682	0.2321	0.1628	0.3205	0.3205	0.3211	0.1918	0.2102	0.3378	0.3378
2	0.3101	0.3847	0.1171	0.3251	0.3251	0.3379	0.4138	0.1101	0.3382	0.3382
3 个以上	0.1289	0.1872	0.1323	0.2268	0.2268	0.2631	0.1542	0.1913	0.2549	0.2549
需要照料孙子女	0.4113	0.4921	0.0125	0.4243	0.4243	0.3632	0.4125	0.0328	0.3967	0.3967
家庭的总收入	100340	94046	0.0807	104532	102596	102320	98389	0.0312	105909	105472
样本量	1135	3907		983	3856	1027	3759		836	3578

注：数据来源于中国健康与养老追踪调查数据。匹配前的样本包括所有的研究个体，匹配后的样本包括处理组或控制组能够匹配成功的研究个体。匹配后的样本均值是通过 CEM 权数进行加权。

表 6-1 中的第 1、6 列说明处理组中已经匹配的个体比没有匹配的个体

拥有更高的个人平均年收入和家庭总收入。配偶在患胃病或其他消化系统疾病 2 年后个体的劳动力参与状况对处理组和控制组的匹配效果有明显的影响，在业状态匹配后的特征向量的改变程度要比不在业状态的程度要小。未被识别的民族（如少数民族）与可识别的民族（如汉族）相比处理组更有可能与控制组进行匹配。其他的特征，如平均年龄、受教育程度、城乡等，在处理组的匹配前后基本是相似的。

最后一步，本书构建了处理组和对照组的匹配个体的回归样本。我们定义配偶第一次患胃病或其他消化系统疾病的年份为 $\tau = \{2011, 2013, 2015\}$，用实际调查年份减去第一次患病的年份得到患病的时间 t，比如配偶 2011 年患病，2011 年调查时患病时间为 $t=0$。在匹配后的控制组中，t 在任何一个调查年份是否为 0 依赖于匹配后的处理组中的 τ 值，如果 $t=0$ 就说明处理组和控制组的年份是相同的。由于调查样本的纵向数据的特征 t 的取值可以为 (0、1、2)，只要个体在调查期间的婚姻情况是持续稳定的。

6.2.2 个体固定效应的广义差中差回归

为了控制随时间变化不可观测的特征变量对个体的劳动力供给行为（如劳动力参与率、劳动时间）和配偶的健康状况之间的潜在相关影响，我们构建了个体固定效应的广义差中差模型（Generalized Difference in Difference Model with Individual Effects）。配偶的胃病或其他消化系统疾病的诊断对个体的劳动力供给行为的影响是随时间变化的。如果处理变量，也就是胃病或其他消化系统疾病的诊断，是严格外生的健康风险冲击，则个体固定效应的广义差中差模型的回归结果可以解释为真实的因果效应。

本书利用匹配和差中差估计相互结合的方法来估计个体固定效应模型，考虑到时间因素的影响，借鉴 Hijzen 等（2010）的做法，在个体固定效应模型中引入处理组（C_i）和时间哑变量（T_{it}）的交互项，同时引入 CEM 匹配权重系数进入估计模型：

$$Y_{it} = \alpha_i + \beta X_{it} + \sum_{k=0}^{2} \gamma^k T_{it}^k + \sum_{k=0}^{2} \delta^k C_i T_{it}^k + \mu_{it} \qquad (6-1)$$

Y_{it} 是个体 i 在 t 时期的劳动力市场结果，代表劳动力参与、劳动时间；α_i 是不随时间变化的固定效应；向量 X_{it} 是指随时间变化的个人特征；每个 T_{it}^k 都是虚拟变量，当 $t=k$ 时取值为 1，否则为 0；C_i 是一个虚拟变量，当配偶诊断为胃部疾病或其他消化系统疾病时为 1，否则为 0（也是本章的处理变量指标）；参考时期 $t = 0$，是指配偶诊断出胃部疾病或其他消化系统疾病的年份，因此，δ^k 是对处理组和控制组在不同的 t 时期估计出的结果变量 Y_{it} 的差异性。换句话说，δ^k 是指配偶诊断出胃部疾病或其他消化系统疾病 k 年后的用差中差方法估计出来的个体劳动力市场效应。如果在回归方程（6-1）中引入 CEM 权重系数，δ^k 的估计结果就是处理组的平均处理效应（Average Treatment Effects on the Treated，ATET）。

为了使差中差的估计系数有良好的因果解释，产出变量的处理组和控制组的预处理趋势必须相似。因此，δ^k 不得不趋近于 0 且不显著（当 $k < -1$ 时）。由于配偶在胃部疾病或其他消化系统疾病诊断前的劳动力供给行为的数据是可用的，可以较为容易的检验共同趋势假设。

除了进行方程（6-1）的广义差中差回归估计，为了限制不随时间变化的因素影响配偶胃部疾病或其他消化系统疾病诊断，本书还设计了广义的差中差估计：

$$Y_{it} = \alpha_i + X'_{it}\beta + \gamma P_{it} + \delta C_i P_{it} + \mu_{it} \tag{6-2}$$

其中，δ 表示利率系数，P_{it} 是处理后的虚拟变量，当 $t \geqslant 0$ 时取值为 1，否则为 0；使用方程（6-2）来估计胃部疾病或其他消化系统疾病的健康风险冲击的异质性效应。由于样本量较小，没有足够的统计显著性来估计时间特定效应 δ^k。与方程（6-1）处理方式一样，也将 CEM 权重系数引入方程（6-2）中。

结合个体固定效应，δ 系数可以很好地解释为健康风险冲击的因果效应系数，也是配偶患胃部疾病或其他消化系统疾病后对个体劳动力供给行为影响的处理组平均处理效应（ATET）。

6.3　数据来源与变量选择

6.3.1　数据来源

本书利用中国健康与养老追踪调查数据（2011—2015 年）进行实证分析，选择 2011 年 60 岁及以上的所有已婚人士，把这些研究对象称为"个体",而那些与他们结婚的人,称为"配偶"。本书排除了配偶在 2011 年以前被诊断出患有胃病或其他消化系统疾病的个体。研究采用的数据包括人口学特征、胃部疾病或其他消化系统疾病的诊断和死亡记录,以及 2011—2015 年个体、配偶及家庭收入的相关追踪数据。然而,2011 年初次调查的个体婚姻状况数据可能会随着时间的推移而变化。为了研究配偶患胃病或其他消化系统疾病对个体劳动力市场结果的影响,本书首先验证了他们是否仍然和 2011 年的抽样调查确认为胃部疾病或消化系统疾病诊断时的同一个人结婚。在以后的调查年份中,如果个体的婚姻状况在 2011 年到该调查年之间没有发生变化,则被视为连续与同一配偶结婚。如果个体离异,那么他们的婚姻匹配就结束了。然而,如果配偶死亡,婚姻匹配还在继续,直到个体找到新的配偶。所以,老年单身男性或女性会一直留在样本中直到其选择不再婚。

通过婚姻关系匹配后得到 10735 对夫妻,其中 2011 年夫妻双方的年龄都在 60 岁及以上,2011 年之前都没有胃部及消化系统疾病史。2011 年研究对象的平均年龄为 68.46 岁,其配偶的平均年龄为 68.57 岁。2162 个研究对象的配偶从 2011—2015 年被诊断为患有胃部或其他消化系统疾病。

6.3.2 变量选择

根据前人的研究成果对影响老年人劳动力供给行为的变量进行筛选。实证研究变量分为几类:被解释变量、核心解释变量和控制变量。被解释变量为老年人的劳动力参与和劳动时间;核心解释变量是指是否患有胃病或其他消化系统疾病;控制变量是指其他可能会引起老年人劳动力供给行为变化的变量,包括人口学特征变量、家庭特征变量、经济学特征变量。

6.3.2.1 被解释变量

(1) 劳动力参与

劳动力参与是指正处于就业状态或有就业的意愿,包括就业和失业人口。微观调查数据对就业现状的调查较好进行,但对于就业意愿就需要通过一些规范的方式来询问。中国健康和养老调查数据关于中国老年人的劳动力参与是指参与的有报酬的劳动,不包括家务劳动和志愿性劳动等。从城乡经济特征来说，既有城镇正式雇佣的劳动力参与，城镇非正规就业，也有农业劳动力参与。

（2）劳动力供给时间

中国健康与养老追踪调查数据对劳动供给时间的调查分为以下几个方面：农业劳动时间、非农劳动时间、正式雇佣的劳动时间、家庭经营活动时间、兼职劳动时间。本书拟从城乡两个类别来反映老年人的市场劳动时间情况，主要是对前面三类劳动时间进行考虑。因为家庭经营活动时间和兼职劳动时间的核算可能存在时间的重叠计算，以及家庭经营活动与家务劳动之间也存在重叠和交叉，因此本书不予考虑这一部分劳动力供给时间的影响。

6.3.2.2　核心解释变量

本章重点关注老年人患病之后对配偶劳动力供给行为的影响。本书选取胃部疾病或其他消化系统疾病作为慢性疾病的一个典型代表。老年人是高血压、糖尿病、类风湿性关节炎、消化系统疾病等慢性疾病的高发群体。高血压和糖尿病患病比较普遍，其本身并不可怕，但是会诱发身体其他方面的病变（并发症），有无并发症及病情的严重程度在实证研究中缺乏可比性，给实证分析带来了研究的复杂性。类风湿性关节炎也是老年人常患的慢性疾病，其可能是长期的工作环境导致的，但也有可能是类风湿性关节炎可能会导致劳动力供给较少，他们之间的互为因果关系给实证研究带来了内生性问题。选用胃病及其他消化系统的疾病作为老年人患慢性病的代表可以有效地规避以上这两类问题，另外胃病及其他消化系统疾病的病情严重程度及个体的忍耐力、劳动力供给的偏好程度等可以为劳动力供给提供一个良好的决策空间。本章利用中国健康与养老的追踪调查数据，以是否患胃病或其他消化系统疾病作为老年人是否患慢性病的代理指标对配偶的劳动力供给行为进行实证检验。

为了进一步分析慢性病患病时间长短对配偶劳动力供给行为的影响，如果 2011 年调查期间确诊为患病者，以 2015 为基期则患病时间为 4 年（$t=2$，每隔 2 年进行一次追踪调查），以此类推 2013 年患病 $t=1$，2015 年患病 $t=0$。

6.3.2.3　控制变量

现有的经验研究表明老年人的劳动力参与意愿不仅仅是健康状况的单一

因果关系，而是受到个体特征变量、家庭特征变量等复杂因素共同影响的结果。个体特征变量是指年龄、性别、婚姻状况、受教育程度等；家庭特征变量是指家庭人口规模和结构、家务劳动需求和孙子女照料需求、与家庭成员的同住状况等。本章在探究健康状况对老年人的劳动力供给的因果关系过程，需要对以上特征变量进行控制。

（1）个体特征变量

年龄。中国健康与养老追踪调查数据是针对 45 岁及以上中老年人进行的社会调查，根据前文对老年人年龄的界定，本书选取 60 岁及以上老年人作为研究对象。

性别。本章选取的研究对象是通过匹配之后的夫妻样本，存在男女性别差异影响。本章共分为两个小组分别进行估计：男性老年人患病后对妻子劳动力供给行为的影响；女性老年人患病后对丈夫劳动力供给行为的影响。

婚姻。中国健康与退休调查数据中关于婚姻的调查一共分为 5 类：已婚且在一起生活、已婚但分居、未婚、离异、丧偶。针对老年人群体来说，婚姻主要通过影响彼此间的照料、情感交流等，从而影响劳动力供给行为。本书将婚姻状况合并为两类，第一类是在婚，是指已婚且在一起生活；其他状况合并为不在婚。本章关注的是通过婚姻关系匹配后的夫妻样本，匹配期间除非配偶死亡，大多数样本都是在婚状况。因此在本章的初步估计过程中并未考虑到婚姻状况的差异性影响，但在稳健性检验部分将少数寡居样本剔除后进一步精确估计。

受教育程度。中国健康与养老调查数据中受访者的受教育程度一共有文盲、小学、……、博士 11 个等级。本章的研究对象为随访调查期间 60 岁及以上的老年人，出生年份在 1950 年前后，接受基础教育处在 20 世纪 50—70 年代，受教育程度普遍较低。根据数据的实际情况，本章的研究将受教育程度分为从未接受过正规教育、小学、初中、高中、大学及以上 5 类。

（2）家庭特征变量

子女的数量。中国传统的联合家庭制度（如子代和亲代同住，孙代、子代和亲代三代同住的联合家庭）在保障老年人的社会和经济安全起到积极作用。成年子女在经济上和情感上都扮演着对老年人的代际支持作用。因此，子女数量的多少也是影响老年人及配偶劳动力供给行为的重要因素。根据中国健康与养老追踪数据的特征将家庭子女数量分为 0 个、1 个、2 个、

3 个及以上。

抚养的孙子女人数。老年人和成年子女之间既存在子代对亲代的赡养、照料等金钱、时间和情感的支持，也存在亲代对子代进行家务劳动、照料孙子女的反向代际支持。国际上的劳动年龄统计口径中将 0—14 岁年龄段的人口归为少儿抚养人口，属于社会净消费群体，还需要成年人的照料。中国由于传统文化因素和社会经济发展趋势变化，隔代抚养的现象较为常见，老年人向成年子女提供代际支持最重要的内容就是照顾孙子女。老年人为照料孙子女耗费了大量的时间，会减少其从事劳动力供给的时间。根据数据的实际情况，本章的研究将抚养的孙子女数量分为 0 个、1 个、2 个、3 个及以上。

医疗保险。中国健康与养老追踪调查问卷中关于老年人的医疗保险的调查问题为"您是否参与了医疗保险"，然后分别对城镇职工医疗保险、城镇居民医疗保险、新型农村合作医疗保险、商业医疗保险等 9 类医疗保险进行询问。本章研究不考虑老年人参与的医疗保险类别带来的劳动力供给的异质性，仅分析是否参与医疗保险导致的劳动力供给行为的差异性。

6.4　描述性统计

本书对婚姻匹配数据库进一步处理以获得处理组和对照组。在 2011—2015 年的样本中，本书选择年龄大于等于 60 岁的老年人样本，假设开始确诊疾病的年份定为 $t = 0$。本书对其配偶也做相应的限制，进一步把样本限制为从 $t = 0$ 年份开始可以确定其就业状况的个体，如就业或不就业，并假定个体从事的是有报酬的工作。

处理组是指从 2011 年到 2015 年配偶被诊断出患有胃病或其他消化系统疾病的个体，包含 2162 个研究样本，其中 1135 个男性，1027 个女性。控制组是指在 2011 年到 2015 年配偶尚未诊断为胃病或其他消化系统疾病的个体，控制组样本数量为 7666 个，其中 3907 个男性，3759 个女性。综合处理组和控制组总样本数达到 9828 个，其中 5042 个男性样本，4786 个女性样本（见表 6 - 1）。

本书分别对男性和女性子样本进行分析，因为男性和女性老年人的劳动力供给行为随着年龄的变化会有差异，本书选取的样本不局限于配偶胃部疾病或消化系统疾病诊断前就处于工作状态的研究对象，允许纳入因配偶健康冲击而导致的所有可能的劳动力供给变化情况。

表6-1展示的是处理组和控制组中男性（第1列和第2列）和女性（第6列和第7列）纳入了相同的协变量来观察老年人中男性和女性子样本的劳动力供给行为，处理组和对照组最显著的差异在于平均年龄。处理组的年龄要比对照组大，年龄差异与其他特征变量的差异相互关联，处理组的个体劳动力参与率较低。处理组个体的小孩数量更少，处理组需要照料孙子女的比例比控制组大。个体年龄是与其配偶的胃病或其他消化系统疾病诊断、劳动力供给行为呈现正相关。处理组和控制组的其他特征的差异，如生育小孩的数量和家庭总收入也是和劳动力供给决策相关的。

为了平衡处理组和控制组的差异，本书采用了粗化精确匹配的方法（Coarsened Exact Matching，CEM）来估计配偶患胃病或其他消化系统疾病对个体的劳动力供给和收入的影响，下一部分我们将详细讲述匹配和估计方法。

在讨论估计结果之前，本书对处理组和对照组的个体劳动力供给行为进行了纵向比较分析（见表6-2和表6-3）。纵向比较分析是按照男女分组随时间变化以及胃部疾病或其他消化系统疾病诊断前后进行比较分析的。本书假定了2个被解释变量：是否参与劳动、上一年的工作小时数（以参与劳动为条件），所有的被解释变量都经过了CEM权重系数加权处理。

表6-2说明当老年女性患胃部疾病或其他消化系统疾病后，丈夫的劳动力参与率是下降的，但劳动力供给时间却是上升的。这一差异在接下来的随访调查期间是保持基本稳定的。

表6-2　　　　　　　　男性老年人的劳动力供给的纵向比较

年份	男性老年人劳动力参与		男性老年人的上一年劳动时间（小时）	
	妻子不患胃病	妻子患胃病	妻子不患胃病	妻子患胃病
2011	0.6484 (0.4681)	0.5725 (0.4778)	1731.74 (1440.92)	1799.85 (1530.25)
2013	0.6388 (0.4932)	0.5883 (0.4807)	1813.52 (1469.89)	1888.62 (1552.41)
2015	0.6057 (0.4627)	0.5761 (0.4889)	1864.09 (1523.33)	1977.52 (1410.58)

资料来源：中国健康与养老调查数据。

　　表 6 - 3 是关于男性老年人患胃部疾病或其他消化系统疾病前后对女性老年人的劳动参与、劳动供给时间的影响作用纵向变化情况。当丈夫患胃部疾病或其他消化系统疾病后妻子的劳动参与率将下降 5—6 个百分点，丈夫患胃病或其他消化系统疾病后妻子的年劳动时间减少幅度约为 200—300 小时/年。综合起来说，不管是男性还是女性老年人，在面临配偶的健康风险冲击时导致劳动力供给降低的照料效应是一个主导的效应。

表 6 - 3　　　　　女性老年人的劳动力供给的纵向比较

年份	女性老年人劳动力参与		女性老年人上一年的劳动时间（小时）	
	丈夫不患胃病	丈夫患胃病	丈夫不患胃病	丈夫患胃病
2011	0.4755 (0.4969)	0.4122 (0.4923)	1659.87 (1500.34)	1406.25 (1434.03)
2013	0.5158 (0.5001)	0.4577 (0.4982)	1733.14 (1527.23)	1453.44 (1445.76)
2015	0.4913 (0.4826)	0.4443 (0.4969)	1780.29 (1507.17)	1694.53 (1514.42)

资料来源：中国健康与养老调查数据。

6.5　回归结果

　　本节报告了以下几组结果：老年男性和女性劳动力参与的状况（定义为虚拟变量，如果个体参与劳动，则定义为 1，否则为 0）、劳动力供给时间（上一年的工作小时数），采取的是个体固定效应的广义差中差估计模型（表 6 - 4、表 6 - 5、表 6 - 6、表 6 - 7 报告了回归结果）。

6.5.1　老年妻子患病对丈夫劳动力供给的影响

　　（1）老年妻子患病对丈夫劳动力参与的估计

　　老年妻子患病后丈夫会显著地降低劳动力参与率，照料患病中的妻子。本书对老年女性患胃病或其他消化系统疾病后对丈夫劳动力参与行为的广义差中差回归模型（6 - 1）进行了估计，初始回归估计都是先不加入控制变量，然后再逐步加入控制变量进行估计。表 6-4 报告的是当老年女性患胃病或其他消化系统疾病时丈夫的劳动力参与估计结果，第（1）列说明当老年女性诊断为胃部疾病或其他消化系统疾病 2 年后丈夫的劳动力参与率比其配偶不患病的老年男性劳动力参与率要低 2.4 个百分点，第 4 年两者间的差距达到 3.2 个百分点。综合起来说，研究结果表明老年男性在其妻子患病后的 4 年内会显著调整其劳动力供给行为。

表 6-4　　　　老年妻子患胃病或其他消化系统疾病对丈夫
劳动力参与的广义差中差估计

	（1）	（2）	（3）	（4）	（5）	（6）
δ：方程（6-1）中关于配偶患胃病的影响						
2011 年为参照年份（$k=0$）						
2013 年（$k=1$）	-0.024***	-0.023***	-0.021***	-0.025***	-0.024***	-0.020***
	(0.008)	(0.008)	(0.008)	(0.008)	(0.008)	(0.008)
2015 年（$k=2$）	-0.032***	-0.030***	-0.027***	-0.024***	-0.024***	-0.022**
	(0.009)	(0.009)	(0.009)	(0.009)	(0.009)	(0.009)
是否有额外的其他疾病诊断		-0.038				-0.035
		(0.045)				(0.041)
滞后一期的寡居状况			-0.042			-0.039
			(0.073)			(0.071)
非劳动收入的对数				-0.049***	-0.043***	-0.044***
				(0.013)	(0.013)	(0.013)
子女数量				0.014**		-0.013*
				(0.007)		(0.007)
是否需要照料孙子女				-0.015**		-0.013**
				(0.007)		(0.005)
是否享受医疗保障福利				-0.092***		-0.086***
				(0.035)		(0.035)
样本量	4839	4839	4839	4839	4839	4839

注：所有的回归都经过了 CEM 加权处理且包括了个体固定效应，（）表示个体层面的聚类标准误，* 表示 $p<0.1$，** 表示 $p<0.05$，*** 表示 $p<0.01$。

第（2）—（6）列是增加控制变量后的男性劳动力参与变化情况，整体来说，估计结果是较为稳健的。第（2）列估计是增加了随访期间出现额外的其他疾病诊断指标。虽然随访期间妻子患有额外的其他疾病会对丈夫的劳动力参与行为有很大的负面影响，但这种影响在统计学上并不显著（会使丈夫的劳动参与率下降 3.8%，但没有通过显著性检验）。第 3 列继续加入寡居状况的一期滞后项（其指标是指假定研究对象的配偶 2 年前或更早去世，则令其等于 1，否则为 0），变成寡居者会使老年男性的劳动力参与率下降 4.2%，但并没有通过显著性检验。

第（4）列和第（5）列的估计结果是指对非劳动收入、子女数量和照料孙子女等个体特征变量进行了控制，非劳动收入每增加 1 个百分点会使老年男性的劳动力参与率下降 4.3%—4.9%，且在 1% 的水平上通过显著性检验。平均每增加 1 个子女会使老年男性的劳动力参与率上升 1.4%，且在 5% 的水平上通过显著性检验。老年男性会因照料孙子女导致劳动力参与率下降 1.5%，且在 5% 的水平上显著。老年妻子患胃部疾病或其他消化系统疾病后如果能享受到医疗保障福利会导致其丈夫的劳动力参与率下降 9.2%，且在 1% 的水平上显著。

第（6）列是指在控制住其他额外的患病情况、妻子可能在患病期间死亡、非劳动收入、子女数量、孙子女照料、医疗保障福利等特征后，老年妻子患胃部疾病或其他消化系统疾病 2 年后会导致丈夫的劳动参与率下降 2%，4 年后下降 2.2%。而不控制这些协变量之前，妻子患病对丈夫劳动参与率 2 年后下降为 2.4%，4 年后下降为 3.2%（见第 1 列），说明控制住所有的协变量后，老年女性患胃部疾病或其他消化系统疾病的诊断对丈夫的劳动力参与的负面影响变小了，但是其估计效果也较为显著。总体来说，在加入控制变量前第（1）列的估计结果仍是较为稳健的。

（2）老年妻子患病对丈夫劳动时间的估计

老年妻子患病后丈夫的劳动时间显著增加，增加工人效应显著。前面的实证分析发现，当老年妻子患胃病或其他消化系统疾病时，丈夫的平均劳动力参与率会明显下降 2—3 个百分点，这些老年男性选择退出劳动力市场来照顾患病的妻子，还有一部分老年男性会选择继续工作来赚取收入以弥补妻子患病带来的收入损失，我们继续对留在劳动力市场中的老年男性劳动力供给时间的影响进行研究。表 6-5 报告的老年女性患胃病或其他消化消化系统疾病对丈夫劳动时间的广义差中差估计。第（1）列的估计结果说明当妻子患胃病或其他消化系统疾病会使丈夫的年平均劳动供给时间增加，具体来说患病 2 年后会使丈夫年平均劳动供给时间增加 141.039 小时，患病 4 年后会使丈夫年平均劳动供给时间增加 157.154 小时。第（2）—（6）列是逐步增加是否有额外的疾病诊断、滞后一期的寡居状况、非劳动收入、子女数量、是否需要照料孙子女、是否享受医疗保障福利等特征变量后的估计结果。逐步回归结果表明，在控制住其他相关因素后，老年妻子患胃病或其他消化系统疾病对丈夫劳动时间的影响作用会有轻微的减少，患病 2 年后导致丈夫的年平均劳动时间增加 137.628 小时，患病 4 年后会导致丈夫的年平均劳动供给时间增加 151.269 小时。

表 6 - 5　　　　　**老年妻子患胃病或其他消化系统疾病对丈夫**

劳动时间的广义差中差估计

	（1）	（2）	（3）	（4）	（5）	（6）
δ：方程（6-1）中关于配偶患胃病的影响						
2011 年为参照年份（$k=0$）						
2013 年（$k=1$）	141.039 *** (2.681)	140.632 *** (2.732)	139.256 *** (2.695)	139.021 *** (2.684)	138.257 *** (2.654)	137.628 *** (2.639)
2015 年（$k=2$）	157.154 *** (3.756)	155.631 *** (3.738)	154.247 *** (3.642)	153.423 *** (3.596)	152.536 *** (3.614)	151.269 *** (3.621)
是否有额外的其他疾病诊断		-0.052 (0.048)				-0.041 (0.043)
滞后一期的寡居状况			-0.036 (0.065)			-0.032 (0.068)
非劳动收入的对数				-0.032 *** (0.012)	-0.031 *** (0.012)	-0.028 ** (0.012)
子女数量					0.022 ** (0.011)	-0.018 * (0.010)
是否需要照料孙子女					-0.017 ** (0.008)	-0.014 ** (0.006)
是否享受医疗保障福利					-0.089 ** (0.037)	-0.082 *** (0.036)
样本量	2716	2716	2716	2716	2716	2716

注：所有的回归都经过了 CEM 加权处理且包括了个体固定效应，（ ）表示个体层面的聚类标准误，* 表示 $p<0.1$，** 表示 $p<0.05$，*** 表示 $p<0.01$。

老年妻子患病对丈夫劳动力供给的影响体现在广义边际效应（劳动力参与）和集约边际效应（劳动时间）两个方面：妻子患病后会使丈夫的劳动力参与率降低，且随着时间的推移，劳动参与率降低的程度越来越大；选择留在劳动力市场继续劳动的老年男性的劳动力供给时间反而会出现增加，随着时间的推移，劳动力供给时间的增加量越来越大。本章的实证估计结果说明，老年妻子患病后，一部分老年男性会选择放弃市场劳动，转为照顾患病的妻子，表现为照料效应；留在劳动力市场中的老年男性反而会增加对市场劳动的供给时间，选择赚取更多的收入来弥补因妻子患病带来的收入减少，表现为增加工人效应。

6.5.2　老年丈夫患病对妻子劳动力供给的影响

（1）老年丈夫患病对妻子劳动力参与的估计

接下来研究老年男性患胃病或其他消化系统疾病对妻子的劳动力供给及收入的影响。处理组是指老年丈夫在 2011—2015 年患胃病或其他消化系统疾病的老年女性样本；控制组是指其丈夫在此期间没有患胃病或其他消化系统疾病的老年女性样本。

老年丈夫患病后会导致妻子的劳动力参与明显降低，妻子为了照料患病的丈夫，减少了劳动力参与。表 6-6 报告的是采取老年男性劳动力参与同样的模型和控制变量进行广义差中差估计的结果，分别报告在第（1）—（6）列。从第（1）列的估计结果来看，当丈夫患胃病或其他消化系统疾病 2 年后导致老年女性的劳动力参与率下降约为 2.5%。与前面老年男性的估计结果相比较，在其丈夫患胃病或其他消化系统疾病 4 年后老年女性的劳动力参与率不再减少，有可能是因为她们需要长期照料患病的丈夫，或者是由于其他的原因导致没有回到劳动力市场。然而，和前面的老年男性劳动力参与估计结果相比老年女性劳动力参与影响的估计结果在统计上是不显著的，仅仅只在第 2 年的时候在 5% 水平上是显著的，第 4 年后对劳动力参与率的影响是负向的，但不显著。第（2）—（6）列是指依次加入是否有额外的其他疾病诊断、滞后一期的寡居状况、非劳动收入、子女数量、是否需要照料孙子女、是否享受医疗保障待遇等控制变量，劳动力参与影响的点估计没有明显的变化。

表 6 – 6 老年丈夫患胃病或其他消化系统疾病对妻子
劳动力参与的广义差中差估计

	(1)	(2)	(3)	(4)	(5)	(6)
δ：方程（6 – 1）中关于配偶患胃病的影响						
2011 年为参照年份（$k = 0$）						
2013 年（$k = 1$）	– 0.026 **	– 0.025 **	– 0.024 **	– 0.025 **	– 0.024 **	– 0.024 **
	(0.012)	(0.012)	(0.012)	(0.012)	(0.011)	(0.012)
2015 年（$k = 2$）	– 0.023	– 0.022	– 0.019	– 0.022 *	– 0.024 *	– 0.023
	(0.018)	(0.016)	(0.014)	(0.013)	(0.013)	(0.016)
是否有额外的其他疾病诊断		– 0.042				– 0.040
		(0.051)				(0.052)
滞后一期的寡居状况			– 0.036			– 0.032
			(0.065)			(0.068)
非劳动收入的对数				– 0.049 ***	– 0.043 ***	– 0.044 ***
				(0.013)	(0.013)	(0.013)
子女数量					0.018 **	– 0.016 *
					(0.009)	(0.009)
是否需要照料孙子女					– 0.021 **	– 0.022 **
					(0.010)	(0.011)
是否享受医疗保障福利					– 0.087 ***	– 0.082 ***
					(0.031)	(0.032)
样本量	4414	4414	4414	4414	4414	4414

注：所有的回归都经过了 CEM 加权处理且包括了个体固定效应，（ ）表示个体层面的聚类标准误，* 表示 $p < 0.1$，** 表示 $p < 0.05$，*** 表示 $p < 0.01$。

（2）老年丈夫患病对妻子劳动时间的估计

老年男性患病后会使妻子的劳动力参与率降低 2.5%，说明会有一部分老年女性从劳动力市场退出转而照料生病中的丈夫，继续留在劳动力市场中的老年女性个体的劳动力供给时间如何变化呢？是否也存在和老年男性相似的劳动力供给时间增加呢？下面通过实证分析来探究当老年丈夫患病时老年女性劳动时间的变化情况。

老年丈夫患病后会导致妻子的劳动时间明显降低，妻子为了照料患病的丈夫，减少了劳动时间。表 6 – 7 报告的是丈夫患胃病或其他消化系统疾病对妻子劳动时间的广义差中差估计，第（1）列的估计结果说明老年男性患病 2 年后妻子的年平均劳动时间会减少 172.039 小时，丈夫患病 4 年后妻子的年平均劳动时间减少 193.168 小时，均在 1% 的水平上是显著的。第（2）—（6）列是逐步增加控制变量之后的估计结果，在控制住其他额外疾病、滞后一期的寡居状况、非劳动收入、子女数量、照料孙子女、医疗保障等特征变量后，估计系数有轻微的变小，老年丈夫患胃病或其他消化系统疾病 2 年后妻子的年平均劳动供给时间减少 168.287 小时，且在 1% 的水平上显著，4 年后妻子的年平均劳动供给时间减少 190.246 小时，且在 1% 的水平上显著。

表 6-7　　　老年丈夫患胃病或其他消化系统疾病对妻子
劳动时间的广义差中差估计

	(1)	(2)	(3)	(4)	(5)	(6)
δ：方程（6-1）中关于配偶患胃病的影响						
2011 年为参照年份（$k=0$）						
2013 年（$k=1$）	-172.039*** (3.556)	-171.835*** (3.425)	-172.512*** (3.612)	-170.814*** (3.448)	-169.315*** (3.560)	-168.287*** (3.586)
2015 年（$k=2$）	-193.168*** (5.985)	192.325*** (5.879)	-193.725*** (5.924)	-192.315*** (5.712)	-191.719*** (5.624)	-190.246*** (5.686)
是否有其他疾病诊断		-0.027 (0.036)				-0.025 (0.032)
滞后一期的寡居状况			-0.035 (0.068)			-0.036 (0.064)
非劳动收入的对数				-0.047*** (0.012)	-0.045*** (0.012)	-0.042*** (0.012)
子女数量				0.016** (0.008)		-0.014** (0.007)
是否需要照料孙子女					-0.018** (0.009)	-0.018** (0.009)
是否享受医疗保障					-0.087*** (0.032)	-0.079*** (0.032)
样本量	2387	2387	2387	4414	4414	4414

注：所有的回归都经过了 CEM 加权处理且包括了个体固定效应，（）表示个体层面的聚类标准误，* 表示 $p<0.1$，** 表示 $p<0.05$，*** 表示 $p<0.01$。

综合老年女性的劳动力参与率和劳动时间的估计结果来看，老年男性患病后妻子的劳动力参与率降低，随着丈夫患病时间增加导致劳动力参与率降低的程度呈现衰减；选择继续留在劳动力市场的老年女性年平均劳动时间减少，随着丈夫患病年份的增加导致年平均劳动时间的降低程度递增，说明老年男性患病后妻子选择放弃市场劳动，转而照料患病中的丈夫，表现为照料效应。丈夫患胃病或其他消化系统疾病后，老年女性的劳动力参与率和劳动时间均降低，下面我们通过对老年女性的个体收入进一步验证丈夫患病后给其带来的劳动力供给影响效应。

6.5.3　小结

总之，我们的研究结果说明当配偶患胃病或其他消化系统疾病后老年男性和女性个体都会减少劳动力供给。因此，在本书选取胃病或其他消化系统疾病作为老年所患慢性病典型代表的实证研究中，老年人的健康风险冲击对配偶劳动力供给影响的照料效应大于增加工人效应。按相对价值计算，配偶患胃病或其他消化系统疾病对老年女性个体的劳动力供给影响程度要比老年男性大，说明在其配偶患胃病或其他消化系统疾病后，老年女性个体减少她们的劳动力供给程度要比老年男性个体大。

6.6　稳健性检验

主体模型的估计结果选取的样本是指在随访期间的婚配对象是相对固定的样本，但考虑到随访期间可能会出现配偶之间分居或因患病而去世等情况（如老年夫妻与不同的子女同住导致分居；或者因年龄、疾病等原因出现死亡等情况）。本节的稳健性检验研究中采用的是剔除寡居样本后的剩余个体采取广义差中差估计方法。

剔除寡居样本之后，配偶患病后会明显降低个体的劳动力供给，体现出明显的照料效应。表6-8是和前面的主体回归估计表6-4、表6-5、表6-6、表6-7中第（1）列的估计模型一致，但是对处理组和控制组中的所有样本剔除寡居样本后的剩余个体进行广义差中差估计。剔除寡居样本之后，本书的研究可以更精确地估计配偶患胃病或其他消化系统疾病对个体的劳动力供给的净因果效应，不会因为老年夫妻的分居或因一方配偶死亡出现的寡居情况导致的估计偏误，与全样本的估计结果比较，剔除寡居样本后的配偶患胃病或其他消化系统疾病后对个体的劳动力供给效应可能会相对较小（因为患病后配偶死亡的疾病风险可能更大）。

表 6 - 8 报告的非寡居样本估计结果说明老年女性患胃病或其他消化系统疾病对丈夫的劳动力供给行为的影响，与前面全样本中老年男性的估计结果区别不大［表 6 - 4、表 6 - 5 中的第（1）列］。但是老年男性患胃病或其他消化系统疾病对妻子的劳动力供给的估计结果和全样本老年女性的估计相比［表 6 - 6、表 6 - 7 中的第（1）列］，非寡居老年女性个体的劳动力供给的减少程度要比全样本中的老年女性要小。前面的描述性统计分析发现，老年男性患胃病或其他消化系统疾病的病情较为轻微的概率比老年女性要高，因此剔除寡居样本后的老年男性患病对妻子的劳动力供给和收入有相对较小的负向影响，也就是说，只有老年丈夫患病较为严重时，对老年妻子的劳动力供给的影响才较为明显。

表 6 - 8 　　　　配偶患胃病对个体劳动力参与、劳动时间的
估计结果（非寡居样本）

	男性（妻子患胃病）		女性（丈夫患胃病）	
	劳动力参与	劳动时间	劳动力参与	劳动时间
δ：方程（6 - 1）中关于配偶患胃病的影响				
2011 年为参照年份（$k=0$）				
2013 年（$k=1$）	- 0.021 *** (0.009)	135.21 *** (2.763)	- 0.019 * (0.010)	- 156.32 *** (3.718)
2015 年（$k=2$）	- 0.018 * (0.010)	152.38 *** (3.815)	- 0.003 (0.016)	- 169.25 *** (5.635)
样本量	4278	2246	4025	2159

注：估计结果与表 6 - 4 至表 6 - 7 中的第（1）列估计模型一致。估计样本仅限于非寡居样本。所有结果都经过了 CEM 加权处理且包括个体固定效应，（）表示个体层面的聚类标准误，＊表示 $p <$ 0.1，＊＊表示 $p < 0.05$，＊＊＊表示 $p < 0.01$。

6.7 异质性分析

本章的主要估计结果并没有区分患病严重程度，胃病或其他消化系统疾病有急性和慢性的胃炎和肠炎、胃溃疡和十二指肠溃疡、胃肠癌等。胃病或其他消化系统疾病是老年人的高发病种，年龄越大发病率越高，男性发病率高于女性，一旦得病反复发作，需要长期治疗，极易癌变为恶性肿瘤。本书借鉴高梦滔等（2005）的做法将患病的治疗费用低于1000元界定为不严重、1000—5000元为一般、超过5000元为严重（对照组为个体不患病）。

针对老年人患胃病或其他消化系统疾病的严重程度分为三个等级：不严重、一般、严重。如果老年人患病程度越严重，将会导致配偶减少劳动力供给的程度更大，因为患病需要配偶的照料以及因患病后的预期寿命降低需要配偶更多的闲暇时间陪伴（照料效应和闲暇互补效应）。为了检验该假设，本书基于模型6-2针对不同患病严重程度的胃病或其他消化系统疾病设计了广义差中差估计，由于处理组的样本选取发生了变化，按照患病严重程度进行分组，但不区分性别。我们重新计算了粗化精确匹配（CEM）的权重系数，详细的估计结果报告如表6-9所示。不同的患病严重程度对配偶劳动力供给的降低作用存在明显的差异性，老年个体患病越严重，对配偶劳动力供给的减少程度越大。（A）部分的估计结果说明老年配偶患胃病或其他消化系统疾病不严重时，2年期的劳动力参与率降低1.5%，4年期的劳动力参与率降低1.7%；对个体劳动时间的影响并不显著。（B）部分的估计结果说明老年配偶患胃病或其他消化系统疾病的程度为一般时，会导致2年期的劳动力参与率降低2.8%，4年期的劳动力参与率降低2.3%；导致个体2年期的年平均劳动时间减少91.315小时，4年期的年平均劳动时间减少103.612小时。（C）部分的估计结果说明当老年配偶患胃病或其他消化系统疾病的程度为严重时，2年期的劳动力参与率降低4.7%，4年期的劳动力参与率降低3.5%，患病持续时间越长劳动力参与率降低程度反而变小了，可能是配偶患病严重出现了死亡，导致有一部分个体又重返劳动力市场。

表 6 - 9　　　　配偶患胃病对个体劳动力参与、劳动时间的估计
结果（按疾病严重程度分类、不按性别分组）

	劳动力参与	劳动时间
（A）不严重		
2013 年（$k=1$）	- 0.015 *** (0.004)	- 56.524 (61.254)
2015 年（$k=2$）	- 0.017 * (0.009)	- 62.615 (50.387)
样本量	1025	696
（B）一般		
2013 年（$k=1$）	- 0.028 *** (0.006)	- 91.315 ** (42.632)
2015 年（$k=2$）	- 0.023 * (0.012)	- 103.612 ** (40.258)
样本量	2487	1279
（C）很严重		
2013 年（$k=1$）	- 0.047 *** (0.008)	- 169.412 *** (52.379)
2015 年（$k=2$）	- 0.035 * (0.017)	- 176.235 *** (53.503)
样本量	1327	741

注：所有的回归都经过了 CEM 加权处理且包括了个体固定效应，CEM 权重除了包括主回归中协变量还有性别变量；（）表示个体层面的聚类标准误，* 表示 $p < 0.1$，** 表示 $p < 0.05$，*** 表示 $p < 0.01$。

老年配偶患胃病或其他消化系统疾病的严重程度存在差异，对个体的劳动力供给的影响存在一致的单调性，即老年个体的劳动力参与率、劳动时间都是会随着配偶患病的严重程度越深而导致的降低程度越大，从而验证了患病严重程度导致的照料效应和闲暇互补效应的异质性假设。老年人患慢性病的严重程度不一样，对配偶的劳动力供给的影响程度存在较大的异质性，因为有些慢性病轻微症状并不会给老年人的体智能带来较大的障碍，老年人还是可以坚持劳动；一旦患病严重，老年人就会退出劳动力市场，减少劳动力供给。

6.8　讨论与结论

6.8.1　讨论

本章利用中国健康与养老调查的纵向数据分析老年人患胃病或其他消化系统疾病后对配偶的劳动力供给行为影响，并将其影响作用分解为照料效应（Caregiver Effect）和增加工人效应（Added Worker Effect），研究结果发现照料效应大于增加工人效应。按相对价值计算，配偶患病对老年女性个体的劳动力供给影响程度要比老年男性大。本书试图对老年照料效应的机会成本以及增加工人效应的性别差异进行理论解释。

6.8.1.1　老年照料效应解释

老年人的照料问题现有研究更多地集中在子女对老年人家庭照料的代际之间照料行为，既有因照料老年人的时间机会成本，也有代际之间的金钱转移（蒋承和赵晓军，2009；曾毅，2012），而代际内的配偶之间的相互照料行为尚未得到理论界的广泛关注，可能基于以下原因：第一个原因是理论界普遍认为老年人是作为社会抚养人口，属于净消费群体，对其市场劳动参与的行为缺乏关注和认可，认为老年人的照料行为的机会成本较低，反正赋闲在家，市场劳动生产效率不高，因此认为老年人的照料行为不存在机会成本（或机会成本较低）；第二个原因可能是因为宏观上官方并未对老年人的照料行为纳入统计指标，国内也缺乏大规模的微观调查数据系统收集老年人照料活动；第三个原因为老年人照料活动的机会成本还会受到被照料者（Care-recipients）的健康状况、照料提供者（Care-givers）的就业机会和社会经济地位、照料内容和强度等因素的影响，测量起来较为困难。

随着人口老龄化形势的进一步加剧，老年照料的问题日趋严峻，老年人的家庭照料行为作为一种非正规的照料行为，并没有直接的货币成本，更多地体现在对家庭成员时间占用的机会成本方面，老年配偶之间的照料活动日渐成为照料活动的主体，因此老年配偶之间照料行为的机会成本理应成为理论和政策分析的重要考量因素。中国人民大学老年学研究所主持的中国老年社会追踪调查（China Longitudinal Aging Social Survey，CLASS）中的 2014 年基线调查数据显示中国老年人的照料中由家庭成员提供的非正规照料（Informal care）的比例高达 92.71%，其中配偶负责照料的比例为 39.41%。中低龄老年人大多数夫妻均处于存活状态，夫妻相互照料的比例更高，低龄老年人（60—69 岁）中配偶成为首要照料者的比例为 69.75%；中龄老年人（70—79 岁）中配偶作为第一照料人的比例接近 50%；高龄老年人（80 岁以上）因丧偶比例较大，配偶负责照料的比例接近 30%。该数据对长期以来理论界普遍认为的老年人作为"被照料者"的观点提供了相反的证据，老年人的日常照料中自我照料和配偶之间的相互照料是主要成分，引起了社会各界对老年照料的重新认识和定义。老年人为照顾患病的配偶不得不放弃市场劳动、减少闲暇时间，承担长期繁重的照料任务，不仅是高体力的劳动付出，也面临着长期的精神压力。Morrow 等（2013）呼吁将老年照料行为看作老年人的产出性的经济活动，老年人的无偿性的照料劳动需要得到更多的认同和支持。在这一理念的指导下，西方发达国家对提供老年照料者提供社会支持和财政补贴，以补偿他们的照料行为带来时间机会成本和身心损伤。美国政府对老年照料行为的关注程度越来越高，并出台相应的法律和规定支持照料行为，保障他们的权益并给予经济补偿，并积极鼓励老年人继续扮演照料者的角色。中国老年人事实上一直在从事着家庭照料的活动，既有对老年配偶的照料行为，也有照料孙子女，照料高龄父母亲，为子女料理家务等，本书仅关注的是老年人配偶之间因患病后的相互照料行为。老年人对家庭成员的照料尤其是老年配偶，不仅可以降低家庭的照料负担，使子女可以全身心地投入工作，同时也可以减少社会保障支出的压力。

6.8.1.2　增加工人效应性别差异解释

本书的实证研究结果发现，当老年丈夫患胃病或消化系统疾病后，妻子的劳动力参与率和劳动时间均出现减少；而当老年妻子患病时丈夫的劳动力参与率减少，劳动时间却在增加。该研究结论可以利用现有的家庭分工比较优势理论和社会性别规范来解释。Becker（1965）提出家庭分工的比较优势理论，夫妻在家庭劳动、市场劳动的选择方面是根据各自的潜在劳动生产率来决定，男性的平均潜在劳动生产率高于女性，平均工资率高，因而，从家庭收入最大化目标出发，男性的平均市场劳动参与率会高于女性。女性更多的是从事家庭劳动，比如家务、照料等活动。随着女性受教育程度的提升，以及社会生产效率的提高，对单纯的体力劳动的依赖性降低，女性的就业优势慢慢地在劳动力市场体现，女性的劳动力参与率也在逐渐上升。但是传统的性别观念和社会规范，如"男主外、女主内"，男性通常被认为是养家糊口的主要角色①。在传统的家庭关系中，夫妻间的相对收入决定了双方在家庭中的地位和话语权，如果女性的收入高于男性，男性的主导地位就会受到挑战，为了恢复社会规范要求的性别角色，女性可以通过承担更多的家庭劳动来顾及男性的感受（Bertrand，2015），其实这并不是女性劳动力供给的最优选择，会扭曲女性在劳动力市场的表现。因此，家庭分工的比较优势理论和社会性别规范会影响夫妻之间的劳动时间配置，导致男性的市场劳动力参与率较高，女性更多的从事家庭劳动。

老年妻子患病时，一部分丈夫可能会减少劳动力参与，甚至会退出劳动力市场，转为照料患病的妻子；另一部分留在劳动力市场的丈夫，可能基于妻子患病后导致家庭收入的减少，反而会投入更多的劳动时间，以赚取更多的收入。老年丈夫患病时，从家庭分工的比较优势理论来分析，丈夫的潜在劳动生产效率高于妻子，妻子会选择放弃市场劳动，照料患病的丈夫，让其尽快康复，尽早进入劳动力市场以改善家庭的收入状况；另外从社会性别规范来看，妻子的社会性别角色认同、照料活动更适合女性等原因，妻子会选择退出劳动力市场，照料患病的丈夫。因此，从配偶之间劳动力供给的相对价值来衡量，配偶患病后对个体劳动力供给的影响程度，对老年女性的影响程度要比老年男性更强烈。

6.8.2 结论

本章采用中国微观家庭抽样调查的纵向数据来评估一方配偶患胃病或其他消化系统疾病后对另一方配偶的劳动力市场结果的影响。研究结果表明，由于配偶的健康风险冲击导致个体会减少劳动力供给，配偶的健康风险冲击和个体的劳动力供给之间的负向关系在统计和经济上都是显著的。因此，实

---

① 在世界银行组织的第六轮世界价值观调查（2010—2014 年）针对 60 个调查国家中，有超过 70% 调查个体认为男性的劳动参与应大于女性，中国有 58% 的男性和 47% 的女性也是持该观点。

证研究结果清晰地拒绝了增加工人效应假设，支持了照料效应和闲暇互补效应假设。

本章的研究发现和现有的文献在某些方面是一致的。Garcia Gomez 等（2013）研究发现，所有的住院类别的疾病对配偶的劳动力供给有明显的负向影响，但是他们的研究发现丈夫和妻子的劳动力供给行为的差异性较小。当然，配偶患病对夫妻劳动力供给行为影响的差异性很可能是与其所选取的研究国家或地区的劳动力供给行为的性别差异以及照料选择方面的性别差异有关。还有，Garcia Gomez 等（2013）的研究并没有考虑到闲暇的互补效应。

本章的研究量化了当老年配偶患胃病或其他消化系统后因个体对其配偶的照料导致劳动力供给减少，也为不断增长的有关研究老年照料的机会成本相关文献提供了实证研究参考。现有的文献针对老年照料的研究仅仅关注成年子女作为其年老父母的照料提供者对其的劳动力市场行为的影响，如 Skira（2015）的研究估计出不与子女同住 2 年时间带来的照料机会成本超过 100000 美元，Arno 等（1999）估计出美国家庭非正规照料成本超过了家庭护理和家庭健康保障的费用。Ettner（1996）、Carmichael 等（1998）、Heitmueller 等（2007）等学者的研究也发现大量的非正规照料成本导致减少劳动力供给量。由于本书的研究选取的样本和现有的其他研究是不一样的，所以研究结果和他们也不能直接进行比较。尽管如此，本章的研究给非正规照料（如为患病的配偶提供的家庭照料）的研究提供了相关证据，而这些恰恰是现有文献所忽略的。

总之，本章的研究为老年人遭遇健康风险冲击后对配偶的劳动力供给行为的影响提供了新的证据，也丰富了家庭内部劳动力市场效应的研究文献。这种影响程度是巨大的，老年人患病后会潜在的改变配偶的劳动力供给行为，这些影响作用既与夫妻双方的健康状况相关，也会强烈地影响家庭成员的经济福利，甚至还包括应对疾病风险冲击的时间配置和心理成本。

第7章

结论与启示

7.1　研究结论

　　本书从"积极老龄化"和"健康老龄化"的研究视角出发，基于中国老年人劳动力供给的基本事实提出了本书的研究问题："老年人的健康状况对自身的劳动力供给是如何影响的""对不同老年人群的劳动力供给行为有什么不同的影响""老年人的健康状况是否还会对其他家庭成员，尤其是配偶的劳动力供给产生影响、程度有多大"。通过梳理现有理论和经验研究成果构建本书的理论模型，将健康因素嵌入个人和家庭的劳动力供给决策模型。按照循序渐进的分析思路首先对老年人的身体健康状况的概况及群组结构进行现象层面的观察；然后进一步测算到底有多少老年人仍活跃在劳动力市场，主要集中在哪些老年群体，从事的是什么行业或职业的工作，工作时间分布怎样等问题；最后再思考老年健康状况对劳动力供给的影响机制。老年人的健康状况不仅会对自身的劳动力供给行为产生影响，还会对配偶的劳动力供给行为有重要的影响，因此实证研究分为个体和家庭两个层面分别予以考察。本书的理论和经验研究得出如下结论：

　　（1）老年人的健康状况改善对自身劳动力供给发挥了积极作用

　　本书以经典的劳动—闲暇理论模型为基础，将健康因素作为一个内生变量构建个体的劳动力供给模型，以时间和收入为约束条件，以实现个体效用最大化为目标，推导出老年人的健康状况和劳动力供给的函数方程。本书的理论分析发现个体健康状况对劳动力供给的影响不是简单的线性关系，当健康状况较低时，随着健康状况的提升，劳动力供给会增加，这主要是由于健康状况较好者，维护良好的健康水平所需的健康时间投资需求较少，总时间既定的前提下，劳动时间和健康时间是替代关系，那么劳动时间会增加，体现出来的是健康时间的投资效应。健康状况进一步提升超过某一阈值，随着健康状况的提升，劳动力供给却会减少，其原因是健康状况较好者，维护良好的健康水平所需的健康产品需求较少，健康产品消费减少，对劳动收入的需求降低，导致劳动力供给时间减少，体现出来的是健康产品的投资效应。

本书的实证研究发现中国老年人的健康对自身劳动力供给存在明显的正向影响，健康状况越好，劳动力供给越多。研究结论支持了健康时间的投资效应，拒绝了健康产品的投资效应。这一结论的重要意义在于，提升老年人的健康状况意味着是一种健康投资。从老年人自身来说，可以提高个体的劳动收入能力；从家庭的角度，可以缓解家庭的老年抚养压力，甚至转化为增加家庭财富的动力。从整个社会的角度，可以缓解目前劳动年龄人口不断减少带来的劳动力供给绝对数量和相对占比均呈现减少的压力，有利于延续人口红利。

（2）老年人健康状况对自身劳动力供给的影响存在群体差异性

本书进一步研究了不同群体特征下老年人健康状况对劳动力供给的影响作用，分别从城乡、性别、年龄的角度进行异质性实证研究。健康状况对劳动力供给的影响程度对农村老年人来说要高于城镇老年人。这一研究发现说明农村老年人相比于城镇老年人更依赖于体力劳动，而老年人是疾病的高发群体，疾病风险对体力劳动者的冲击更为直接和明显。城镇老年人还存在两个因素缓解了疾病风险对老年人劳动力供给的冲击：第一个是城镇老年人的养老金制度，使他们的收入对劳动力供给的依赖性不像农村老年人那么强烈；第二个是城镇老年人的医疗卫生资源和营养健康状况要比农村老年人好，城镇良好的健康保障体系缓解了城镇老年人的疾病风险对老年人的劳动力供给冲击。

健康状况对劳动力供给的影响程度对老年男性来说要高于老年女性。研究结果说明老年男性从事的劳动类型对体力的要求比女性更高，健康状况不佳导致男性老年人劳动时间的减少程度比女性更高。这一结论的重要意义在于，对中国老年男性的健康投资能给家庭和社会带来更显著的经济收益，对于我们加深了认识老年男性在家庭中的经济地位具有重要的政策意义，在老年人力资源的开发和利用政策导向上应注重性别差异。中国老年家庭分工方面仍然支持"男主外，女主内"的传统家庭分工模式理论，但其内涵有了本质的区别，老年男性更偏好于从事市场劳动，而老年女性更适合料理家务、照料孙子女。

健康状况对劳动力供给的影响程度对低龄老年人来说要高于高龄老年人。低龄老年人从事体力劳动的比例高，高龄老年人从事脑力劳动的比例高。因此，健康状况对低龄老年人劳动力供给的影响程度会比高龄老年人要高。从老年人劳动力市场的年龄分布来看，低龄老年人是老年劳动者的主体，他们的体力、智能等身体健康状况可以继续支撑市场劳动供给行为，是未来老年人力资源开发和利用的主要对象。

（3）老年人患病后会明显降低配偶的劳动力供给水平

本书的理论研究发现，老年人健康状况对配偶的劳动力供给影响存在两个方面的效应：一是增加工人效应，老年人健康状况下降时，自身劳动力供给减少，导致家庭收入减少，导致另一方配偶的劳动力供给增加，一方面是为了补贴家用，另一方面增加的收入可以通过购买的方式聘请其他人来照料生病的配偶；二是照料效应，当老年人的健康状况恶化时，另一方配偶可能会减少劳动力供给，转而对患病者进行照料。老年人的健康状况恶化时，对配偶的劳动力供给的影响既存在反向的增加工人效应，也存在正向的照料效应，总效应取决于这两个效应的相对大小。

本书的实证研究发现，中国老年人健康状况对配偶劳动力供给存在正向影响，自身健康状况越差，老年人患慢性疾病，会导致配偶的劳动力供给减少。实证研究结论支持了照料效应，拒绝了增加工人效应。说明转型期间中国养老和医疗保障服务体系建设尚在完善中，老年个体患病后对配偶的依赖性较大，配偶成为老年照料的主要服务提供方。

进一步的分性别实证研究发现，老年男性患病对妻子劳动力供给的影响程度比老年女性患病对丈夫劳动力供给的影响程度要高。实证研究结论说明配偶患病后，老年女性更适合家庭照料工作，导致劳动力供给减少程度更多，老年女性照顾丈夫使其尽快康复重返工作岗位比老年男性照顾妻子更有效率；另外也说明了老年男性的劳动生产效率高于老年女性，老年女性患病后，丈夫会付出更多的市场劳动赚取收入来购买市场照料服务，同时也说明老年男性相对于女性的市场劳动机会成本更高，老年女性相对于男性更适合从事照料服务，老年女性对配偶的疾病风险冲击比男性更为敏感。该研究结论也进一步说明了家庭性别分工理论，老年男性更适合从事市场劳动，老年女性更擅长从事家庭照料活动。

老年人患病的严重程度对配偶的劳动力供给影响程度存在差异性。患病程度严重的老年人对配偶劳动力供给的影响程度比患病轻微者要高。研究结论说明老年人患慢性病存在较大的异质性，有无并发症及患病严重程度对健康的影响差异性很大，患病症状较轻微时，虽然会影响老年人的劳动能力，但也不至于要卧床休息，只要老年人主观愿意劳动，还是会选择参与劳动，但劳动时间可能会有一定程度的减少；如果患病较为严重时，需要卧床休息，不仅不能参与劳动，反而还需要配偶对其进行照料，会导致配偶的劳动力供给减少。

7.2　政策启示

根据上述研究结论，本书在改善老年人健康状况、提高健康老年人的劳动力供给水平、提升老年人自身及家庭福利状况等方面提出有针对性的对策和建议：老年健康保障政策和积极的老年就业政策同时实施，并力求找到它们的最佳结合点，赋予老年人更多的劳动力供给的自主选择权，促进那些身体健康、有劳动意愿和劳动能力的老年人积极就业；给予那些身体不健康、陷入贫困的老年人必要的健康和收入保障，避免带病劳动、老年贫困等社会问题。

（1）改善老年人的健康状况，重点关注农村、低龄、男性老年人

健康是保障老年人继续劳动的基本前提，老年人良好的健康水平可以增加劳动力供给，获取收入的保障；收入的增加反过来又会促进健康的提升，它们之间是一个螺旋式的互相影响同时又互相提升的过程。人均预期寿命和老年人的健康状况说明老年人具备继续劳动的能力。他们的身体健康素质仍能胜任工作岗位要求，工作多年积累了丰富的人脉关系和工作经验，具有较高的人力资本。这些老年人理应不会成为家庭和社会的养老负担，他们完全有能力进行自我供养。事实上中国的城市和农村也存在着一批老年健康劳动者继续为社会作出自己的贡献，发挥余热。老年就业者中健康老年人比例明

显高于非健康者，说明健康是保障老年人继续劳动的基本前提。

本书的研究发现农村、男性、低龄老年人群体的健康状况对劳动力供给的影响作用较大，重点改善这部分群体的健康状况，对他们的劳动力供给水平提升力度较大。不仅可以提升他们的经济收入，降低家庭养老负担，还可以缓解社会的老年抚养压力。因此，国家在制定医疗卫生政策或提高医疗保障水平政策时，应充分考虑这部分群体的特殊性，为其谋求更大的发展空间。

（2）差异化地开发和利用老年劳动力资源，探索实行弹性退休政策

本书的研究发现低龄老年人（60—70 岁）的自评健康状况较好、患病率较低、日常生活基本能自理。年龄越大，身体功能出现衰退，抵御健康风险的能力降低，健康状况出现恶化。中国低龄老年人的健康状况是良好的，并不会给家庭和社会带来照料和医疗负担。老年人健康状况是具备继续劳动的能力的保障，反过来老年人的就业也会有利于身心健康。世界卫生组织倡导的"积极老龄化"理念就是老年人通过积极参与社会经济活动，市场劳动就是其社会经济活动的重要内容，可以促进老年人的身体和心理健康。中国低龄老年人口健康状况良好，不应成为家庭和社会的养老负担，而是一个亟待开发和利用的宝贵的老年人力资源，可以缓解未来劳动力供给短缺的局面，实现二次人口红利。

我国现行的退休制度规定男性年满 60 周岁，女干部年满 55 周岁或女职工年满 50 周岁需办理退休手续，是基于当时人均预期寿命仅为 40 岁左右规定的。现在中国人口的平均预期寿命超过 77 周岁，仍然延续着 20 世纪 70 年代的强制年龄退休制度，导致大量的年富力强的老年劳动力过早地退出劳动力市场，造成人力资源的闲置和浪费。

本书的研究发现老年人的劳动力供给的行业和职业存在较大的差异性，对健康的需求也是不同的。从事重体力、高危险、高污染类别的劳动对老年人身体健康和心理健康造成严重的损害，不能硬性要求一定达到某个年龄才能退休，这种有损健康的老年劳动事实上是对老年健康福利的损害，需要根据老年劳动者的身体健康状况来灵活决定是否继续供给劳动，把劳动力的供给决策权利交给老年人自身。我们可以借鉴美国的弹性退休制度做法，不对老年人的具体退休年龄作出强制规定，旨在对现有的养老金制度进行改革，越延迟退休获取的养老金越多，保证老年人有更多可供选择的机会，让有就

业意愿和就业能力的老年人实现其继续劳动的愿望，也可以使不愿继续工作的老年人享受更多的闲暇时光。

（3）优化老年医疗保障和就业政策，实现老年人健康和劳动的平衡

提高老年人的医疗保障待遇，提高老年人的抗健康风险能力。本书的研究结论显示，老年人的医疗保险参保率超过90%，但是医疗保险对老年人的劳动力供给影响作用不显著，很重要的原因就是现有医疗保障的深度不够，未能对老年人的疾病费用负担起到较大缓解作用，尤其是对低收入老年人群体，更容易陷入因病致贫、因病返贫的老年贫困状态。政府应进一步完善现有的医疗保障制度，加大对低收入老年人的医疗保险费用报销力度，使低收入老年人敢于就医，敢于对健康投资，提升老年人的健康状况。

目前，中国已经建立了覆盖城乡的医疗保障制度。但是，不同老年群体因城乡、行业等差异带来的医疗保障待遇差异性很大，一部分老年人甚至还存在赶在身体健康的条件下拼命工作，以赚取更多的收入用于支付未来不确定的医疗费用开支。因此，有必要加快各个医疗保障制度之间的整合，逐渐消除医疗保障待遇之间的差别，提升医疗保险报销的比例，完善对老年弱势、贫困群体的医疗救助制度。

促进低龄、健康老年人就业，保障具有就业能力和意愿老年人的就业权利。本书的研究结论表明，老年人的劳动力供给行为已成为转型中国的一个典型现象。低龄、健康、高体（智）能的老年人积极参与劳动成为中国老年人积极老龄化的新常态。低龄、健康的老年人有意愿、有能力为家庭、为社会继续劳动，发挥余热。政府、社会、企业和家庭就应该因势利导，致力于为老年人创造更多的机会和选择，发挥市场机制的主导作用，开拓老年人劳动力市场，满足具有就业能力和就业意愿的老年人的就业权利；注重对老年人力资源的开发，提高老年人的就业竞争力；加强老年人就业的立法保障工作，确保老年人就业权利不受侵犯。

社会在提升老年人健康状况、积极开发老年人力资源的同时，更要关注老年人自身及家庭的福利水平，尤其是在老年人患病时，关注老年人因带病劳动带来的福利损失，以及家庭成员因照料效应导致收入的减少和身心的疲惫。因此，政府应在增加老年人的非劳动收入、家庭总收入，提高养老保障和医疗保障待遇水平等经济因素方面发力，提升老年人自身及家庭的福利水平；实现老年人健康和劳动力供给的平衡，避免因收入约束带来的过度劳动

而对健康的损害，降低老年人的福利水平。

（4）构建以家庭为中心的老年就业和健康养老服务体系

本书的实证研究发现老年人的劳动力供给行为不仅是个人的决策行为，更是家庭劳动力供给的联合决策过程。在家庭规模日益核心化的情况下，老年人的劳动力供给行为会受到配偶健康风险的冲击。因此，政府在出台老年人的就业政策时，不仅要关注老年个体的就业行为效应，更不能忽视其他家庭成员的健康风险对老年个体就业行为的冲击效应。应逐步探索建立以家庭为中心的老年就业促进政策，增加对患病家庭的疾病风险补偿的政府转移性支付，以平抑家庭健康风险的冲击。

慢性病病程较长，患者需要家庭成员的长期照料和康复。大多数患慢性病的老年人的预防和卫生保健活动都是在家庭中进行，需要家庭成员的长期照顾。本书的研究结果表明，当老年人患有慢性病会显著减少另一方配偶的市场劳动时间，增加对患病者的疾病照料时间，加重了配偶的家庭照料负担，不利于老年人从事市场劳动生产活动。为了减轻老年慢性病患者的家庭经济负担和照料压力、缓解其慢性病患者的疾病痛苦，应建立以家庭为中心的慢性病管理和服务模式。由家庭成员承担起非正规照料的主要任务，并通过家庭医生定期上门提供检查、治疗、康复服务，使老年慢性病患者能够得到持续、稳定的治疗和预防指导，缩短慢性病的治疗进度，促进其有效康复。

7.3　研究局限及未来研究方向

本书以个体劳动力供给决策理论为基础，将其扩展到家庭劳动力供给的决策框架，并将健康因素嵌入个体和家庭劳动力供给决策模型，构建了健康状况对老年人劳动力供给影响的理论分析框架。实证部分分别从老年人的健康状况对自身和配偶劳动力供给行为影响的两个方面展开，研究发现随着年龄的增长，老年人健康状况呈下降趋势，不仅会降低个人的劳动力供给水平，还会降低配偶的劳动力供给水平。研究结论为不断增长的有关研究健康与老年劳动力供给行为的相关文献提供了实证研究参考。但是，本书的研究仍存在一些局限性，需要在未来的研究中继续完善和补充，具体表现如下：

第一，本书的理论模型构建是以个体和家庭劳动力供给决策为基础，仅仅考虑到老年时期的健康人力资本现状和劳动力供给水平，事实上老年人的健康人力资本以及劳动技能的获得是与其年轻时期的人力资本积累有关，预算约束也与其年轻时期积累的财富有密切的联系。因此老年人的劳动力供给决策应该是一个全生命周期的决策过程，本书研究的老年阶段的劳动力供给决策行为也应该与年轻时期的人力资本积累有关，这是本书研究的不足之一。未来的研究需要将静态的劳动力供给决策扩展至动态决策模型，以全生命周期的视角来审视老年人的劳动力供给决策行为。

第二，本书测量老年人的健康状况采取的自评健康状况指标，是随访老年人对健康状况进行的自我报告，这可能会存在老年人实际健康状况较差但由于家庭收入的压力导致自评健康状况过高来获取更多的工作机会，反之也有可能存在低估健康状况以便提前退出劳动力市场享受闲暇时光。因此利用自评健康状况指标估计老年人的劳动力供给影响作用可能会存在辩解性偏误，这是本书研究的不足之二。本书为了解决这一问题，采取了日常生活自理能力受限（ADL）指标进行稳健性检验，但日常生活自理能力受限的老年人仅仅局限于那些行动已经失能的老年人，并不能有效区分日常能力不受限制的老年人健康水平的高低，因而 ADL 指标对老年人健康状况的区分度仍是有限的，对辩解性偏误的解决程度也是有限的。如何真实客观地测量老年人的健康水平，降低健康对老年人劳动力供给的估计偏差仍是下一步继续研究的方向。

第三，本书研究采取的数据是中国养老与健康追踪调查数据 2011—2015 年的纵向数据，采取的是混合截面回归模型，仅仅对当期的健康状况和当期的劳动力供给决策进行分析，没有考虑到滞后期变量的影响作用，这是本书研究的不足之三。本书也尝试过引入滞后期的健康状况指标，但由于本书选取的调查数仅 3 期（持续时间 6 年），时间滞后期的影响作用并不显著；本书还尝试过采取中国营养和健康调查数据（CHNS 一共有 10 次调查数据，持续时间长达 26 年），但由于 CHNS 数据是面向全年龄段的个体，符合本书研究需求经过筛选出 60 岁以上的连续追踪的随访样本较少，不符合实证研究的需要而放弃。因此，将时间因素引入估计模型，考虑到随时间变化的因素对老年劳动力供给决策的影响将是下一步继续研究的方向。

参考文献

[1] Amartya Sen. Development as freedom [M]. Oxford University Press, 2002.

[2] Ashenfelter O. , Heckman J. Estimating labor supply functions [A]//In Cain G, Watts H (eds.), Income Maintenance and Labor Supply [C]. Chicago: Markham, 1973: 265 - 278.

[3] Atella, V. , Kopinska. Body Weight, Eating patterns and physical activity: The role of education [J]. Demography, 2014, 51 (4): 1225 - 1249.

[4] Baldwin M. Johnson W. G. Labor market discrimination against men with disabilities [J]. The Journal of Human Resources, 1994, 29 (1): 1 - 19.

[5] Becker, G. Atheory of social interactions [J]. Journal of Political Economy, 1974 (82): 1063 - 1093.

[6] Becker, G. S. Atreatise on the family [M]. Harvard University Press, 1981.

[7] Benjamin, D. , L. Brandt, J. Z. Fan. Ceaseless Toil? Health and labor supply of the elderly in rural China. Working Papers, NO. 579, William Davidson Institute at the University of Michigan, 2003.

[8] Berger M. C. Fleisher B. M. Husband's health and wife's labor supply [J]. Journal of Health Economics, 1984, 3 (1): 63 - 75.

[9] Blau D. M. , Goodstein R. What explains trends in labor force participation of older men in the United States? [Z]. Working paper, 2007, No. 2991.

[10] Bloemen H. , Hochguertel S. Zweerink J. Joint retirement of couples: evidence from a natural experiment [J]. IZA Discussion Papers, 2015, No. 8861.

[11] Blundell R. , MaCurdy, T. , Meghir, C. Labor supply models: Unobserved heterogenity, nonparticipation and dynamics [J]. American Economic Re-

view, 2016, 98 (5): 1887 –1921.

[12] Blundell R. , Walker I. A life-cycle consistent empirical model of family labor supply using cross-section data [J]. Review of Economic Studies, 1986, 53 (4): 539 –558.

[13] Bound D. How Do the elderly from expectations? An analysis of responses to new information [M]. Chicago: University of Chicago Press, 1990: 259 –286.

[14] Bound, J. Schoenbaum, M. , Stinebrickner, T. R. The dynamic effects of health on the labor force transitions of older workers [J]. Labor Economics, 1999, 6 (2): 179 –202.

[15] Bourguignon F. Magnac T. Labor supply and taxation in France [J]. Journal of Human Resources, 1990, 25 (3): 358 –389.

[16] Carole A. Green. The unexpected impact of health on the labor supply of the oldest American [J]. Journal of Labor Research, 2006, 27 (3): 361 –379.

[17] Chang F. Wu-Ranq. Uncertainty and investment in health [J]. Journal of Health Economics, 1996 (15): 369 –376.

[18] Chau, Tak Wai. Testing the collective model of household labor supply: Evidence from China [J]. China Economic Review, 2007, 18 (4): 389 –402.

[19] Chiappori, P. A. Rational household labor supply [J]. Econometrica, 1988, 56 (1): 63 –90.

[20] Coile C. C. , Levine P. B. Labor market shocks and retirement: Do government programs matter? [J]. Journal of Public Economics, 2007, 91 (10): 1902 –1919.

[21] Coile, C. C. Health shocks and couples' labor supply decisions [Z]. NBER Working Paper No. 10810, 2004.

[22] Colombino U. , Boca D. The effect of taxes on labor supply in Italy [J]. Journal of Human Resources, 1990, 25 (3): 390 –414.

[23] David Lam, Murray Leibbrandt, Vimal Ranchhod. Labor force withdrawal of the elderly in South Africa [J]. National Academy of Sciences Panel on Aging in Africa, 2004 (2): 2 –39.

[24] Deeg, Bath. Self-rated health, gender and mottality in older persons:

introduction to a special section [J]. The Gerontologist, 2003, 43 (3): 470 – 482.

[25] Denaeghel K. Mortelmans D, Borghgraef A. Spousal influence on the retirement decisions of single-earner and dual-earner couples [J]. Advances in Life Course Research, 2011, 16 (3): 112 – 123.

[26] Dwyer D. S. , Mitchell O. S. Health problem as determinants of retirement: Are self-rated measures endogenous? [J]. Journal of Health Economics, 1999, 18 (2): 173 – 193.

[27] Ettner S. L. , Frank R. G. , Kessler R. G. et al. . The impact of psychiatric disorders on the labor market on labor market outcomes [J]. Industrial and Labor Relatio Review, 1997, 51 (1): 64 – 81.

[28] Ettner, S. L. The impact of "Parent Care" on female labor supply decisions [J]. Demography, 1995, 32 (1): 63 – 80.

[29] Fleisher B, Parsons D, Richard P. Asset adjustments and labor supply of older worker [A]//In Cain G, Watts H (eds.), Income Maintenance and Labor Supply [C]. Chicago: Markham, 1973: 279 – 327.

[30] French, E. The effects of health, wealth and wages on labor supply and retirement behavior [J]. Review of Economic Studies, 2005, 72 (2): 395 – 427.

[31] Gannon B. Nolan B. Disability and labor market participation [R]. Equality Studies Unit Report, 2004.

[32] Garcia Gomez, P. Kippersluis, H. , O'Donnell, et al. . Long term and spillover effects of health shocks on employment and income [J]. Journal of Human Resources, 2013, 48 (4): 873 – 909.

[33] Gerdtham Ulf-G. , Johannesson, M. New estimates of the demand for health: Results based on a categorical health measure and swedish micro data [J]. Social Science and Medicine, 1999 (49): 1325 – 1332.

[34] Glick P. , Sahn D E. Health and productivity in a heterogeneous urban labor market [J]. Applied Economics, 1998 (30): 203 – 216.

[35] Goodstein R. The Effect of wealth on labor force participation of older men [J]. Working Paper, Washington, DC. Federal Deposit Insurance Corporation, 2008.

［36］ Greenberg, M. Parametric and semi-parametric estimation of The binary response model of labor market participation ［J］. Journal of Applied Econometrics, 1973, 11 (3): 321 –339.

［37］ Grossman, M. On the concept of health capital and the demand for demand for health ［J］. Journal of Political Economy, 1972, 80 (2): 233 –255.

［38］ Gurland B, Kuriansky J. The comprehensive assessment and referral evaluation: Rationale, development and reliability ［J］. Int J Aging Hum Dev, 1977, 8 (1): 9 –42.

［39］ Gustman, A. L. Steinmeier, T. L. A structural retirement model ［J］. Econometrica, 1986, 54 (3): 555 –584.

［40］ Haider S. , Loughram D. Elder labor supply: work or play ［J］. RAND Corporation Publications Department Working Papers, NO. 01 –09, 2001.

［41］ Halliday J. Timothy, Melinda Podor. Health status and the allocation of time ［J］. IZA Discussion Paper, No. 4368, 2009.

［42］ Hausman J. Family labor supply with taxes ［J］. American Economic Review, 1984, 74 (2): 242 –248.

［43］ Hausman J. Labor supply ［A］//In: Aaron J, Pechman J (eds.), How Taxes Affect Economic Behavior ［C］. Washington, D. C. The Brookings Institution, 1981, 27 –72.

［44］ Heckman J. Shadow prices, market wages and labor supply ［J］. Econometrica, 1974, 42 (4): 679 –694.

［45］ Heckman, J. Sample selection bias as specific error ［J］. Econometrica, 1979, 47 (1): 153 –161.

［46］ Heckman J. Assessing clintons program on job training, workfare and education in the workplace ［Z］. NBER Working Paper, No. 4428. Issed in August, 1993.

［47］ Heger, D. Work and well-being of informal caregivers in Europe ［Z］. Ruhr Economic Paper, No. 512, 2014.

［48］ Hijen, A. Upward, R. The earnings of informal cares: Wages differentials and opportunity costs ［J］. Journal of Health Economics, 2010, 26 (4): 821 –841.

［49］Hollenbeak, C. S. , Farley Short, P. , Moran, J. The implications of cancer survivorship for spousal employment ［J］. Journal of Cancer Survivorship, 2011, 5 (3): 226 – 234.

［50］Hospido L. , Zamarro G. Retirement patterns of couples in Europe ［J］. Iza Journal of European Labor Studies, 2014, 3 (1): 1 – 18.

［51］Imrohorogh D. , Kitao M. Social security legislation and retirement decision ［J］. Applied Economics, 2010, 69 (3): 274 – 283.

［52］International Labor Office. Geneva. World social protection report 2014 – 2015: Building economic recovery, inclusive development and social justice ［M］. Document and Publications Production, Printing and Distribution Branch of the ILO, 2014. www. ilo. org/publns.

［53］Jackson J. The changing nature of the retirement transition for dual earning courples ［D］. University of Maryland, College Park, 2015.

［54］Jacobson, L. The Family as Producer of Health-an Extended Grossman Model ［J］. Journal of Health Economics, 2000 (19): 611 – 637.

［55］Johnson, R. W. , Lo Sasso, A. T. The impact of elder care on women's labor supply ［J］. The Journal of Health Care Organization, Provision and Financing, 2006, 43 (3): 195 – 210.

［56］Karoly L. A. , Zissimopoulos J. Self-employment among older U. S. workers ［J］. Monthly Labor Review, 2004 (7): 24 – 47.

［57］Katz S. Down T. D. Cash H. R. , Grotz R. C. Progress in the development of the index of ADL. The Gerontologist, 1970, 10 (1): 20 – 30.

［58］Katz, Ford, Roland. Studies of illness in the aged: The index of ADL: A standardized measure of biological and psychosocial function ［J］. The Journal of American Medical Association, 1963 (185): 914 – 919.

［59］Kenkel, D. S. Health behavior, health knowledge, and schooling ［J］. Journal of Political Economy, 2000 (99): 287 – 305.

［60］Kosters M. Effects of an income tax on labor supply ［A］//In Harberger A, Bailey M. (eds.), The Taxation of Income from Capital ［C］. Washington, D. C. Studies of Government Finance, Brookings Institution, 1969: 301 – 324.

［61］Kuroda S. , Yamamoto I. Estimating Frisch labor supply elasticity in Ja-

pan [J]. Journal of the Japanese and International Economies, 2008, 22 (4):
566 – 585.

[62] Lawton MP, Moss M. ET AL. A research and service oriented multilevel
assessment instrument [J]. J. Gerontol, 1982, 37 (1): 91 – 99.

[63] Lee C. Labor force participation of older males in Kores: 1955 – 2005
[Z]. NBER Working Paper, 2009, No. 14800.

[64] Leibenstein H. Economic backwardness and economic growth: Studies in
the theory of economic development [M]. Wiley New Yorkpaper.

[65] Liebman J. and Jeffrey M. Labor supply responses to marginal social se-
curity benefits: Evidence from French. journal of public economics, 2009 (93):
1208 – 1223.

[66] Lundberg, S. The added worker effect [J]. Journal of Labor Econom-
ics, 1985, 3 (1): 11 – 37.

[67] MaCurdy T. E. An empirical model of labor supply in a life-cycle setting
[J]. Journal of Political Economy, 1981, 89 (6): 1059 – 1085.

[68] Martin, L. G. , Q. Feng, R. F. Schoeni, et al. . Trends in functional
and activity limitations among Chinese Oldest-Old, 1998 to 2008 [J]. Population
and Devolopment, 2014, 40 (3): 475 – 495.

[69] Masters S, Garfinkel I. Estimating the labor supply effects of income-
maintenance alternatives [M]. New York: Institute for Research on Poverty Mono-
graph Series, Academic Press, 1977.

[70] Mduma J. K. Gender differences in rural off-farm employment participa-
tion in Tanzania: Is spatial mobility an Issue? [J]. African Journal of Economies,
2010, 19 (3): 12 – 80.

[71] Mete, C. , Schultz, T. P. Health and labor force participation of the
elderly in Taiwan [J]. Manuscript, Economic Growth Center, Yale University,
2002.

[72] Michaud, P. C. , Vermeulen, F. A Collective Labor supply model with
complementarities in leisure identification and estimation by Means of Panel Data
[J]. Labor Economics, 2011, 18 (2): 159 – 167.

[73] Morrow-Howell N. , Wang Y. Productive engagement of older adults:

Elements of a cross-cultural research agenda [J]. Ageing International, 2013, 38 (2): 1590 – 170.

[74] Muldoon et al.. What are quality of life measurements measuring? [J] British Medical Journal, 1998, 316: 542 – 556.

[75] Notestein, F. Economic problems of population change. Population change. proceeding of the international conference of agricultural economists [M]. London: Oxford University Press, 1953: 13 – 31.

[76] Parker A. M., Carvalho L. S., Rohwedder S. Cognitive ability, expectations, and beliefs about the future: Psychological influences on retirement decisions. [EB/OL]. Working Paper [2013 – 09 – 30] http: //hdl. handle. net/2027. 42/102273.

[77] Parsons Donald. Health, Family structure and labor supply [J]. NBER Working Paper, No. 132, 1976.

[78] Parsons, D. O. Health, Family Structure and Labor Supply [J]. American Economic Review, 1977, 67 (4): 703 – 712.

[79] Perez E R, Wajnman S, Oliveira A M H C. Analise dos determinantes daparticipacion no Mercado detrabalho dos idosos em Sao Paulo [J]. Rev. bras estud. popul, 2006, 23 (2): 269 – 286.

[80] Pienta A. M., Hayward M. D. Who expects to continue working after 62? The retirement plans of couples [J]. The Journals of Gerontology Series B: Psychological Sciences and Social Sciences, 2002, 57 (4): 199 – 208.

[81] Queiroz B L. The evolution of retirement in Brazil. Caxambu-MG, Brasil: no XV Encontro Nacional de Estudos Populacionais, ABEP, 2006.

[82] Ranzani M. Social security and labor supply: the Italian 1992 reform as a natural experiment [Z]. MPRA Working Paper, No. 16569, 2006.

[83] Schultz T. P. Wage gains associated with height as a form of health human [J]. The American Economic Revies, 1997, 53 (4): 51 – 286.

[84] Schultz, T. P. Health and Schooling investments in Africa [J]. Journal of Economic Perspectives, 1999, 13 (3): 67 – 78.

[85] Sickles, Robin C., Abdo Yazbeck. On the dynamics of demand for leisure and the production of health [J]. Journal of Business and Economic Statis-

tics, 1998 (16): 187 – 197.

[86] Smith James P. Health bodies and thick wallets [J]. Journal of Economic Perspectives, 1999, 13 (2): 145 – 166.

[87] Stephens, Jr, M. Worker displacement and the added worker effect [J]. Journal of Labor Economics, 2002, 20 (3): 504 – 537.

[88] Strauss J., Thomas D. Health, nutrition and economic development [J]. Journal of Economic Literature, 1998, 36 (2): 766 – 817.

[89] Strauss, John et al.. Gender and life-cycle differentials in the patterns and determinants of adult health [J]. Journal of Human Resources, 1993, 28 (6): 791 – 837.

[90] Sung-Hee Jeon, Vincent Pohl R. Health and work in the family: Evidence from Spouse' Cancer Diagnoses [J]. Journal of Health Economics, 2016, 12 (8): 1 – 45.

[91] Sullivan P. W. Preference-based EQ-5D index scores for chronic conditions in the United States. Medical Decision Making, 2006, 26 (4): 410 – 420.

[92] Thomas, D., Frankenberg, E., Friedman, J., Habicht, J. P. Causal effect of health on labor market outcomes: Experimental evidence [Z]. working paper, California Center for Population Research, UCLA, 2006.

[93] Van Soest A. Struvtural models of family labor supply: A discrete choice approach [J]. Journal of Human Resources 1995, 30 (1): 63 – 88.

[94] Warren D. Retirement decisions of couples: The impact of spousal characteristics and preferences on the timing of retirement [J]. Ssrn Electronic Journal, 2013, 12 (3): 125 – 137.

[95] Wolfe B. L., Hill S. C. The effect of health on the work effort of single mothers [J]. The Journal of Human Resources, 1995, 30 (1): 42 – 62.

[96] Woodland Wales T. Estimation of household utility functions and labor supply response [J]. International Economice Review, 1976, 17 (2): 82 – 93.

[97] 阿尔弗雷德·马歇尔. 经济学原理 [M]. 陈良璧, 译. 北京: 商务印书馆, 1997.

[98] 白南生, 李靖, 李晨. 子女外出务工、转移收入与农村老年人农业劳动供给——基于安徽省劳动力输出集中地三个村的研究 [J]. 中国农村

经济，2007（10）：46-52.

[99] 北京大学国家发展研究院. 中国健康与养老追踪调查数据（China Health and Retirement Longitudinal Survey，CHARLS）[EB/OL]. http：// charls. pku. edu. cn.

[100] 畅红琴，董晓媛. 中国农村劳动力外流对留守家庭成员时间分配的影响 [J]. 世界经济文汇，2009（4）：63-76.

[101] 车翼，王元月，马驰骋. 老年劳动者劳动供给行为的 Logistic 经验研究 [J]. 数量经济与技术经济研究，2007（1）：73-82.

[102] 陈永平. 湖北省农村老年人口调查分析 [J]. 社会学研究，1989（8）：101-109.

[103] 程杰. "退而不休" 的劳动者：转型中国的一个典型现象 [J]. 劳动经济研究，2014，2（5）：68-103.

[104] 狄娜，郑嘉堂，王鹏飞，等. 北京市老年人慢性病及共病分析 [J]. 中国全科医学，2018，21（3）：265-268.

[105] 丁仁船. 转型时期中国城镇劳动供给影响因素研究 [D]. 上海：华东师范大学博士论文，2007.

[106] 杜鹏. 老年人口划分标准问题 [J]. 人口研究，1992（2）：50-52.

[107] 杜鹏，武超. 中国老年人的生活自理能力状况与变化 [J]. 人口研究，2006（1）：50-56.

[108] 杜鹏. 中国老年人口健康状况分析 [J]. 人口与经济，2013（6）：3-9.

[109] 封进，胡岩. 中国城镇劳动力提前退休行为的研究 [J]. 中国人口科学，2008（4）：88-94.

[110] 封进，余央央. 中国农村的收入差距与健康 [J]. 经济研究，2007（1）：79-88.

[111] 俸玉红，何晓强，潘颖涵，等. 甘肃省定西市临洮县空巢老人慢性病患病情况调查分析 [J]. 西北民族大学学报（自然科学版），2017，38（3）：84-89.

[112] 高利平. 山东省老年人口健康状况及影响因素研究 [D]. 济南：山东大学博士学位论文，2011.

[113] 高梦滔，甘犁，徐立新，姚洋. 健康风险冲击下的农户收入能力

与村级民主 [J]. 中国人口科学, 2006 (1): 20 - 32.

[114] 顾大男. 老年人年龄界定和重新界定的思考 [J]. 中国人口科学, 2000 (3): 42 - 51.

[115] 顾大男, 曾毅. 1992—2002 年中国老年人生活自理能力变化研究 [J]. 人口与经济, 2006 (4): 9 - 13.

[116] 郭继强. 中国城市次级劳动力市场中农民工劳动力供给分析——兼论向右下方倾斜的劳动力供给曲线 [J]. 中国社会科学, 2005 (5): 16 - 26.

[117] 郭平, 陈刚. 中国城乡老年人口状况追踪调查数据分析 [M]. 北京: 中国社会出版社, 2009.

[118] 国家统计局人口和就业统计司. 2015 年全国 1% 人口抽样调查资料 [EB/OL]. http: //pan. xiaze. org/nj/2015qgrkcydczl/indexch. htm.

[119] 国家卫生部统计信息中心. 中国卫生服务调查研究——第一次国家卫生服务调查分析报告 [M]. 北京: 中国协和医科大学出版社, 1994.

[120] 国家卫生部统计信息中心. 中国卫生服务调查研究——第二次国家卫生服务调查分析报告 [M]. 北京: 中国协和医科大学出版社, 2000.

[121] 国家卫生部统计信息中心. 中国卫生服务调查研究——第三次国家卫生服务调查分析报告 [M]. 北京: 中国协和医科大学出版社, 2004.

[122] 国家卫生部统计信息中心. 中国卫生服务调查研究——第四次国家卫生服务调查分析报告 [M]. 北京: 中国协和医科大学出版社, 2010.

[123] 国家卫生计生委统计信息中心. 中国卫生服务调查研究——第五次国家卫生服务调查分析报告 [M]. 北京: 中国协和医科大学出版社, 2015.

[124] 国务院人口普查办公室, 国家统计局人口和就业统计司. 中国 2010 年人口普查资料 [EB/OL]. http: //www. stats. gov. cn/tjsj/pcsj/rkpc/6rp/indexch. htm.

[125] 韩广勤. 经济社会地位对老年人健康状况的影响研究 [D]. 上海: 华东师范大学硕士论文, 2010.

[126] 黄宏伟, 展进涛, 陈超. "新农保"养老金收入对农村老年人劳动供给的影响 [J]. 中国人口科学, 2014 (2): 106 - 115.

[127] 黄宗智. 华北的小农经济与社会变迁 [M]. 北京: 中华书局, 2000.

［128］贾欣欣. 老年人群健康状况及其影响因素研究［D］. 南京：南京医科大学硕士学位论文，2016.

［129］姜向群，魏蒙. 中国高龄老年人日常生活自理能力及其变化情况分析［J］. 人口与发展，2015，21（2）：93－100.

［130］姜向群，魏蒙，张文娟. 中国老年人口的健康状况及影响因素研究［J］. 人口学刊，2015（2）：46－56.

［131］蒋承，赵晓军. 中国老年照料的机会成本研究［J］. 管理世界，2009（10）：80－87.

［132］蒋选，郝磊. 基于 Tobit 模型的中老年劳动供给影响因素分析［J］. 2017（2）：31－39.

［133］解垩. "新农保"对农村老年人劳动供给及福利影响［J］. 财经研究，2015（8）：39－49.

［134］解垩. 中国居民慢性病的经济影响［J］. 世界经济文汇，2011（3）：74－86.

［135］卡尔·马克思. 资本论（第1卷）［M］. 中央编译局，译. 北京：人民出版社，2004.

［136］赖妙华. 何时方休？——中国老年就业参与的队列分析［J］. 北京社会科学，2017（3）：102－110.

［137］李安琪. 在婚对老年人日常生活自理能力的影响——基于双重差分（DID）模型的分析［D］. 上海：华东理工大学硕士学位论文，2017.

［138］李建新，李春华. 城乡老年人口健康差异研究［J］. 人口学刊，2014（5）：37－47.

［139］李强. 中国高龄老年人自评幸福度与健康长寿的关系研究［D］. 北京：北京大学博士论文，2004.

［140］李琴，雷晓燕，赵耀辉. 健康对中国中老年人劳动供给的影响［J］. 经济学（季刊），2014，13（3）：917－938.

［141］李琴，彭浩然. 预期退休年龄的影响因素分析——基于 CHARLS 数据的实证研究［J］. 经济理论与经济管理，2015，35（2）：89－100.

［142］李琴，孙良媛. 家庭成员外出务工对农村老年人劳动供给的影响——基于"替代效应"和"收入效应"［J］. 学术研究，2011（4）：85－89.

［143］李婷，张闫龙. 出生队列效应下老年人健康指标的生长曲线及其

城乡差异 [J]. 人口研究, 2014 (2): 23-30.

[144] 李跃平, 林民强, 魏琴, 等. 中国老年人健康状况分布特征及其影响因素分析 [J]. 中国卫生统计, 2015, 32 (3): 401-403.

[145] 廖少宏, 宋春玲. 我国农村老人的劳动供给行为——来自山东农村的证据 [J]. 人口与经济, 2013 (2): 60-68.

[146] 廖煜娟. 老年人就业意愿与就业行为研究 [J]. 贵州大学学报 (社会科学版), 2013, 31 (1): 122-126.

[147] 林熙, 林义. 我国城镇中老年劳动者退休决策行为分析——基于 Cox 比例风险模型 [J]. 天府新论, 2017 (3): 124-133.

[148] 林毅夫. 小农与经济理论 [J]. 农村经济与社会, 1988 (3): 31-33.

[149] 刘铮. 人口学辞典 [M]. 北京: 人民出版社, 1986.

[150] 吕雅男. 城市老年人健康状况及其影响因素——以长沙市为例 [D]. 长沙: 中南大学硕士学位论文, 2012.

[151] 宁泽逵. 中国农村老人劳动供给研究 [D]. 咸阳: 西北农林科技大学博士论文, 2012.

[152] 庞丽华, Scott Rozelle, Alan de Brauw. 中国农村老年人的劳动供给研究 [J]. 经济学 (季刊), 2003 (3): 721-730.

[153] 彭浩然. 基本养老金制度对个人退休行为的激励程度研究 [J]. 统计研究, 2012 (9): 31-36.

[154] 皮埃尔·卡赫克, 安德烈·齐尔贝尔博格. 劳动经济学 [M]. 沈文恺, 译. 上海: 上海财经大学出版社, 2007.

[155] 蒲川邦夫. 高龄就业者的就业意愿与实际就业形态差异 [J]. 日本经济研究, 2013 (8): 53-67.

[156] 齐良书. 议价能力变化对家务劳动时间配置的影响——来自中国双收入家庭的经验证据 [J]. 经济研究, 2005 (9): 78-89.

[157] 恰亚诺夫. 农民经济组织 [M]. 萧正洪, 译. 北京: 中央编译出版社, 1996.

[158] 钱鑫, 姜向群. 中国城市老年人就业意愿影响因素分析 [J]. 人口学刊, 2006 (5): 24-29.

[159] 卿石松. 积极老龄化与老年劳动力就业战略选择 [N]. 中国社会

报，2012 – 7 – 6（003）.

[160] 山田笃裕. 高龄就业者的经济学 [M]. 东京：日本经济新闻社，2004.

[161] 沈可，程令国. 空巢是否损害了老年健康？[J]. 世界经济文汇，2012（2）：89 – 103.

[162] 沈玉平. 税收影响劳动供给的因素分析 [J]. 财经论丛，1998（2）：28 – 31.

[163] 宋新明，齐铱. 新城区老年人慢性病伤对日常生活功能的影响研究 [J]. 人口研究，2000（5）：45 – 50.

[164] 苏瑞娟. 中国老年人健康状况和自理能力影响因素研究 [J]. 天津：天津财经大学硕士论文，2014.

[165] 谭娜，周先波. 中国农村老年人"无休止劳动"存在吗？——基于年龄和健康对劳动供给时间影响的研究 [J]. 经济评论，2013（2）：19 – 29.

[166] 田艳芳. 中国中老年人健康状况对劳动参与的影响 [J]. 山西财经大学学报，2010，32（3）：1 – 7.

[167] 童峰. 基于循证实践方法的老年人口健康干预研究 [D]. 成都：西南财经大学博士学位论文，2014.

[168] 童玉芬. 人口老龄化过程中我国劳动力供给变化特点及面临的挑战 [J]. 人口研究，2014（2）：52 – 60.

[169] 童玉芬，廖宇航. 健康状况对中国老年人劳动参与决策的影响 [J]. 中国人口科学，2017（6）：105 – 116.

[170] 王德文，叶文振，朱建平，等. 高龄老人日常生活自理能力及影响因素 [J]. 中国人口科学，2004（增刊）：91 – 95.

[171] 王建国. 中国居民健康对劳动参与的影响——基于多维健康指标的实证分析 [J]. 北京科技大学学报（社会科学版），2011，27（1）：104 – 119.

[172] 王祥龙. 江西省老年人日常生活自理能力影响因素研究 [D]. 南昌：华东交通大学硕士学位论文，2015.

[173] 威廉·配第. 赋税论 [M]. 邱霞，原磊，译. 北京：华夏出版社，2013.

［174］魏众．健康对非农就业及其工资决定的影响［J］．经济研究，2004（2）：64-74．

［175］温勇，宗占红，舒星宇，等．中老年人的健康状况、健康服务的需求与提供——依据中西部5省12县调查的分析［J］．人口研究，2014，38（5）：72-86．

［176］邬沧萍，杜鹏．中国人口老龄化：变化与挑战［M］．北京：中国人口出版社，2006．

［177］吴玮．教育对健康的影响分析［D］．杭州：浙江大学硕士学位论文，2009．

［178］西奥多·舒尔茨．改造传统农业［M］．梁小民，译．北京：商务印书馆，2006．

［179］夏聪，许军，吴伟旋．我国老年人口的健康状况及影响因素分析［J］．护理研究，2016，30（7）：2580-2583．

［180］徐进．浅议我国个人所得税与劳动供给的关系［J］．税务与经济，2000（2）：25-28．

［181］亚当·斯密．国富论（上卷）［M］．郭大力，王亚南，译．北京：商务印书馆，2014．

［182］闫晓芳，史静峥，程文炜，等．中老年人因超重和肥胖导致的自付医疗费用研究［J］．中国卫生统计，2019（1）：22-27．

［183］阎志强．广东老年人口的健康状况特点——基于2015年1%人口抽样调查分析［J］．南方人口，2017，32（6）：42-53．

［184］杨琛，王秀华，谷灿，等．老年人健康综合评估量表研究现状及进展［J］．中国全科医学，2016，19（9）：991-996．

［185］杨志海，麦尔旦·吐尔孙，王雅鹏．健康冲击对农村中老年人劳动供给的影响——基于CHARLS数据的实证分析［J］．中国农村观察，2015（3）：24-37．

［186］尹德挺．老年人日常生活自理能力的多层次研究［M］．北京：中国人民大学出版社，2008．

［187］尹德挺．中国高龄老人生活自理能力纵向动态研究［J］．人口学刊，2007（6）：27-32．

［188］于大川．更好的营养会促进农民的劳动参与吗？——基于CHNS

面板数据的实证分析 [J]. 西部论坛, 2016, 26 (1): 10-18.

[189] 于长永. 慢性病对农村老年贫困的影响研究——基于新疆 11 地州市 31 县调查数据为例 [J]. 西南民族大学学报（人文社会科学版）, 2018 (3): 1-8.

[190] 余央央, 封进. 我国老年健康的动态变化及对健康老龄化的含义 [J]. 世界经济文汇, 2017 (3): 1-16.

[191] 岳颂东. 我国人口老龄化趋势及其对策 [J]. 社会保障制度, 2001 (1): 47-59.

[192] 张车伟. 营养、健康与效率——来自中国贫困农村的证据 [J]. 经济研究, 2003 (1): 3-12.

[193] 张川川. 健康变化对劳动供给和收入影响的实证分析 [J]. 经济评论, 2011 (4): 79-88.

[194] 张川川. 养老金收入与农村老年人口的劳动供给——基于断点回归的分析 [J]. 世界经济文汇, 2015 (6): 76-89.

[195] 张籍元, 马爱霞. 教育与老年健康——基于 2013 年中国综合社会调查数据的实证分析 [J]. 中国药物经济学, 2018 (3): 29-33.

[196] 张钧, 郑晓瑛. 中国城乡老年健康及照料状况研究 [J]. 人口与发展, 2010, 16 (6): 60-66.

[197] 张世伟, 周闯. 个人所得税制度改革的劳动供给效应——基于自然实验的研究途径 [J]. 吉林大学学报, 2008 (4): 98-106.

[198] 张文娟, 魏蒙. 中国老年人的失能水平和时间估计——基于合并数据的分析 [J]. 人口研究, 2015, 39 (5): 3-14.

[199] 张翼, 李江英. "强关系网"与退休老年人口的再就业 [J]. 中国人口科学, 2000 (2): 34-40.

[200] 张正东, 李金珂, 孟岭生. 女性退休行为对配偶劳动供给的影响——基于中国强制退休政策的断点回归设计 [J]. 经济学报, 2017, 4 (4): 151-170.

[201] 张正东. 相对收入对夫妻双方劳动供给的影响：比较优势还是社会规范? [J]. 经济学报, 2017, 4 (2): 159-180.

[202] 曾毅, 陈华帅, 王正联. 21 世纪上半叶老年家庭照料需求成本变动趋势分析 [J]. 经济研究, 2012, 47 (10): 134-149.

［203］曾毅，郭志刚，杜鹏. 老年人口家庭、健康与照料需求成本研究［M］. 北京：科学出版社，2010.

［204］曾毅. 健康长寿影响因素分析［M］. 北京：北京大学出版社，2004.

［205］赵俊艳. 中国老年人口在业研究［D］. 成都：西南财经大学硕士论文，1997.

［206］郑振华. 社区环境对老年人行为与健康的影响研究——不同年龄阶段老年人群组比较［J］. 地理研究，2019（6）：1481－1496.

［207］中国老龄人口健康问题与对策研究课题组. 吉林省四平地区老年人健康影响因素及对策探析［J］. 人口学刊，2010（2）：28－34.

［208］周国伟. 中国老年人自评自理能力：差异与发展［J］. 南方人口，2008（1）：51－58.

［209］朱雪雪，张玉，刘宏宇，等. 胃癌患者住院费用及影响因素分析［J］. 中国卫生经济，2019（2）：67－71.

后　记

在书稿即将付梓之际，心中感慨良多。回忆书稿的写作过程，其中艰辛、曲折经历，甚至有过放弃的念头，搁笔之际、思绪万分，感觉仍有许多想法要在书中体现，但由于时间和精力等原因，并没有完全体现，对于著者而言，总要留下一些遗憾，在以后的研究中进行弥补和改进吧。

科研写作的过程如同人生一样是咸酸苦辣甜，五味杂陈的：既有不舍昼夜的苦苦思索仍找不到模型的优化解时感到的无力；也有一遍又一遍地演算自己的实证结果，甚至推翻自己之前的理论假设的彷徨；还有思想灵光的闪现，突然获得创作灵感时的欣喜。然而，既然选择了科研学术这条道路，就应该享受其中的悲与喜，甚至要超脱一些，"不以物喜，不以己悲"。然而，坎坷的科研学术成长的道路上，有许多愿意帮助我的志同道合之人，在此书完成之际，聊表谢意。

本书是集合几个在研的省部级课题的基础上而形成的，它们分别是海南省自然科学基金项目（722RC685）、海南省高等学校科学研究项目（Hnky2021 - 34）、海南省哲学社会科学规划项目［HNSK（YB）21 - 32］、海口市哲学社会科学规划基金项目（2022 - ZCKT - 50）、海南医学院人才科研基金启动项目。在书稿的写作、修改、补充及成书过程中，首都经济贸易大学和海南医学院的众多老师，给予过我诸多的帮助和鼓励，在此表示诚挚的谢意。首先，我要感谢首都经济贸易大学劳动经济学院博士导师童玉芬教授对我的精心指导和教诲，在百忙之中为本书作序。她高超的学术造诣、严谨负责的科学精神值得我一辈子学习。其次，感谢我的工作单位——海南医学院给予我良好的工作环境和科研条件，使我可以顺利完成本学术专著的撰写，同时感谢工作单位提供良好的科研平台，申请到数项省部级科研基金，进一步完善了本书稿的研究和撰写，也为本书稿的出版提供了出版基金。

　　最后，还要感谢中国财政经济出版社领导和本书编辑人员作出的认真细致的出版发行等工作，对各位的付出和努力表示真诚的感谢！

廖宇航

2022 年 9 月